AF231525

LA
LITHOTRITIE
ET LA TAILLE

GUIDE PRATIQUE

POUR LE TRAITEMENT

DE

LA PIERRE

PAR

LE Dr J. CIVIALE

Membre de l'Institut et de l'Académie de Médecine

OUVRAGE ORNÉ DE NOMBREUSES GRAVURES SUR BOIS

DEUXIÈME PARTIE. — LA TAILLE.

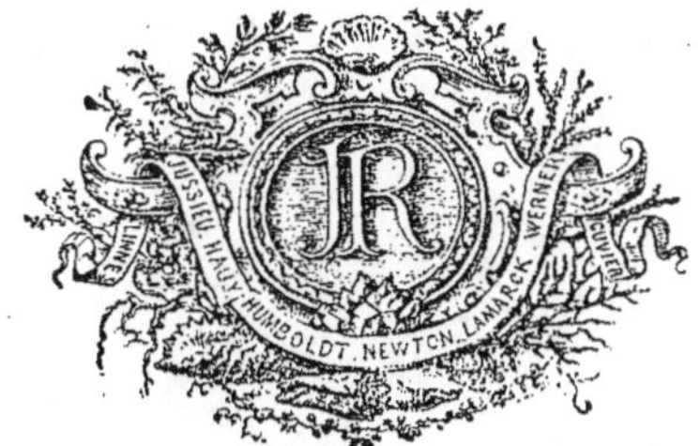

PARIS

J. ROTHSCHILD, ÉDITEUR

Libraire de la Société botanique de France

43, RUE SAINT-ANDRÉ-DES-ARTS, 43

1870

Tous droits réservés

LA
LITHOTRITIE
ET LA TAILLE

GUIDE PRATIQUE

POUR LE TRAITEMENT

DE

LA PIERRE

PAR

LE Dr J. CIVIALE

Membre de l'Institut et de l'Académie de Médecine

OUVRAGE ORNÉ DE NOMBREUSES GRAVURES SUR BOIS

DEUXIÈME PARTIE. — LA TAILLE.

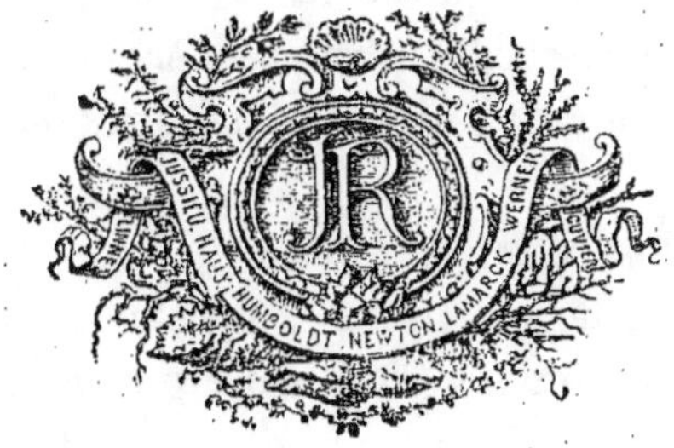

PARIS

J. ROTHSCHILD, ÉDITEUR

Libraire de la Société botanique de France

43, RUE SAINT-ANDRÉ-DES-ARTS, 43

1870

Tous droits réservés

DEUXIÈME PARTIE

DE LA CYSTOTOMIE

Considérations préliminaires.

Comme tous les calculeux ne péuvent être traités par la lithotritie, j'ai dû, dès le début de ma pratique, m'occuper aussi des anciennes méthodes. Mes premières recherches sur la cystotomie se trouvent résumées dans deux ouvrages antérieurs (1).

J'ai étudié surtout cette opération au point de vue pratique, comme une méthode restreinte, mais utile dans les cas réfractaires à la lithotritie. C'est parce que j'ai compris de bonne heure l'utilité qu'il y aurait pour les praticiens à étudier comparativement les deux méthodes, que j'ai mis en regard, dans le *Parallèle*, les moyens respectifs d'explorations

---

(1) Voir le *Parallèle* et le *Traité de l'Affect. calcul.*; mon premier *Traité de la Lithotritie*, 1827; un Mémoire lu à l'Académie de médecine en 1826, un autre Mémoire lu à l'Académie des sciences en 1831, et le Catalogue de ma collection.

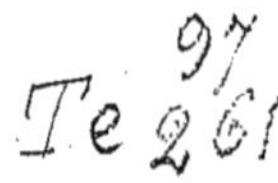

préliminaires, d'application aux cas simples et aux cas compliqués, aux femmes et aux enfants, ainsi que les accidents immédiats et consécutifs, et les résultats qu'on obtient, sans oublier la mortalité et les causes de mort. Pour compléter le parallèle, j'ai aussi comparé les deux opérations sous le rapport des erreurs et des fautes qui peuvent être commises, de la durée du traitement et des récidives.

Après avoir comparé les deux méthodes, la taille et la lithotritie, j'ai fait le parallèle des divers procédés de cystotomie périnéale et hypogastrique ; et je me suis efforcé de caractériser chaque méthode en particulier, d'après les déductions tirées de ce parallèle.

J'ai mis aussi en pleine évidence un fait pratique qui m'avait frappé dans plusieurs opérations, mais dont l'importance ne s'est révélée qu'à la suite de l'étude comparative des deux méthodes.

Il est incontestable que la cystotomie s'est perfectionnée considérablement depuis l'introduction de la lithotritie dans la pratique chirurgicale. Les procédés et les instruments de la lithotritie fournissent aux chirurgiens des moyens d'exploration qui n'étaient pas connus il y a cinquante ans.

Les chirurgiens qui nous ont précédé n'avaient d'autre moyen d'exploration directe, pour établir le diagnostic, que le cathétérisme ordinaire, dont j'ai déjà cent fois prouvé l'insuffisance. Les nouveaux moyens d'explorer la vessie ont facilité tout ensemble le diagnostic et la manœuvre opératoire. Les explorations régulières et complètes dévoilent des complications qui échappaient autrefois, et font connaître, avant l'opération, les principaux caractères de la pierre, les dispositions de l'urèthre et de la cavité vésicale ; elles fournissent par là aux cystotomistes des indications essentielles sur l'opportunité du traitement et pour le choix du procédé opératoire ; en outre, les instruments lithotriteurs donnent le moyen d'extraire par l'urèthre, après l'opération, les débris pierreux qui échappent quelquefois aux tenettes (1).

En dernier lieu, le morcellement des grosses pierres dans la vessie, d'après le principe fondamental de la lithotritie, a écarté les difficultés majeures et les dangers les plus redoutables de la cystotomie.

La lithotritie a eu pour effet d'attirer plus particulièrement l'attention des chirurgiens sur les maladies des organes urinaires, et notamment sur les moyens de traiter les calculeux.

Depuis que la cystotomie n'est pas la méthode unique de traiter les calculeux, elle a été l'objet d'un nombre infini de recherches. Jamais on ne vit autant de moyens et de procédés divers pour l'opération de la taille, qu'on nous en a proposé depuis quarante ans. Dupuytren disait en 1812, dans sa remarquable thèse sur la cystotomie : « Les méthodes et les procédés de taille paraissent être arrivés au degré de perfection dont ils sont susceptibles : de nouvelles méthodes et de nouveaux procédés ne seraient que des recherches superflues et inutiles. » Combien ce chirurgien se trompait !

Quelques années après parut la taille recto-vésicale, dont l'idée remonte à Végétius, et que Dupuytren lui-même considéra comme un progrès. Plus tard ce fut la taille bi-latérale, d'origine très-ancienne, qui fixa particulièrement l'attention de Dupuytren. A ses yeux, cette nouvelle méthode réalisait un progrès considérable. Vinrent ensuite la taille quadrilatérale, qui a eu ses promoteurs, la taille médio-bilatérale, qui a sa raison d'être, et la taille prérectale, ainsi nommée parce que c'est à travers la paroi antérieure du rectum qu'on arrive jusqu'au sommet de la prostate.

(1) Voir le *Parallèle*, p. 371.

Les procédés de taille, et partant les moyens imaginés sont en si grand nombre, qu'il en résulte une grande confusion dans la pratique. On trouve à peine deux cystotomistes qui opèrent d'après le même procédé, non-seulement à Paris, mais à Londres, à Saint-Pétersbourg, à Berlin et à Vienne. Cette richesse de procédés ne tourne pas toujours à l'honneur et au profit de l'art (1).

Les nouvelles combinaisons portent en général sur la manière de pénétrer dans la vessie par une voie artificielle; mais ce n'est là qu'une partie de la cystotomie, la mieux connue, la plus sûre et la mieux réglée.

On s'est beaucoup moins occupé des derniers temps de l'opération, qui sont assurément les plus difficiles et les plus graves. C'est ainsi qu'on a négligé la manière d'introduire les instruments par la plaie, de saisir la pierre et d'en faire l'extraction, comme si ces derniers temps de la manœuvre n'étaient pas ceux qui présentent les principales difficultés et qui peuvent occasionner les plus graves accidents. Or, ce sont ces manœuvres qui avaient surtout besoin d'être réglées.

Les proportions de cet ouvrage ne me permettent pas de reproduire, même en abrégé, les principales manières de pratiquer la cystotomie. Je m'arrêterai seulement à celui des procédés connus qui me paraît mériter la préférence dans l'état actuel de la chirurgie; et j'exposerai en même temps les améliorations qui ont été introduites récemment dans cette branche de la médecine opératoire.

La taille périnéale latéralisée n'a pas subi d'amélioration notable depuis trente ans. J'en dirai autant de la taille sus-

(1) La taille périnéale a été appliquée d'après la méthode de l'écrasement linéaire. Un enfant de trois ans a été opéré ainsi. (*France médicale*, 1861, p. 213.)

pubienne. Pour les deux, je ne puis que renvoyer le lecteur à mon Exposé de 1836 (1).

Je consacrerai un article spécial à l'examen d'un nouveau procédé de cystotomie, qui a reçu la dénomination de *taille prérectale*, après avoir exposé brièvement les procédés les plus recommandables de la cystotomie périnéale et hypogastrique.

(1) Voir *Parallèle*, p. 187-202 et 392-398.

CHAPITRE PREMIER

CYSTOTOMIE SUS-PUBIENNE

Utilité de cette méthode. — Manœuvre compliquée. — Simplification. — Instruments. — Procédé opératoire. — Appréciation de la taille sus-pubienne. — Avantages de cette méthode. — Objections. — Suites de l'opération. — Infiltration urineuse. — Sonde à demeure. — Injections. — Autres accidents.

Utilité de cette méthode. — La cystotomie hypogastrique, en tant que méthode chirurgicale, a éprouvé bien des vicissitudes. L'inventeur de cette opération la considérait lui-même comme une témérité (1).

Cent fois, depuis son origine, elle a été adoptée et défendue avec ardeur, puis repoussée et attaquée avec acharnement. Appliquée suivant les règles par d'habiles opérateurs, elle a donné des résultats merveilleux. En des mains tout aussi habiles, mais dans d'autres conditions sans doute, elle a produit des accidents formidables. A peu près proscrite de la pratique actuelle, elle occupe une très-petite place dans l'enseignement de la chirurgie.

Malgré les succès obtenus par le morcellement des grosses pierres dans la vessie, après la taille périnéale, l'opération de la cystotomie sus-pubienne doit être conservée.

(1) « Le patient fust guary, et la playe consolidée. Combien je ne conseille à personne d'ainsi faire. » (Franco, *Traité des hernies*, p. 139.)

Manœuvre compliquée. — En 1825 et 1826, j'eus souvent l'occasion d'assister à des opérations de taille pratiquées d'après cette méthode par un praticien exercé (Souberbielle). Je les suivais avec d'autant plus d'intérêt que cette méthode me semblait applicable aux cas réfractaires à la lithotritie.

Je ne tardai pas à m'apercevoir que les manœuvres compliquées de cette opération pouvaient être simplifiées. On pratiquait le plus souvent au périnée une incision appelée boutonnière, pour introduire et placer plus commodément la sonde à dard et faciliter l'écoulement de l'urine après l'opération.

Cette incision préalable, considérée jusque-là comme un perfectionnement, me parut inutile.

Il suffisait de rendre la courbure de la sonde à dard plus courte et plus brusque, pour la faire glisser entre la pierre et la face antérieure de la vessie, de manière à en faire saillir l'extrémité derrière le pubis.

Simplification. — Une sonde flexible, de moyen calibre, placée convenablement et fixée dans l'urèthre, suffit très-bien pour l'écoulement des urines. Lorsque l'urèthre a été préparé à ce séjour, la sonde est très-bien supportée pendant quatre ou cinq jours, et fonctionne parfaitement. Par conséquent il n'y a pas à redouter les accidents de l'infiltration urineuse.

On se servait, pour diviser la ligne blanche et pour soutenir les parois de la vessie pendant la manœuvre, d'instruments imparfaits, qui sont avantageusement remplacés par l'aponévrotome et le gorgeret suspenseur.

Comme la manœuvre opératoire de la taille hypogastrique n'a pas subi, que je sache, depuis 1838, de changements importants, je n'ai pas besoin de reproduire ici ce qui a été exposé dans le *Parallèle* (1).

Mes premières recherches m'amenèrent à supprimer la *boutonnière* qu'on pratiquait alors au périnée, avant l'opération, pour le passage de la sonde à dard et l'écoulement consécutif de l'urine.

Aux malades opérés d'après cette méthode, j'appliquai le traitement préparatoire de la lithotritie ; la présence de la sonde en permanence dans le canal de l'urèthre, après l'opération, fut beaucoup mieux supportée. Ces opérés étaient couchés sur un plan incliné, de façon que le bassin fût plus haut que les lombes. Cette position est particulièrement indiquée chez les malades très-gras.

Instruments. — Il faut ajouter ici quelques remarques sur les instruments employés dans cette opération.

La sonde à dard que j'ai adoptée diffère en plusieurs points de celle de frère Côme. La courbure de l'ancienne sonde est d'un rayon beaucoup plus étendu. Introduite dans la vessie par une boutonnière au périnée, on réussit toujours, en la poussant le long de la face postérieure du pubis, à la placer entre la pierre et la face antérieure de la vessie. En ponctionnant celle-ci au point correspondant au bec de la sonde, on pénètre forcément dans la cavité abdominale. De là les lésions du péritoine.

La sonde à dard dont je me sers a une courbure d'un rayon beaucoup plus court. Il suffit d'abaisser son extrémité externe entre les cuisses du malade : elle chemine le long de la face antérieure de la vessie, et son bec vient faire saillie vers le milieu de la plaie tégumentaire ; on la reconnaît par

(1) P. 194 et 394, pl. III.

le toucher quand elle n'est pas visible, et l'on évite ainsi la lésion du péritoine.

L'ancienne sonde à dard, d'un volume à peu près pareil à celui des sondes ordinaires, est trop faible, et peut ployer ou se rompre : elle a de plus l'inconvénient grave de laisser le liquide de l'injection s'échapper entre le dard et la canule. J'ai évité ce double inconvénient en augmentant le volume de la sonde et en ajoutant à son extrémité externe une boîte à cuir, semblable à celle qu'on voit à l'extrémité externe du trilabe.

Dans l'ancienne sonde, le dard sort du centre même de son extrémité vésicale. Scarpa et d'autres se sont préoccupés de cette disposition vicieuse. En faisant sortir le dard du côté de la concavité de la sonde, on obtient du côté opposé une saillie qui offre un point d'appui aux doigts du chirurgien, et qui soutient en même temps les parois de la vessie. L'expérience a confirmé l'utilité de ces dispositions.

Le gorgeret suspenseur présente aussi des avantages réels. La gouttière, large et évasée, qu'on remarque sur la portion droite de sa tige, facilite l'introduction du doigt et des tenettes dans la vessie, en même temps qu'il préserve l'angle supérieur de la plaie des lésions que pourraient occasionner la manœuvre et l'extraction de la pierre.

Le manche en bois, adapté à son extrémité externe, offre à l'aide chargé de le tenir un point d'appui solide.

S'il est nécessaire de refouler en haut l'angle supérieur de la plaie, pour en allonger les lèvres et agrandir l'ouverture, la forme unie et arrondie de la convexité correspondant à la gouttière permet d'employer une forte pression sans léser les tissus.

L'aponévrotome à lame courte, fortement courbée, à bouton olivaire aplati, dont je me sers pour diviser la ligne blanche, de bas en haut et de dedans en dehors, remplace avantageusement d'autres moyens d'une efficacité problématique. L'aponévrotome, guidé par une connaissance exacte des dispositions anatomiques du péritoine derrière le pubis, contribue à donner à la manœuvre la régularité et la précision qui lui manquaient.

Le chirurgien déterminera, avant d'opérer, la disposition de la face antérieure et du sommet de la vessie. Il n'oubliera pas surtout que ce viscère peut être incliné à droite ou à gauche, et qu'on peut faire l'incision à côté.

Procédé opératoire. — Les temps essentiels de la manœuvre sont : la division de la ligne blanche, la ponction de la vessie, l'incision de sa face antérieure et le placement du gorgeret suspenseur.

L'opérateur, placé à la droite du malade, fait une incision de 5 centimètres de longueur, dont la profondeur varie ainsi que l'étendue, suivant l'embonpoint du patient. Il divise par cette première incision les téguments et les tissus qui recouvrent la ligne blanche. L'aponévrose mise à nu, l'indicateur de la main gauche étant sur le bord du pubis, le long de ce doigt il dirige un bistouri droit avec lequel il divise l'aponévrose de bas en haut, dans une étendue de 10 à 15 millimètres ; puis, remplaçant le bistouri par l'aponévrotome, sans déplacer le doigt, il introduit par l'ouverture ainsi pratiquée l'extrémité olivaire de l'instrument derrière la ligne blanche.

La concavité de la lame et l'olive qui la surmonte étant tournées en haut, vers l'ombilic, il les pousse dans cette direction, et, par de petits mouvements saccadés, il divise la ligne blanche sans crainte de léser le péritoine, que l'extrémité olivaire de l'aponévrotome refoule et chasse devant le tranchant de la lame. Une incision de quatre à cinq centimètres suffit le plus souvent. L'opérateur saisit alors, de la main droite, le pavillon de la sonde à dard qui était confié à un aide ; il l'abaisse encore entre les cuisses du malade, et petit à petit l'extrémité vésicale de l'instrument se rapprochant de plus en plus du pubis, fait, vers le milieu de la plaie, une saillie que l'œil ou le doigt constate facilement.

Avec le pouce, l'indicateur et le médius de la main gauche, l'opérateur saisit l'extrémité interne de la sonde, en ménageant un espace pour la sortie du dard, de façon à n'être point blessé. On emploie quelquefois une canule conoïde recourbée pour coiffer l'extrémité du porte-dard (1). C'est une ressource précieuse dans les cas de plaie profonde.

Pour résumer, l'opérateur tient de la main droite le pavillon de la sonde à dard, dont l'extrémité vésicale est fixée entre les doigts de la main gauche. Sans déplacer ses mains, il porte cette extrémité en avant vers le pubis, ou en arrière, vers l'angle supérieur de la plaie, suivant la nécessité, et, tout étant prêt, il commande à l'aide placé entre les jambes du malade, de pousser le dard, qu'il fait sortir de la gaîne de 6 à 8 centimètres, selon la profondeur de la plaie.

Cela fait, l'opérateur remet de nouveau à l'aide le pavillon de la sonde, et de la main droite il prend un bistouri ordinaire dont il insinue la pointe dans la rainure du dard ; puis, le poussant d'arrière en avant et de haut en bas, il divise la face antérieure de la vessie, depuis le point où elle a été piquée jusqu'au voisinage du col ; après quoi, il quitte le bistouri et il introduit, à côté du dard et de sa gaîne, l'indicateur de la main droite dans la cavité vésicale, tourne sa face palmaire en haut, vers l'angle supérieur de la plaie, et, en le fléchissant, il forme un crochet qui suspend solidement la paroi de la vessie. Alors l'aide fait rentrer le dard dans sa

(1) Voir le *Parallèle*, pl. III, fig. 8, p. 486.

gaîne et retire l'appareil. De la main gauche, l'opérateur saisit le gorgeret suspenseur, le fait glisser le long de l'indicateur
de la main droite et le place à l'angle supérieur de la plaie, à
côté du doigt, qu'il retire au fur et à mesure. Dans certains
cas, on trouve plus commode d'intervertir les rôles des deux
mains. Lorsque le suspenseur est placé dans la vessie, un
aide, placé à la gauche du malade, le prend et le tient immobile dans une direction perpendiculaire et légèrement inclinée en haut, ou sur le côté, de façon à ne pas gêner la
manœuvre pour l'introduction des tenettes et l'extraction de
la pierre.

Revenons un moment sur la division de la face antérieure
de la vessie, division qui offre des difficultés, alors même que
le sommet de la vessie est fixé solidement par les doigts de
l'opérateur appliqués sur le bec de la sonde. Si le volume de
la pierre exige une grande ouverture, l'incision sera faite en
deux temps. Dans le premier, la vessie est ouverte de manière à permettre l'introduction du doigt dans la cavité pour
y placer le suspenseur ; dans le second, le doigt est de nouveau introduit le long de la gouttière du suspenseur, pour
apprécier le volume de la pierre. Si la première incision est
insuffisante, la pulpe du doigt appuyée fortement sur la
gouttière du suspenseur porte en haut, vers l'ombilic, l'angle
supérieur de la plaie et allonge la face antérieure de la vessie : la portion de cette face voisine du col, non encore divisée, est portée en arrière, et, au moyen d'un bistouri droit et
boutonné, l'incision est prolongée en avant autant qu'il est
nécessaire.

Il faut se garder de toucher au plexus veineux qui existe
au-dessus du col vésical. Le tissu cellulaire qui recouvre
cette portion de la vessie peut être divisé sans inconvénient. L'important, c'est que le sommet de la vessie reste
entre les doigts du chirurgien ; s'il lui échappe, le viscère

s'affaisse et l'extrémité du porte-dard fait saillie au milieu
de la plaie. Cet accident, parfois très-sérieux, a surtout fixé
l'attention de Scarpa. Ce chirurgien propose, pour l'éviter,
de commencer la division de la face antérieure de la vessie à
quelques millimètres du point où le dard fait saillie. Mais on
aurait ainsi deux ponctions : l'une de dedans en dehors par
le dard, l'autre de dedans en dehors par le bistouri, qu'on
pousse dans la rainure de la sonde. De plus, lorsque la plaie
est très-profonde, on peut manquer la rainure, même en la
supposant élargie. D'autres ont proposé d'augmenter la surface de l'extrémité du porte-dard, qui est alors formé de
deux parties mobiles, ou de l'armer de pointes que l'on en-
fonce dans le tissu de la vessie.

Revenons à la manœuvre. Le chirurgien, qui a ses deux
mains libres, introduit le doigt indicateur dans la vessie, reconnaît la position de la pierre, constate encore une fois son
volume et s'assure que l'ouverture est suffisante. Puis il
choisit des tenettes convenables, les introduit dans la vessie,
le long de la gouttière du suspenseur, et après avoir chargé le
calcul, il s'assure, au moyen du doigt, qu'il est bien placé dans
l'instrument, et que rien ne s'oppose à son extraction. Celle-ci
exige moins d'efforts que dans la taille périnéale, les lèvres
de la plaie hypogastrique étant plus dilatables. Cependant,
des parois vésicales épaisses et dures offrent une grande
résistance. On a même proposé d'inciser la vessie en travers,
soit d'un seul, soit des deux côtés. Comme la ligne blanche
peut aussi faire obstacle au passage de la pierre, on a proposé de pratiquer l'incision transversale des muscles droit et
pyramidal (1).

Hormis les cas de grosse pierres et de tension exagérée des
tissus, l'extraction est facile et sans danger, pourvu qu'elle

____

(1) Voir *Leçons orales* de Dupuytren, liv. II, p. 367.

soit pratiquée lentement. En dilatant la plaie graduellement, on évite les déchirures, en même temps qu'on obtient un plus grand écartement des lèvres.

Appréciation de la taille sus-pubienne. — La cystotomie sus-pubienne, malgré tous ses avantages, doit être considérée comme un procédé exceptionnel, et non comme une méthode générale de traiter les calculeux.

Avant la lithotritie, la cystotomie sus-pubienne était réservée pour les cas où l'on présumait que la pierre ne sortirait point par le périnée. Mais, comme les moyens d'exploration étaient insuffisants, on n'obtenait que des notions imparfaites sur le volume de la pierre et l'état des organes.

Aujourd'hui l'opérateur n'a recours à la taille sus-pubienne que lorsque le volume de la pierre ou les lésions du col vésical s'opposent à l'application de la lithotritie.

Si l'on compare les deux procédés, la taille hypogastrique l'emporte de beaucoup sur la taille périnéale par la simplicité des préparatifs : le malade est libre, et c'est un avantage que Deschamps a justement apprécié : « Il serait à désirer, dit ce célèbre chirurgien, que l'on pût épargner au malade l'horreur de se voir lié et garrotté comme un criminel. Mais peut-on assez compter sur sa fermeté pour espérer qu'il ne troublera pas l'opération ? Quel homme, dans de pareils moments, est assez sûr de son courage (1) ? »

Mêmes avantages pour l'ouverture qui doit mettre la vessie à la portée des instruments. Le chirurgien est guidé par le toucher et par la vue dans la plupart des cas. Dans la taille périnéale, au contraire, après l'incision tégumentaire, l'opérateur est réduit aux notions de son expérience et du

____

(1) *Traité de la Taille*, t. III, p. 61.

mécanisme des instruments. Toute sa dextérité n'empêche pas qu'il puisse léser les organes importants.

J'ai cité dans un autre ouvrage des exemples d'accidents graves, tels·que la lésion des parois postérieure et inférieure de la vessie, des uretères, du péritoine (1). Quoique la division du col vésical soit effectuée par des procédés mécaniques, il n'est pas moins vrai que, malgré toute la précision des instruments, l'ouverture ainsi pratiquée ne réunit pas toujours les conditions voulues, et que l'intervention ultérieure de la main armée du bistouri pour agrandir la plaie n'est ni aussi facile ni aussi sûre que dans la taille sus-pubienne. Sans compter que chez les calculeux d'un âge avancé, le col vésical, outre ses altérations habituelles, est le siége de productions morbides, qui changent totalement ses dispositions normales. Le chirurgien n'en sait rien avant l'opération. De là tant de graves méprises.

Dans la taille hypogastrique, on ne divise que les téguments, la ligne blanche et les tissus cellulaires. Les fibres principales de la couche musculeuse de la vessie sont seulement écartées, et il n'y a de divisés que quelques faisceaux musculeux de sa couche intérieure.

Dans la taille périnéale, après avoir divisé les tissus du périnée et ouvert le canal de l'urèthre, il faut, pour pénétrer dans la cavité vésicale, porter l'instrument tranchant sur la partie la plus profonde de l'urèthre, où la réunion des organes les plus importants forme le col de la vessie. Ce col, qui reste intact dans la taille hypogastrique, et qui est divisé, tiraillé, déchiré même dans la cystotomie périnéale, forme la partie la plus importante de l'appareil urinaire ; il est le siége des principales lésions organiques.

La taille sus-pubienne ouvre une voie large à travers des

(1) *Parallèle*, p. 229.

tissus dilatables ; l'introduction des instruments et des doigts de l'opérateur est généralement facile.

Quant à l'extraction du calcul, avec de l'expérience et de l'habileté, l'opérateur peut la régler à son gré, écarter ou prévenir tous les obstacles.

Dans la taille périnéale, au contraire, l'ouverture est petite, il faut dilater la plaie pour introduire le doigt et les instruments. On ne sait jamais si la pierre est bien placée dans les tenettes ; il faut la lâcher et la reprendre, et exercer, quand on la tient, des tractions violentes qui produisent inévitablement des désordres.

La recherche de la pierre au moyen des tenettes n'est pas aussi simple, dans les tailles périnéales, que les auteurs le prétendent. Dans les cas les plus simples, il se présente des difficultés qui renversent toutes les prévisions de la théorie. Rien de pareil dans la taille sus-pubienne ; le chirurgien peut explorer à son aise et écarter toutes les difficultés qui se présentent.

Voici une autre particularité qu'il faut noter pour éviter des méprises, lorsqu'on pénètre dans la vessie par le périnée, surtout quand on s'approche de l'anus, comme on le conseille dans la taille prérectale.

Les tenettes, introduites de bas en haut et d'avant en arrière, en pénétrant dans la vessie, refoulent vers la concavité du sacrum la saillie que forment la prostate tuméfiée, les tumeurs fongueuses et le soulèvement du rebord postérieur du trigone. En déprimant cette saillie, qui prend quelquefois la forme d'un rideau transversal, on couvre la pierre logée dans le fin fond de la vessie, où elle échappe aux tenettes, ainsi que Delpech l'a éprouvé. Cette disposition du col vésical est à considérer dans la lithotritie aussi bien que dans la cystotomie périnéale. On peut la négliger ou l'annuler dans la taille hypogastrique.

Avantages de cette méthode. — Objections. —
A ne considérer que l'application, la taille sus-pubienne
réunit les meilleures conditions : la manœuvre est facile, une
large voie est ouverte à la pierre, on n'intéresse point d'organes essentiels, et l'on évite bien des difficultés inséparables
de la taille périnéale. Pourquoi donc cette méthode est-elle
comme frappée de réprobation ?

Les accidents consécutifs seraient-ils de nature à justifier
l'aversion des chirurgiens? Peut-être. Les principaux accidents qui se présentent dans le cours de l'opération sont l'hémorrhagie et la lésion du péritoine. On a tout fait pour prévenir l'hémorrhagie; mais l'hémorrhagie est très-fréquente
dans la taille sus-pubienne. La lésion du péritoine peut avoir
lieu dans la taille hypogastrique. Je l'ai observée deux fois ;
et de même d'autres chirurgiens des plus habiles qui avaient
pris toutes sortes de précautions pour l'éviter. Cette lésion
se produit surtout lorsqu'on opère sans conducteur, ou encore
lorsqu'avec une sonde à dard d'une courbure trop prononcée,
on incise la paroi antérieure de la vessie trop près du sommet de ce viscère. Il peut aussi y avoir rupture ou déchirure
de la membrane péritonéale pendant l'extraction de la pierre.
J'en ai observé un cas; Morand en cite un autre. Il faut ga-
rantir en conséquence l'angle supérieur de la plaie.

La lésion du péritoine est de tous les accidents le plus grave.
Une masse intestinale, qui fait saillie dans la plaie, trouble nécessairement l'opérateur et peut mettre obstacle à l'opération.
Dans ce cas, le sacrum fortement relevé facilite la rentrée
des intestins, ainsi que la compression qu'un aide intelligent
doit exercer aussitôt sur l'ouverture péritonéale. La lésion
est moins grave lorsqu'on empêche l'urine de pénétrer dans
la cavité abdominale. Une femme dont parle Scarpa vécut
pendant quarante jours avec une pareille lésion. Un de mes
opérés, dans le même cas, guérit parfaitement. Le Dr Oudet,

dont j'ai rapporté l'observation, et plusieurs malades opérés dans les hôpitaux, se sont rétablis après une longue convalescence.

Suites de l'opération. — Dans tout procédé opératoire, ce sont les suites de l'opération qu'il faut avant tout considérer.

Elles diffèrent notablement dans la taille, suivant la méthode qu'on applique. Signalons les désordres qui résultent de l'infiltration de l'urine. Il faut distinguer, parmi les causes de cet accident, celles qui sont inhérentes à la méthode, celles qui tiennent au procédé employé, et celles qui sont du fait de l'opérateur. Sans cette distinction, on ne saurait déterminer la valeur réelle des méthodes opératoires.

Notons d'abord qu'on attribue souvent à l'infiltration urineuse la phlegmasie vague du tissu cellulaire pelvien. On confond encore avec l'infiltration urineuse l'inflammation de la vessie, que Boyer et d'autres chirurgiens regardent comme le plus grave accident de la taille.

Il est certain que le contact de l'urine avec la plaie contribue à la production des désordres ; mais il faut en chercher l'origine dans la manœuvre même, dans les recherches réitérées pour saisir la pierre et dans les violences exercées sur les lèvres de la plaie pendant l'extraction. Quoi qu'il en soit, le chirurgien doit s'attacher surtout à détourner un pareil accident. J'ai dit que plusieurs chirurgiens, après avoir divisé la ligne blanche, portent le doigt derrière le pubis entre cet os et la paroi antérieure de la vessie, et qu'ils décollent la masse du tissu cellulaire adhérent. Cette manœuvre inutile favorise notablement l'infiltration d'urine.

Au lieu donc de confondre et déchirer ce tissu lâche, il faut le diviser simplement avec un bistouri, en prolongeant vers le pubis l'incision pratiquée à la face antérieure de la vessie.

Si la manœuvre est irrégulière et pénible, ou trop prolongée, si les tissus sont violentés, une réaction inflammatoire se produira, sous l'influence de laquelle se fera l'infiltration urineuse.

Infiltration urineuse. — L'infiltration d'urine, avec ses conséquences, dépend en grande partie du traitement consécutif à l'opération. Ici quelques observations seront opportunes.

Je disais, en 1836 (1), que dans la taille hypogastrique, le malade n'est pas aussi favorablement placé pour l'écoulement de l'urine que dans la taille périnéale. Dans celle-ci, l'ouverture répondant au point le plus déclive de la vessie, favorise l'écoulement de l'urine; à moins qu'il n'y ait des contractions des lèvres et des tissus environnants ou des caillots sanguins et des masses de mucus, une grosse sonde fixée dans la plaie soustrait celle-ci au contact de l'urine, abrége la durée de la convalescence et assure le succès de l'opération. On prévient ainsi l'accumulation de l'urine dans la vessie et les efforts de contraction que fait l'opéré pour l'expulser.

Dans la taille hypogastrique, la vessie reste inerte ou se contracte irrégulièrement. Dans la partie la plus déclive séjourne une certaine quantité d'urine qui baigne la plaie. Ce contact permanent entraîne des désordres dont Douglas et d'autres chirurgiens avaient entrevu la gravité, mise hors de doute par la pratique de nos jours.

Il ne faut pas toutefois se hâter de conclure, avec quelques chirurgiens, que l'infiltration urineuse n'est pas à craindre dans les tailles périnéales, et qu'elle est presque inévitable à

(1) *Parallèle,* p. 397.

la suite de la taille sus-pubienne. Les causes de cette infiltration nous échappent le plus souvent.

Je reconnais que le contact de l'urine avec une plaie récente produit toujours des effets extraordinaires et des phénomènes alarmants. Le même contact ne produit point du tout ces effets sur une plaie qui date de quelques jours. Si l'urine est en contact avec la plaie peu de temps après l'opération, il survient une série d'accidents fébriles et nerveux qui constituent une complication fâcheuse. Que si la plaie hypogastrique n'est baignée par l'urine que quelques jours après l'opération, le malade ne souffre point et se plaint seulement d'être mouillé. Il ne résulte de là qu'un ralentissement du travail de cicatrisation. En se multipliant, les faits ont démontré toute l'importance de mon observation (1).

Sonde à demeure. — Injections. — J'ai été conduit à faire une injection d'eau tiède dans la vessie avant l'opération, au lieu d'opérer lorsque ce viscère est rempli d'urine, et à instituer un traitement consécutif qui consiste à empêcher tout contact de l'urine avec la plaie. Pour cela, je place une sonde dans l'urèthre, suivant le principe du traitement préparatoire que j'ai exposé dans mon *Traité de la lithotritie*. Je choisis une sonde de six millimètres, assez grosse pour donner passage à l'urine, assez petite pour ne pas fatiguer le malade. Je la fixe solidement et de manière qu'elle fasse dans la vessie une saillie de deux à trois centimètres. La verge et le bout de la sonde doivent pouvoir être abaissés entre les cuisses du malade, où se trouve un vase pour recevoir l'urine, qui s'échappe continuellement. S'il y a obstruction de la sonde, il faut injecter de l'eau tiède.

(1) Voir *Traité pratique*, liv. I et III. (3e édit.)

Le plus souvent la sonde, ainsi placée, ne produit aucune douleur, et les pièces de pansement peuvent rester en place trois ou quatre jours, et même davantage. Dans les cas les plus heureux, la plaie est fermée au bout de dix jours (1).

Chez quelques opérés, la présence de la sonde occasionne des douleurs au bout de deux ou trois jours. Dans ce cas, on trouve la charpie mouillée par l'urine. On ne sait comment cela se fait, et l'on ne sait pas davantage pourquoi on réussit très-rarement alors à rétablir le passage de l'urine par la sonde. Quoi qu'il en soit, l'urèthre est le siége d'une légère phlegmasie, et il y a parfois un peu d'écoulement puriforme. Il faut retirer la sonde sans retard, sauf à la remettre quelques jours après. Si l'urine passe de nouveau par la sonde, le traitement suit son cours ordinaire, et la plaie se ferme vers le vingtième ou le vingt-cinquième jour.

Chez quelques malades, on ne réussit pas à détourner l'urine, et la sonde n'est pas supportée. Ce sont les faits de ce genre qui avaient convaincu Dupuytren de l'inutilité, et même du danger des précautions qui ont pour but de détourner l'urine de la plaie (2).

Heureusement, ce qui était la règle pour Dupuytren, n'est que l'exception.

J'ai vu, en effet, un petit nombre d'opérés chez lesquels

(1) Après la taille hypogastrique, j'applique sur la plaie un plumasseau de charpie enduit de cérat ; on met un linge par dessus, et le tout est maintenu par un bandage de corps. — Quelques chirurgiens, Dupuytren entre autres (*Leçons orales*, tome II, p. 370), placent une mèche de charpie entre les lèvres de la plaie et jusque dans la vessie. Ainsi procédait frère Côme. Cette pratique me paraît au moins inutile ; Scarpa la croyait dangereuse (p 68, trad. d'Ollivier). Nous ne dirons rien des divers tubes et canules qu'on a essayé de placer dans la plaie pour faciliter l'écoulement de l'urine. On y a renoncé aussi bien qu'à la sonde à siphon, dont Souberbielle disait avoir obtenu de bons effets.

(2) *Leçons orales*, tome II, p. 378.

l'urine a toujours passé par la plaie; après avoir coulé facilement et en totalité par la sonde, l'opéré restant dans la
même position, l'urine prenait la voie de l'ouverture hypogastrique; et l'on a beau faire alors, l'urine ne reprend pas
son cours à travers la sonde, et celle-ci devient de plus en
plus incommode au malade. On observe quelque chose d'analogue en dehors de la cystotomie : une injection est poussée
dans la vessie, et le liquide ne revient pas ou ne revient que
très-incomplétement par la sonde. On pratique le cathétérisme évacuatif, et l'on ne réussit à retirer qu'une partie du
liquide injecté. Il y a donc là une inconnue.

Autres accidents. — Il y a encore dans la cystotomie
sus-pubienne d'autres accidents à noter. L'hémorrhagie peut
se présenter, par suite de la lésion du plexus veineux du col
vésical, lorsque l'incision de la paroi antérieure a été prolongée trop près du col. Cet accident est très-rare.

Les fistules sont plus fréquentes : outre les cas mentionnés
dans les auteurs, j'en ai vu trois exemples. Le D\ Oudet, dont
j'ai publié l'observation (1), fut lithotritié en 1827. La pierre
s'étant reproduite, on fit la taille hypogastrique, et le malade conserva une fistule. Une nouvelle pierre s'étant formée,
on conseilla à M. Oudet de se faire opérer suivant la même
méthode, présumant que l'opération le débarrasserait à la
fois de la pierre et de la fistule; mais celle-ci persista, avec
des embranchements. De nouvelles pierres s'étant produites,
le malade réclama les secours de la lithotritie.

M. Padilla fut taillé à la Havane et conserva une fistule
hypogastrique. La pierre s'étant reproduite, le malade vint
à Paris, où je l'opérai par la lithotritie. J'ai observé une troisième fistule hypogastrique à la suite d'une ponction vésicale.

(1) *De la Lithotritie*, p. 103 ; *Troisième Lettre*, p. 131.

Ces cas présentent quelque analogie avec d'autres, dans lesquels la cicatrice de la plaie sus-pubienne s'étant faite d'une manière irrégulière, il en est résulté une rétraction des tissus telle que pendant longtemps les malades ne pouvaient pas se redresser. Ces effets, heureusement très-rares, sont apparemment la conséquence des violences exercées pendant l'opération.

Ainsi, dans les accidents, tant primitifs que consécutifs, rien ne justifie l'exclusion de la taille hypogastrique. On a prétendu que cette méthode était plus meurtrière que les autres. Dans un relevé publié en 1836 (1), sur 75 opérés, on trouve 35 guérisons, 35 morts et 5 fistules. Sur 100 autres opérés, 25 morts et 75 guérisons. Les mêmes faits ajoutés à d'autres que j'ai réunis dans mon *Traité de l'affection calculeuse*, en 1838 (p. 683), forment un total de 230 opérés, sur lesquels 137 guérisons, 7 fistules, 1 incontinence d'urine, 7 fistules, 2 récidives et 83 morts.

Ces résultats ne sont pas encourageants, sans doute. Mais les chirurgiens qui en ont fait la base de leurs appréciations se sont gravement mépris. Ils ont conclu trop vite, sans connaissance suffisante des choses, oubliant que nos grands maîtres ont apprécié cette méthode comme une ressource dans les cas désespérés, puisqu'elle sauve la moitié des opérés. C'est à ce double point de vue de la nécessité et des circonstances qu'il faut se placer pour juger sainement la taille hypogastrique. Quant aux applications de cette méthode, il faut bien se garder de suivre les moyens et procédés indiqués dans nos manuels et traités élémentaires de chirurgie.

(1) *Parallèle*, p. 350.

CHAPITRE II .

CYSTOTOMIE MÉDIO-BILATÉRALE (1).

Considérations préliminaires. — Procédé opératoire. — 1° Position du malade. — 2° Choix d'un cathéter ; manière de l'introduire. — 3° Division des téguments. — 4° Introduction du cystotome, division du col de la vessie. — Remarques sur les applications de la taille médio-bilatérale.

En adoptant la cystotomie médio-bilatérale pour des cas exceptionnels, je me suis appliqué à écarter les inconvénients qui m'avaient frappé dans l'opération de Dupuytren.

(1) Synonymes : taille *pararaphéale*, *sous-pubienne* membraneuse, *à boutonnière*. L'avantage de la dénomination que nous adoptons et qui est généralement reçue, c'est d'indiquer la direction de la plaie à l'intérieur et à l'extérieur.

La taille médio-bilatérale n'a point été adoptée par les professeurs de chirurgie de la Faculté de Paris, qui la mentionnent à peine dans leurs Traités élémentaires. Elle a été mieux accueillie à Montpellier. Le professeur Lallemand a souvent opéré d'après cette méthode. « Il pratiquait, dit M. le professeur Bouisson, une taille mixte, qui était médiane dans l'incision extérieure, depuis la peau jusqu'à l'urèthre, et bioblique dans le débridement prostatique. » Le procédé suivi par Lallemand est exactement celui que j'employais dans ma pratique. (Voir le *Parallèle*, p. 192, 1836.) Je disais alors : « Il s'agit de combiner le procédé de manière à écarter cet accident (l'hémorrhagie). La réunion du procédé médian pour les téguments, les tissus sous-jacents et la partie membraneuse de l'urèthre, et du procédé bilatéral pour la divisison du col de la vessie, offre sous ce rapport toutes les garanties que l'on peut désirer. »

« La courbure du cystotome, disais-je en 1836, dans le *Parallèle*, n'est d'aucune utilité pour le placer et le faire glisser dans la rainure du cathéter. Le mouvemement de rotation nécessaire pour retourner l'instrument au moment de l'incision et en placer la concavité du côté de l'anus est douloureux, et prolonge la durée de l'opération (1). L'expérience a appris aussi que les instruments tranchants courbés sur leur plat coupent mal. De là une résistance fâcheuse;

Le professeur Bouisson a désigné la taille médio-bilatérale sous la dénomination de taille *pararaphéale*, parce qu'après avoir divisé longitudinalement l'urèthre et les tissus qui le recouvrent, il porte la pointe du bistouri dans la cannelure, le dirige d'avant en arrière, le long de la saillie gauche du cathéter, de manière à faire l'incision directe plutôt sur le côté de la paroi uréthrale que sur la ligne médiane. C'est ce qui constitue l'un des points essentiels du procédé de M. Bouisson. (*Gazette des hôpitaux*, 31 juillet 1858.)

M. Bouisson, qui a mentionné la pratique de M. Lallemand, ne dit pas un mot du passage si explicite de mon *Parallèle*, où se trouve exposée théoriquement et pratiquement la méthode médio-bilatérale. Il déclare qu'à Paris et dans les autres grands centres de population, il ne s'est encore manifesté aucune tendance en faveur de cette méthode (*). Il ne parle pas non plus de la critique de mon travail par M. Lenoir (**). Il paraît n'avoir pas eu connaissance des nombreux faits pratiques recueillis dans mon service et dans ma pratique, et qui ne sont pas passés inaperçus. Ma première opération de cystotomie médio-bilatérale, pratiquée en 1829, eut un certain retentissement.

Cette méthode est appliquée publiquement depuis 35 ans; elle a été successivement modifiée et perfectionnée; et les heureux résultats de son application ont attiré l'attention des chirurgiens nationaux et étrangers Ces derniers, qui l'ont adoptée et qui en ont fait ressortir l'utilité, n'ont oublié ni mon exposé de 1836, ni les faits cliniques qui sont depuis longtemps dans le domaine de la publicité. (*Voir*, entre autres, Thompson, *Pract. Lithot. and Lithotr.* London, 1863, in-8°, p. 66. — Warren, *Recent Progress in Surgery*. Boston, 1864, in-4°.

(1) *Voir* les Instruments de ma Collection et la partie correspondante du Catalogue.

(*) *Voir* dans le tome II du recueil intitulé: *Tribut à la chirurgie*, un travail de 115 pages sur la matière.
(**) *La Presse médicale* (journal), 29 avril 1837.

les lames, manquant de force, ploient ; leurs extrémités se rapprochent, et l'on fait en réalité une incision moins profonde qu'on ne le dit. Cet inconvénient du lithotome courbe est d'autant plus grave que la division du col de la vessie exige souvent une certaine force. On a vu quelquefois l'instrument se fracturer (1).

« D'ailleurs, il ne faudrait pas moins que la précision du compas pour obtenir de cet instrument une incision parfaitement régulière. Quelques essais suffiront pour convaincre de la difficulté d'y réussir avec la main seule. Or, si l'on ne décrit pas la courbe voulue, la plaie manque de la régularité nécessaire. Il y a plus encore : le système de Dupuytren fait toujours commencer l'incision du col vésical trop près de la face inférieure de la vessie.

« En livrant ces remarques aux praticiens, j'ai proposé un autre cystotome droit, à lames plus résistantes et coupant mieux, dont la gaîne se termine par une crête dirigée obliquement en haut, et servant à guider l'instrument dans la rainure du cathéter (2).

« J'ai fait encore un changement plus essentiel. En divisant les tissus du périnée par la taille transversale, on risque d'ouvrir de gros vaisseaux ; pour éviter cet inconvénient, j'ai combiné ce procédé avec la taille médiane, de telle sorte que l'urèthre et les tissus qui le recouvrent sont divisés longitudinalement sur le raphé même, tandis que le sphincter de la vessie, la portion prostatique de l'urèthre et les lobes laté-

(1) Le corps de cet instrument (deux lames et deux tiges) est assez volumineux pour devenir gênant dans la pratique. On a proposé de supprimer l'une des tiges. L'instrument, ainsi modifié, a été présenté à l'Académie de médecine le 1er avril 1862, comme un perfectionnement. Or, cette modification, au lieu de perfectionner l'instrument, en a diminué la résistance déjà trop faible.

(2) *Voir*, dans le *Parallèle*, la planche III, fig. 1 et 2.

raux de la prostate sont divisés par côté, de dedans en dehors, d'arrière en avant et un peu obliquement. Voilà ce qui distingue la taille médio-bilatérale. »

A quelque série qu'appartienne le malade qui consulte pour la pierre, il faut savoir avant tout si un cathéter pénètre dans la cavité vésicale. Lorsque cet explorateur est arrêté dans l'urèthre, la pratique du chirurgien est livrée à l'aventure.

Les explorations par l'anus, qui paraissent infaillibles en théorie, laissent presque toujours l'opérateur dans une complète incertitude sur le volume réel de la pierre, sa forme, ses dispositions et ses rapports avec les tissus au milieu desquels elle s'est développée, et qu'elle a tiraillés, déformés en tous sens ; en un mot, sur tout ce qu'il doit savoir pour opérer régulièrement.

Procédé opératoire. — L'incision du périnée commence à 30 millimètres de l'anus, plus loin même, si la pierre est volumineuse ; on peut la prolonger jusqu'au voisinage de cette ouverture. Le premier trait divise la peau et les tissus sous-jacents. Le second commence au niveau du bulbe, que l'opérateur relève avec le pouce et l'indicateur de la main gauche pour le préserver.

Par ce second trait le bistouri pénètre dans la région membraneuse de l'urèthre et divise les tissus qui recouvrent immédiatement ce canal, dans une étendue de 12 millimètres. Le cathéter est mis à nu ; on y introduit la crête du cystotome et on la fait glisser jusqu'à la vessie. Le cathéter est retiré, et sans changer le cystotome de place, sans exécuter aucun mouvement de rotation, on écarte les lames au degré déterminé d'avance. En tirant à soi l'instrument ouvert, on divise le col de la vessie et la portion prostatique de l'urèthre. Ainsi faite, l'opération est plus facile et plus simple que dans le procédé où la première incision a la forme d'un croissant au-devant de l'anus. Dupuytren lui-même en avait peut-être senti les avantages ; du moins a-t-il opéré à l'Hôtel-Dieu, dans les derniers temps, par un procédé différent de celui qu'il suivait d'habitude.

Tel est le procédé que j'applique et sur lequel j'appelle l'attention des praticiens depuis 1829. J'ai recueilli un grand nombre de faits cliniques qui en démontrent l'utilité.

Entrons maintenant dans quelques détails pratiques, et précisons les divers temps de l'opération :

1° **Position du malade.** — Le malade est placé comme à l'ordinaire ; ses membres sont assujettis par des bandes. Sous le sacrum on roule un coussin, moins gros que pour l'opération de la lithotritie, de façon à refouler la masse intestinale et à ramener la pierre vers la paroi postérieure de la vessie. Il vaut mieux que le malade soit attaché que contenu par des aides. On prévient ainsi les mouvements involontaires qni pourraient gêner la manœuvre (1).

2° **Choix d'un cathéter; manière de l'introduire.** — On prend un cathéter à large gouttière, à courbure déterminée. (V. le *Parallèle,* pl. III, fig. 7). Au moment de l'opération, il est introduit lentement dans la vessie. On tiendra compte des changements que la position forcée du malade imprime aux muscles et aux aponévroses du périnée.

Malgré toutes les précautions requises, l'introduction du

----

(1) Deschamps a écrit fort sensément : « Il serait à désirer que l'on pût épargner au malade l'horreur de se voir lié, garrotté comme un criminel ; mais, peut-on assez compter sur sa fermeté pour espérer qu'il ne troublera point l'opération ? Quel homme, dans de pareils moments, est sûr de son courage ? » (Tome III, p. 61.)

cathéter présente quelquefois des difficultés. Dans certains cas, il a fallu délier le malade, et dans d'autres il est survenu des accidents graves (1).

3° **Division des téguments**. — J'ai dit comment doit être pratiquée l'incision. Quelques opérateurs incisent en allant de l'anus vers le bulbe. Ce procédé, entre autres inconvénients, a celui de présenter des difficultés pour découvrir l'urèthre et introduire le cystotome dans la rainure du cathéter. C'est ce que j'ai eu lieu de constater encore une fois dernièrement.

4° **Introduction du cystotome et division du col de la vessie.**—Après la division de la partie membraneuse, le chirurgien met le doigt dans la plaie, et place la crête du cystotome dans la rainure du cathéter. Il tient de la main droite le manche du cystotome ; il saisit de la gauche la plaque du cathéter, en abaisse l'extrémité externe entre les cuisses du malade. Par une pression mesurée, le cystotome avance dans la rainure du cathéter ; les deux instruments marchent ensemble et pénètrent dans la vessie.

Le cystotome reste libre une fois le cathéter relevé ; il porte sur la crête uréthrale et la face inférieure du col vésical, entre les lobes latéraux de la prostate et les côtés du sphincter.

L'opérateur, avec la main gauche, tient le cystotome immobile, tandis qu'avec la droite il pèse sur la bascule, et l'instrument est ouvert au degré fixé d'avance. En sortant de la gaîne, les lames longent le plancher du col vésical, et leur tranchant s'applique contre les lobes latéraux de la prostate. L'opérateur tire à lui horizontalement sur le man-

(1) Voir le *Paralelle*, p. 223.

che du cystotome, et pratique une incision bilatérale, qui ne sera pas prolongée jusqu'aux téguments.

Dès que le col vésical et la portion prostatique de l'urèthre sont divisés, les lames doivent rentrer dans la gaîne. Dans mon cystotome, les tranchants sont émoussés du côté du talon, de sorte que, pendant l'opération, les tissus voisins des téguments, déjà divisés par le bistouri, se trouvent garantis.

Remarquons qu'en procédant de la sorte, on évite de léser des organes essentiels, et que le cystotome droit fait au col de la vessie une ouverture régulière, sans tirailler ni froisser les surfaces avec lesquelles il est en contact.

Dans le procédé de Dupuytren, pour introduire l'instrument, la courbure doit être appliquée contre la convexité du cathéter ; dès qu'il est parvenu dans la vessie, on exécute un demi-mouvement de rotation, de façon à porter cette même courbure de haut en bas, vers le rectum. C'est alors seulement qu'on procède à la division des tissus. Le mouvement de rotation de l'instrument au col de la vessie, sans parler du temps perdu, produit des froissements douloureux. De plus, l'extrémité des lames peut blesser la surface vésicale. Aussi a-t-on prescrit d'abaisser le manche de l'instrument pour ce temps de l'opération.

En résumé, dans notre procédé, on fait sur la ligne médiane du périnée une incision longitudinale, superficielle, sans intéresser le bulbe ; on divise ensuite les tissus profonds, ainsi que la portion membraneuse de l'urèthre, dans une étendue de 12 millimètres ; tous les tissus qui séparent l'urèthre de la peau sont divisés par couches ou d'un seul trait ; dans ce cas, le canal est ponctionné derrière le bulbe. Le bistouri, après avoir parcouru l'espace de 12 millimètres en suivant la rainure du cathéter, d'avant en arrière, sort de cette rainure, et divise de haut en bas et d'arrière en avant tous les tissus recouvrant l'urèthre et les téguments, depuis le point ponctionné jusqu'au bord de l'anus. Ce procédé est expéditif et brillant; l'autre est préférable, étant plus sûr. On commencera donc par diviser successivement les tissus avant de ponctionner l'urèthre.

Par l'ouverture pratiquée à l'urèthre, on introduit le cystotome jusqu'à la vessie, et les lames étant écartées, on tire à soi l'instrument armé, et l'on divise le col vésical, les lobes latéraux de la prostate et la partie profonde de l'urèthre.

La division longitudinale du périnée sur la ligne médiane et l'ouverture de la portion membraneuse de l'urèthre dans le sens de sa longueur ne présentent ni difficultés ni danger. L'opérateur suit, en quelque sorte, la voie tracée par la nature; d'un homme il fait une femme, comme disait Antoine Dubois. La plaie en voie de cicatrisation ressemble au vagin d'une jeune fille.

Je n'ai pas remarqué que la manœuvre ultérieure fût gênée par le défaut de parallélisme des deux ouvertures de la plaie, verticale au dehors, horizontale au dedans. Faisons remarquer toutefois que l'aponévrose profonde du périnée n'est pas divisée avec l'urèthre dans une étendue suffisante, et la manœuvre est pénible. L'opérateur ne doit pas perdre cela de vue en pratiquant l'incision verticale. Quant aux tissus qui se trouvent au point de rencontre des deux incisions, ils sont tellement lâches, qu'il n'y a pas lieu de s'en occuper; l'essentiel est de connaître les rapports du cystotome avec les organes. Rappelons que la tige d'un cystotome droit, introduit et ouvert dans la vessie, porte sur le plancher formé par la portion prostatique de l'urèthre et le col vésical, en déprimant l'angle antérieur du trigone.

En général, j'ouvre le cystotome de manière à produire un écartement de trois centimètres entre les deux lames, j'entends entre les deux extrémités (1).

Remarques sur les applications de la taille médio-bilatérale. — Quelque simple et facile que paraisse ce procédé, il a fallu beaucoup d'essais pour le rendre sûr et exempt de danger.

On se souviendra que des opérateurs très-exercés, parmi lesquels figure Dupuytren, ont éprouvé les plus grandes difficultés à trouver la rainure du cathéter et y placer le bec du lithotome double. Ajoutons que le cathéter a été utilement modifié ; la rainure a été agrandie, et la courbure augmentée à l'endroit du bulbe.

Avant de pratiquer l'incision du périnée, l'on introduit le cathéter conducteur dans l'urèthre jusqu'à la vessie. Un aide le maintiendra, de façon que l'extrémité interne pénétrant de deux ou trois centimètres dans la cavité vésicale, la partie voisine de cette extrémité porte sur le plancher inférieur du col, tandis que la plaque est à peu près perpendiculaire à l'hypogastre.

Pour rendre plus saillante la courbure du cathéter au périnée, on imprime à la plaque un mouvement qui la rapproche de l'abdomen, en prenant garde toutefois que l'extré-

----

(1) On exagère le plus souvent les diamètres des ouvertures pratiquées pour l'extraction de la pierre. Je faisais remarquer, dès 1827 (*De la Lithotritie*, p. xxxi), qu'il y a deux procédés pour la taille périnéale. Dans l'un, l'incision ne dépasse pas 13 lignes, et dans l'autre 18 ; soit une ouverture de 9 lignes de diamètre dans le premier cas, et de 12 dans le second.

Deschamps avait dit (liv. IV, p. 55) : « Quelque grande qu'on l'ait faite (cette incision), en supposant même presque toute l'épaisseur de la prostate incisée, chez un adulte, cette ouverture n'aura que 7 lignes de diamètre. » Il s'agissait de la taille latéralisée.

mité interne ne sorte de la vessie, pour se loger dans la portion membraneuse de l'urèthre.

Il est à peine besoin de remarquer que la position de la plaque du cathéter varie forcément, suivant que le col vésical est refoulé en arrière, dévié en haut ou de côté, ou aplati d'arrière en avant, ce qui arrive dans les cas d'atrophie de la prostate.

Ces petits détails de pratique ne sont pas inutiles. Il est bon de savoir que les positions de la plaque du cathéter répondent à un état particulier du col vésical, dont il convient de tenir compte, au moment de l'opération.

Je dois aussi appeler l'attention des praticiens sur les lésions organiques et les productions morbides de la vessie. J'en ai fait une étude spéciale dans le *Traité de l'affection calculeuse* et dans le *Traité pratique*.

A l'aide des figures qui accompagnent cet ouvrage, on se rendra facilement compte des difficultés de l'opération, dans les cas de lésion morbide du col de la vessie.

Le cathéter conducteur peut se trouver arrêté à la partie profonde de l'urèthre par une production morbide qui fait dévier le col de la vessie. Dans ce cas, on relève l'extrémité vésicale de l'instrument, qu'on dirige ensuite de manière à franchir le passage, en l'inclinant de côté. Si l'on réussit à tourner l'obstacle, l'extrémité du cathéter s'éloignera du bas-fond vers le sommet de la vessie, et la plaque ou l'extrémité externe se trouvera abaissée entre les cuisses du malade. La division du col par le cystotome ne s'effectuera pas comme à l'ordinaire.

Si, d'autre part, le col vésical est aplati d'avant en arrière, s'il est ramolli, dépressible, comme il arrive dans certains cas d'atrophie de la prostate, l'introduction du cathéter est généralement facile. Quand l'instrument est en place, sa plaque est inclinée en haut, vers l'abdomen, tandis que l'extrémité interne est plus ou moins rapprochée du rectum.

Dans toutes ces circonstances, la manœuvre est difficile. Ajoutons que les difficultés qui se rencontrent dans la taille médio-bilatérale sont inhérentes aux autres méthodes de la cystotomie périnéale.

C'est surtout au moment de diviser le col vésical avec le cystotome à une ou deux lames, qu'il importe de se rappeler les dispositions morbides de cette région. A l'état normal, la manœuvre pour diviser les tissus est parfaitement réglée; l'opérateur connaît les rapports de l'instrument avec les organes, et il peut mesurer la profondeur et l'étendue de l'incision.

Il n'en est pas de même dans les cas qui nous occupent, et nous verrons bientôt que les difficultés ne se bornent pas à gêner l'action de l'instrument tranchant.

Quelques chirurgiens anglais, qui ont adopté la cystotomie médio-bilatérale, l'ont désignée sous le nom de *taille simplifiée*. Notre but a été de simplifier en effet, et nous avouons ne rien comprendre au luxe de tous les procédés opératoires, qui n'ont pour unique effet que de compliquer la manœuvre.

Cette concentration des travaux cystotomiques a lieu de surprendre de la part de tant de chirurgiens éminents, qui se sont évertués à trouver les difficultés la plupart imaginaires, pour se donner le mérite de les écarter.

De quoi s'agit-il, en effet? D'ouvrir une voie entre les téguments du périnée et la cavité vésicale, en choisissant le point où les tissus sont les moins épais, offrent le moins de résistance, et présentent le moins de parties essentielles; c'est la voie périnéale que j'ai adoptée dans ma pratique , c'est la plus sûre, la plus courte et la plus directe.

Pourquoi les incisions obliques, à côté du raphé, semi-lunaires , en croix , multiples, que les chirurgiens de notre siècle se sont crus obligés d'établir, sans songer qu'ils n'ont pas toujours respecté les lois de la nature ?

CHAPITRE III

PRÉHENSION DE LA PIERRE

Temps de l'opération. — Introduction de la tenette dans la vessie. — Préhension de la pierre. — Cas compliqués. — Déformation de la vessie.— Manœuvre opératoire dans les cas compliqués. — Contractilité, relàchement de la vessie.

Temps de l'opération. — Il y a dans la cystotomie deux parties distinctes. Nous venons d'étudier la première, qui a pour objet d'ouvrir à la pierre une issue artificielle. C'est précisément celle qui a provoqué le plus d'investigations, la plupart des chirurgiens s'étant proposé spécialement de modifier et perfectionner la division des tissus pour arriver jusque dans la vessie.

La deuxième partie a été moins étudiée. Elle consiste à porter dans la vessie, par la plaie, les instruments nécessaires pour saisir et fixer la pierre, et pour l'extraire et la morceler au besoin.

Les indications à remplir exigent des manœuvres nombreuses et variées, et le plus souvent difficiles. « C'est ici, comme dit Deschamps, que le chirurgien doit faire usage de toute sa dextérité, de sa prudence et de son habileté opératoire. » Faut-il ajouter que ces manœuvres sont à peu près les mêmes dans tous les procédés de taille périnéale?

Introduction de la tenette dans la vessie (1).— Les tissus étant divisés, l'opérateur introduit dans la plaie le doigt indicateur de la main droite. Cet instrument naturel, comme dit Deschamps, est le meilleur des dilatateurs; il ouvre un passage suffisant aux tenettes. Ce n'est que par exception qu'on a recours au gorgeret, et pour la première introduction seulement Le doigt pénètre doucement dans la cavité vésicale, et devient un explorateur précieux, surtout lorsque le périnée a peu d'épaisseur. Remarquons ici que lorsque le col vésical est très-rigide et l'incision peu étendue, la pression d'avant en arrière pour faire pénétrer le doigt et les tenettes refoule le col en arrière : il en résulte une cavité artificielle, qui est un obstacle à la manœuvre; des désordres peuvent s'ensuivre. Pour les prévenir, après le doigt qui commence la dilatation, on se sert d'une petite tenette, dont on écarte les mors dans la vessie, et qu'on retire sans être entièrement fermée. Cette manœuvre sera répétée au besoin. On peut employer un dilatateur spécial. Lorsque le doigt a pénétré dans la vessie, on introduit avec précaution une tenette moyenne, en relevant légèrement son extrémité, lorsqu'elle a atteint le sommet de la prostate. Si la tenette était poussée en bas, comme le pratiquent quelques chirurgiens, son extrémité occasionnerait des désordres dont j'ai indiqué les principaux dans le *Parallèle.*

Préhension de la pierre (2). — La tenette, introduite dans la vessie, rencontre presque toujours la pierre, surtout si les mors en sont écartés.

Pour saisir la pierre, on procédera lentement, en évitant tout mouvement brusque.

(1) *Parallèle*, p. 444.
(2) Voir *le Parallèle*, p. 232 et 444.

Un point essentiel à noter, d'abord, c'est qu'une pierre moyenne, et, à plus forte raison, une pierre volumineuse, n'entre dans l'instrument que par les ouvertures latérales, et non par l'ouverture antérieure qui résulte de l'écartement des mors.

L'opérateur qui suit les règles établies, une fois les bords de la tenette écartés, exécute des mouvements de quart ou de demi-rotation; il sent la pierre, et l'instrument va la saisir sur place. Si les mors, en se rapprochant, glissent sur la pierre, on les écarte davantage afin de l'embrasser complétement.

Quand on pratiquait la taille pour des pierres très-petites, celles-ci étaient expulsées quelquefois par la plaie même, à l'insu de l'opérateur. On a cherché souvent dans la vessie une pierre qui n'y était plus.

L'incertitude de la manœuvre, dans ces circonstances, tient à l'impossibilité d'apprécier, par le cathétérisme ordinaire, le volume de la pierre. On voit cependant des chirurgiens distingués, sur le point de pratiquer la taille ou la lithotritie, annoncer le volume de la pierre à quelques lignes près, avec une confiance qui étonne, et se décider pour tel ou tel procédé opératoire, d'après ces mesures de fantaisie. Ce n'est pas là une pratique rationnelle; encore une fois, la sonde et le cathéter ne peuvent servir à préciser le volume du calcul, quoi que prétendent certains chirurgiens.

Cas compliqués. — Ici l'introduction de la tenette est souvent difficile, par suite du refoulement du col de la vessie en arrière, ou d'autres anomalies ou productions morbides, qui s'opposent d'autant plus à l'introduction du doigt et des tenettes, que le col est presque toujours rigide. On trouve parfois au col vésical une tumeur attachée par un pédicule étroit, assez long pour que la tumeur fasse saillie hors de la plaie et soit réséquée. J'ai observé plusieurs cas de ce genre.

Ces mêmes productions morbides peuvent former une masse derrière le col vésical, et produire des obstacles qui compliquent d'autant une manœuvre le plus souvent très-confuse. La pierre occupe quelquefois le bas-fond de la vessie. D'autres fois, il est impossible de la découvrir, ainsi que le prouvent les intéressantes observations de Delpech.

La vessie a quelquefois une grande capacité, s s parois sont minces, molles, dépressibles. Dans ce cas, toute manœuvre régulière est facile. Point de résistance ; à peine quelques légers frottements. Mais, après l'écoulement de l'urine, les parois de l'organe s'affaissent, et la pierre, enchâssée dans leurs replis, se dérobe aux recherches. Il faut alors redoubler d'attention. Dans un cas semblable, Deschamps suspendit l'opération ; au bout d'un quart d'heure, la vessie se contracta, et la pierre fut extraite.

On conçoit que le chirurgien ne peut toujours compter sur une pareille éventualité. Les parois vésicales restant dans un état d'affaiblissement, on est très-exposé à laisser dans la vessie des fragments ou des pierres entières. Les auteurs en citent un grand nombre d'exemples.

Déformation de la vessie. — Il n'est pas rare de voir la vessie perdre sa forme normale, lors même qu'il n'existe ni cellules ni tumeurs.

J'ai traité par la lithotritie un malade dont la vessie allongée remontait jusqu'au voisinage de l'ombilic, et cependant elle ne contenait pas une grande quantité de liquide. A la première séance, je constatai facilement la présence de la pierre près du col, au moyen du cathéter, et ensuite avec le trilabe. Je fis une première séance de lithotritie, qui réussit très-bien. Ayant recommencé quelques jours après, je ne sentis plus la pierre, et je reconnus à la fin que le sommet de la vessie s'allongeait vers l'ombilic. Je portai le trilabe dans cette direction, et la pierre fut saisie et de nouveau attaquée avec succès (1).

Un calculeux, opéré à Londres par B. Cooper, eut à subir, pendant 55 minutes, des recherches qui amenèrent finalement la découverte d'une pierre au sommet de la vessie.

Le compte rendu de cette opération dans un journal devint l'occasion d'un procès, dans lequel comparurent comme témoins les chirurgiens anglais les plus éminents; et il demeura établi que la position inusitée du calcul justifiait parfaitement la longueur de l'opération, par suite des difficultés dont l'opérateur n'était point responsable.

Toutes les fois que la pierre se trouve dans une cavité de la vessie (cellules, coque, etc.), elle peut échapper à l'exploration de la tenette. Les faits de ce genre ont une grande importance pratique. J'en ai cité un bon nombre dans quelques-uns de mes ouvrages (2).

Dans un grand nombre de cas, la vessie est racornie, ses parois sont épaisses, dures, fortement contractées. Après l'écoulement des urines, elles s'appliquent avec force sur la pierre, et celle-ci est poussée en même temps vers le col.

Manœuvre opératoire, dans les cas compliqués. — L'espace manque pour la manœuvre; de là tant de difficultés. Elles sont d'autant plus considérables, que la pierre est plus grosse et la vessie plus contractée.

Pour se créer un espace suffisant entre la pierre et les parois vésicales, on écarte graduellement les mors de la te-

(1) Voir *De la Lithotritie*, p. 176.
(2) V. *Traité de l'affect. calc.*, p. 263-302 ; *Parallèle*, p. 288-299 ; *Traité prat.*, 1re part. du tome II (3e édition).

nette, au moment où elle pénètre dans la vessie, glissant le long de la pierre, qu'on tâche de pousser vers la paroi postérieure de la vessie. Le corps étranger se trouve naturellement engagé entre les mors de la tenette, poussé qu'il est par l'action des parois vésicales. Si les mors de la tenette rapprochés glissent sur la pierre, c'est un indice qu'ils n'ont pas été suffisamment écartés. Il faut recommencer. Le plus souvent on réussit à saisir la pierre. Mais les parois vésicales se contractent parfois si fortement sur la pierre, qu'il n'est pas possible de bien placer les mors de la tenette. Je n'ai jamais eu de cas semblable dans ma pratique.

J'ai parlé ailleurs d'un malade dont la vessie s'appliquait avec tant de force sur la pierre, grosse comme un œuf, que les aspérités de celle-ci pénétraient dans les tissus de l'organe. J'eus bien de la peine à rompre cette adhérence, à l'autopsie (1).

En pareil cas, il faut, je le répète, refouler le calcul vers la paroi postérieure, ce qui ne peut se faire sans efforts ni douleur.

Dans des cas encore plus ardus, la vessie, grande ou petite, contient, en même temps que la pierre, des masses de productions morbides, telles qu'on les voit dans les figures que j'ai reproduites dans la première partie de cet ouvrage. On comprend que la difficulté de l'opération est en raison de ces complications multiples. Tantôt les tumeurs empêchent de saisir la pierre, tantôt elles sont saisies en même temps et extraites avec elle.

Quelquefois, le calcul se dérobe, et la tenette se trouve en arrière. Dans ce cas, sans déplacer la tenette, on en écarte

____

(1) *Voir* mon premier ouvrage sur la lithotritie (1827), p. 13, et *Traité de l'affect. calc.*, p. 277.

les mors, et en tirant dessus, on la ramène en avant jusqu'à ce que le calcul se trouve pris entre les mors.

Ces tractions sur la tenette ouverte, dans un espace trop resserré, produisent des distensions et des meurtrissures.

J'ai réussi quelquefois, après de longues tentatives, à placer successivement les branches de l'instrument sur les deux côtés de la pierre (1). Ces manœuvres sont difficiles, et il n'y a pas de règle à suivre. Il y a des cas encore plus difficiles, où la tenette, arrêtée par la pierre, ne peut ni refouler celle-ci, ni pénétrer plus avant. Dès 1829, j'avais constaté l'insuffisance des ressources de l'art en pareil cas. La position de l'opérateur est très-délicate, dans ces circonstances où il n'a pour se conduire que ses sensations tactiles.

Contractilité. — Relâchement de la vessie. — Il est digne de remarque que, dans les cas où la vessie se contracte avec violence, il se produit un phénomène qui peut être d'une grande conséquence. A la suite des premières manœuvres avec les tenettes, les parois vésicales passent d'ordinaire d'un état de rigidité contractile à un état de relâchement qui s'étend même aux tissus voisins; et les bords de la plaie livrent passage aux plus fortes tenettes. On peut alors saisir et retirer des pierres dont l'extraction eût été impossible quelques minutes auparavant. L'opéré se trouve, par suite de cette modification physiologique, dans un état analogue à celui qui est consécutif à l'inertie primitive de la vessie.

(1) Voir *le Parallèle*, p. 44 et suiv., et la planche III qui représente la tenette.

CHAPITRE IV

EXTRACTION DE LA PIERRE

Cas simples. — Pierres friables. — Morcellement des fragments par la lithotritie. — Pierres d'une forme irrégulière. — Pierres volumineuses. — Exemples.

Cas simples. — Lorsque l'ouverture qu'on a pratiquée au périnée pour retirer la pierre est en rapport avec le volume de celle-ci, l'extraction se fait presque toujours sans grands efforts. Grâce à l'élasticité des tissus divisés, on fait disparaître la disproportion réelle qui existe souvent entre le volume du calcul et le diamètre de la plaie. Les tissus sont quelquefois distendus, tiraillés, froissés même ; mais il n'y point de déchirure. Ce sont là les cas simples de cystotomie.

Lorsque la pierre se trouve entre les mors de la tenette, l'opérateur constate que les parois vésicales n'ont pas été pincées, et aussitôt, il procède à l'extraction avec lenteur, en mesurant ses mouvements (1). Si la pierre peut

(1) Le pincement de la vessie, pendant la manœuvre qu'exécute l'opérateur pour saisir la pierre, est un fait très-réel. Tant que la vessie conserve sa forme ordinaire, il est facile d'éviter un pareil accident. Il n'en est pas de même lorsque la vessie présente des dispositions anomales et des productions morbides qui en changent la forme. Il est facile de pincer la vessie, lorsqu'on cherche à saisir un calcul aplati, allongé, dans une vessie à parois molles et dépressibles. Dans tous les cas, il est prudent de rapprocher les mors de la tenette avec précaution, et de s'assurer, avant de procéder à l'extraction, si l'instrument est libre dans la vessie.

passer à travers la plaie, il la retire avec ménagement.

Si l'écartement des branches de la tenette l'avertit de la disproportion qui existe entre la pierre et l'ouverture artificielle; s'il reconnaît de plus que le col vésical est très-rigide, que la prostate est indurée et tuméfiée, il s'arrête, sans multiplier d'inutiles tentatives.

Il importe ici d'établir quelques distinctions qui ont une importance considérable dans la pratique.

Pierres friables. — 1° Il y a des pierres friables, du moins en partie. Une forte pression avec la tenette détache aisément les couches superficielles de l'écorce. Ainsi réduite, la pierre peut être extraite comme dans les cas simples. On retire ensuite les débris.

2° On voit aussi des pierres très-grosses, qui se désagrégent pendant qu'on cherche à les fixer entre les mors de la tenette. Ces cas sont assez fréquents. Comme les débris peuvent être assimilés à autant de petits calculs, l'opération est longue et fatigante; il faut de toute nécessité introduire plusieurs fois les tenettes, multiplier les recherches. Des fragments pierreux s'arrêtent dans la plaie. L'opérateur doit alors redoubler de prudence et procéder avec les plus grands ménagements. Il faut prévenir les désordres, et retirer tous les débris.

Le morcellement spontané de la pierre, très-favorable quand il prévient un danger imminent, est considéré, non sans raison, dans les cas ordinaires de cystotomie, comme un événement fâcheux qui rend la manœuvre plus longue, plus douloureuse et moins sûre, puisque des débris peuvent rester dans la vessie.

Des calculs entiers sont restés dans la vessie, après l'opération.

Comme les plus grands maîtres n'ont pas évité cette faute ou cette erreur, la plupart des chirurgiens ont accusé la méthode, et moi-même, j'ai un moment abondé dans leur sens (1). Cependant à force d'examiner sans prévention les faits connus, j'ai été conduit, en m'aidant aussi de mes propres observations, à modifier ma première manière de voir.

Je suis convaincu aujourd'hui, qu'en général, les ressources dont l'art dispose suffisent, et que l'opérateur peut retirer de la vessie tous les calculs, fragments et débris qu'elle renferme.

Les recherches sont peu douloureuses, quand on procède avec douceur. On fait des injections répétées à grande eau, qui entraînent les menus débris et surtout les caillots sanguins, en provoquant des contractions vésicales, généralement utiles. Avec ces précautions, on sent les fragments et les éclats ; et l'on peut nettoyer complétement la vessie.

Morcellement des fragments par la lithotritie. — Si, par suite des conditions particulières de la vessie ou de productions morbides, quelques fragments ayant échappé aux recherches, la convalescence se prolonge, la plaie reste ouverte, le catarrhe persiste, et la lithotritie devient une ressource précieuse. Au lieu de recommencer la taille, comme on l'a fait jusqu'ici, on introduit un petit lithoclaste dans la vessie, on saisit les fragments, on les retire, on les brise au besoin. Le succès est certain.

Pierres d'une forme irrégulière. — Il y a des pierres d'une configuration particulière, qui se placent mal entre les mors de la tenette. Ainsi, une pierre oblon-

(1) Voir *Parallèle*, p. 275.

gue et plate, saisie dans le sens de sa longueur, paraît beaucoup plus grosse qu'elle n'est en réalité. De même, une petite pierre placée entre les mors de la tenette, près du bouton de jonction, peut être prise pour une grosse pierre.

Ces éventualités sont d'autant plus fâcheus s, que souvent l'opérateur, se servant des anciennes tenettes, ne peut réussir ni à changer les rapports de la pierre avec la tenette, ni à donner au calcul une position différente; et il n'est pas peu étonné d'avoir fait de très-grands efforts pour retirer un tout petit calcul. Avec les nouvelles tenettes dont il sera question ci-après, on évite de pareilles méprises.

Pierres volumineuses. — Nous avons enfin à considérer les cas où la pierre est trop volumineuse pour être écrasée au mors de la tenette. Ces deux circonstances sont graves; elles présentent des difficultés qui se trouvent résumées dans le *Parallèle*.

Exemples. — Nous ne pouvons mieux faire que de reproduire deux faits très-curieux, qu'on trouve dans cet ouvrage. Le premier appartient à Covillard. Il s'agit de l'extraction d'une grosse pierre après la taille latéralisée. « La pierre, dit cet auteur, échappa plusieurs fois à la tenette; l'incision n'était point proportionnée à son volume; elle fut agrandie en vain, la pierre ne put point passer; on faussa plusieurs tenettes; plusieurs chirurgiens s'y fatiguèrent; un des spectateurs, homme de l'art, représenta qu'on devait adhérer à la prière du malheureux malade, qui suppliait, à grands cris, qu'on le laissât et qu'on le remît dans son lit. Je joignis mes prières à celles de mon confrère, nous rappelâmes le témoignage des bons praticiens, qui en agissaient toujours ainsi; mais l'opérateur ne voulut abandonner ni l'autel ni la victime. On apporta les instru-

ments de tous les chirurgiens de la ville; les plus fortes
tenettes ne purent résister. Enfin, le malade épuisé ne pous-
sait plus que de faibles cris ; sa vie allait s'échapper avec le
reste de son sang, quand, après deux heures d'horribles tour-
ments, on voulut bien le délier et le remettre dans son lit,
où il expira au bout d'une heure environ. La pierre, retirée
après la mort par l'hypogastre, pesait quatorze onces et
demie. »

Le deuxième fait est plus récent. En voici l'analyse d'après
la *Clinique des hôpitaux* (1).

Dupuytren fut consulté par un homme de 50 ans, chez lequel on avait constaté l'existence d'une pierre volumineuse.
La sonde introduite dans le canal de l'urèthre ne pénétrait
guère au delà du col. Le malade urinait toutes les cinq minutes. Le doigt introduit dans l'anus donnait la sensation
d'un corps dur très-volumineux distendant le bas-fond de
la vessie. On évaluait l'épaisseur de la pierre à plus de deux
pouces. Dupuytren se décida à opérer d'après le procédé de
Sanson. Un cathéter presque droit et dont la pointe était recourbée dans l'étendue d'un pouce, fut placé entre le calcul
et le bas-fond de la vessie. Le doigt, placé dans le rectum,
sentait parfaitement la cannelure du cathéter. On incisa avec
un bistouri droit les sphincters de l'anus et le périnée, dans
l'étendue d'un pouce et demi. L'urèthre fut incisé sur la cannelure du cathéter. Au lieu d'inciser verticalement le canal,
le col et le bas-fond de la vessie, l'opérateur introduisit son
lithotome double, l'ouvrit à 15° et le retira ensuite. Il obtint
ainsi une section transversale du col de la vessie, qui ouvrait
une large voie au calcul, mais dans un sens peu avantageux.
On introduisit des tenettes, la pierre fut saisie, mais elle se
trouva trop grosse pous passer. En outre, les mors ne ser-

(1) Tome III, n° 44.

raient pas suffisamment ; en vain l'hypogastre fut comprimé, il fallut laisser la pierre en place. Deux jours après, on agrandit l'incision, on fit de nouveaux essais, on parvint à saisir la pierre, et les efforts réunis de plusieurs personnes finirent par triompher de l'obstacle. La pierre fut donc retirée, mais le malade mourut quelques instants après.

Nous pourrions citer d'autres faits analogues.

L'art a fait heureusement des progrès, et, sans recourir à la taille en deux temps, il est aujourd'hui possible d'extraire une très-grosse pierre sans tuer le malade. C'est ce que l'on verra dans un article subséquent. Ajoutons, pour ne rien oublier d'essentiel, que dans ces cas difficiles, on a pensé qu'il serait possible de diminuer les obstacles en multipliant les débridements du sphincter vésical, soit avec le bistouri, soit avec un cystotome à quatre lames. La taille quadrilatérale n'a pas été adoptée.

Lorsque dans les tentatives d'extraction d'une grosse pierre, les tenettes lâchent prise, la pierre peut rester engagée dans la plaie ; il faut, dans ce cas, repousser la pierre dans la vessie, et recommencer les manœuvres.

CHAPITRE V

DERNIERS TEMPS DE L'OPÉRATION.
SOINS CONSÉCUTIFS.

Recherches des débris pierreux dans la cystotomie. — De la sonde placée
dans la plaie. — Régime des opérés.

**Recherches des débris pierreux dans la cysto-
tomie.** — Si des débris pierreux restent dans la vessie,
après la cystotomie, l'opération est incomplète. De ce fait, je
pourrais citer un grand nombre d'exemples (1).

Il faut donc s'attacher à bien nettoyer et vider la vessie
de tous les fragments et débris qu'elle renferme.

Lorsqu'on a extrait une pierre lisse, unie, sans facettes,
on a la chance de découvrir, si l'on cherche bien, d'autres
calculs ou de gros graviers. Il convient, dans tous les cas, de
terminer l'opération par une perquisition soigneuse.

Il y a des pierres qui se fragmentent spontanément dans la
vessie ; d'autres sont morcelées par la tenette ou autrement.
Or, il faut que toutes les parties composantes de la pierre se
retrouvent. On ne saurait donc trop recommander les explorations finales.

Lorsqu'on ne découvre plus rien dans la vessie, au moyen
des tenettes creuses, droites ou courbes, et du bouton, il faut

(1) Voir *Sixième Lettre sur la Lithotritie; Parallèle*, p. 371.

faire de grandes injections qui entraînent le plus souvent les débris restants et surtout les caillots sanguins. Ces injections lavent la vessie et excitent sa contractilité. On recommence ensuite les recherches, pour revenir encore aux injections. Il faut laver aussi le trajet de la plaie, qu'on explore avec le doigt après l'avoir nettoyé.

L'opérateur n'oubliera pas que la cavité vésicale est souvent déformée, que le bas-fond de la vessie est souvent déprimé, que sa surface est quelquefois inégale, bosselée, que les colonnes charnues qui font saillie à la surface interne sont séparées par des enfoncements. Ces anomalies méritent d'autant plus de considération de la part du chirurgien, que pendant les explorations qui se pratiquent dans la cystotomie les parois vésicales sont rapprochées et en contact, et non écartées par un liquide, comme dans la lithotritie.

Dans les cas où la vessie a des cellules, l'opérateur le plus expérimenté ne peut pas se promettre de retirer tous les calculs et les débris. Nichés dans les cellules, emprisonnés et comme enchâssés, ils échappent aux plus minutieuses recherches (1).

De la sonde placée dans la plaie. — Quand la vessie est complétement débarrassée, on nettoie les bords et les environs de la plaie, pendant qu'on délie le malade. Immédiatement après, on introduit soit par la plaie, soit par l'urèthre, jusque dans la vessie, une sonde flexible de 8 à 12 millimètres de diamètre, à grands yeux. La sonde pénétrera dans la vessie de 4 à 5 centimètres. Extérieurement, à 2 centimètres de la plaie, un lien est fixé autour de la sonde par un

(1) Voir *Parallèle*, p. 290, 371; *Traité de la Lithotritie*, p. 172; *Traité de l'affection calculeuse*, p. 279; *Traité pratique* (3e édition), tome III, p. 5.

nœud, de manière à faire connaître ultérieurement la position de la sonde dans la vessie. Dans la taille périnéale, cette manœuvre est des plus simples, elle n'occasionne pas de douleur. Dans la taille hypogastrique, la sonde est placée dans le canal et, si elle est difficilement supportée, dans la plaie. Son extrémité externe, en saillie au-dessus du pubis, est inclinée entre les cuisses du malade ; en ajoutant une allonge, on obtient une sorte de siphon.

La sonde étant en place, le malade est transporté sur un lit qu'on a préparé pendant l'opération. Une toile cirée se trouve sous le drap. La partie du lit correspondante au bassin est plus élevée que les autres. On cherche à favoriser ainsi l'écoulement de l'urine par la sonde. Sous le sacrum, un drap plié en alèze est placé transversalement. Le bout excédant est roulé et placé sous le matelas, pour soulever plus facilement le malade, quand il le faudra. Le malade installé dans son lit, on s'assure que la sonde n'a pas été dérangée, et que l'urine coule par cette voie goutte à goutte et d'une manière continue.

Si la sonde se dérange, et ne fonctionne plus, on se hâte de la remettre en place ; et on la fixe de nouveau, après s'être assuré par une petite injection qu'elle a été bien placée. On se sert de rubans de fil, qui font le tour du corps et embrassent les cuisses. Entre celles-ci, un vase est disposé pour recevoir l'urine. Tout cela demande des soins minutieux. Il ne faut rien négliger.

Dans les premiers moments qui suivent l'opération, le chirurgien restera auprès du malade, pour s'assurer, en examinant l'appareil, à de courts intervalles, que la sonde fonctionne régulièrement. Le malade ne se plaint pas de la présence de la sonde, qui offre le grand avantage de soustraire la plaie au contact de l'urine et de prévenir l'infiltration urineuse. De plus l'urine s'écoule par la sonde sans effort, et l'opéré urine sans changer de position.

La sonde reste débouchée. Je n'ai pas remarqué qu'il en résultât le moindre inconvénient. Au bout de deux ou trois jours, elle devient quelquefois gênante ; on peut supposer que son extrémité vésicale s'incruste. Il faut la changer ou la nettoyer.

Si l'on introduit la nouvelle sonde immédiatement après avoir retiré la première, elle passe sans difficulté et sans douleur. Il n'en est pas ainsi lorsque la plaie reste longtemps sans sonde. L'introduction devient alors pénible et douloureuse, et souvent il faut s'abstenir, d'autant mieux qu'à partir du deuxième ou du troisième jour, le contact de l'urine avec la plaie n'a plus d'aussi graves inconvénients. Seulement, dans ce cas, la convalescence est plus longue.

Mon but principal, dans cette pratique, est de soustraire la plaie périnéale au contact de l'urine et de prévenir les désordres qui en résultent.

Si la sonde fonctionne régulièrement, le malade est soustrait aux contractions vésicales, aux besoins d'uriner ; il reste sec, et ne souffre pas de la plaie. Celle-ci présente d'ailleurs l'aspect le plus favorable. On ne touche pas à la sonde avant le cinquième ou le sixième jour.

Lorsque la présence de la sonde devient incommode, et que l'urine passe entre elle et les lèvres de la plaie, la sonde est renouvelée et fixée comme je l'ai dit. J'insiste sur ces détails, parce qu'il importe de ne rien négliger dans le traitement consécutif de la taille. Encore une fois, si l'urine s'écoule par la sonde, il n'y a point d'accident, et la plaie marche naturellement vers la cicatrisation, avec une régularité et une promptitude merveilleuses. Ici la sonde introduite dans la plaie agit exactement comme la sonde introduite dans l'urèthre après l'uréthrotomie interne. Son emploi transforme, pour ainsi dire, en une plaie simple, l'incision longue et profonde des téguments.

Régime des opérés. — Hormis les cas où la manœuvre entraîne une commotion violente, qui réclame l'intervention de la thérapeutique médicale, la diète, telle qu'on la prescrit d'ordinaire, ne me paraît pas nécessaire. Elle pourrait même nuire, surtout dans les cas d'atonie de la vessie, avec épuisement des forces.

Si l'on réussit à soustraire la plaie au contact de l'urine et à ne pas laisser séjourner ce liquide dans la vessie, les accidents inflammatoires se présentent rarement, tant sur le trajet de la plaie que dans les tissus voisins. Les soins qu'on prend pour les prévenir me paraissent superflus. Prescrivez, sans hésiter, le premier et surtout le second jour, du bouillon, des potages, un peu de vin. On augmente graduellement ce régime, et on passe bientôt à une alimentation plus substantielle. Il faut surveiller très-attentivement les fonctions du rectum. Les lavements sont indiqués dès le troisième jour ; s'ils ne produisent pas l'effet désiré, on emploie les laxatifs pris par la bouche.

Je me borne à de courtes indications sur le traitement des calculeux par la taille médio-bilatérale, telle que je la pratique depuis 35 ans, sans modifications essentielles.

CHAPITRE VI

CYSTOTOMIE PÉRINÉALE. — ACCIDENTS (1).

Réflexions. — 1° Hémorrhagie. — 2° Amputation de la prostate. — 3° Dysurie et rétention d urine. — 4° Incrustation de la sonde, de la plaie, de la partie interne des cuisses par des dépôts urineux. — 5° Fistules urinaires.

Réflexions. — On a distingué les accidents de la cystotomie en primitifs et consécutifs. Sous ces deux chefs, on a rangé sans ordre ni discernement nombre de phénomènes qui diffèrent autant par leur nature que par leur origine. J'ai mis en évidence, dans un autre ouvrage, l'incohérence et l'arbitraire de cette classification informe (2).

(1) Voir *Parallèle*, p. 222-254 (1836).

(2)

ACCIDENTS

PRIMITIFS	CONSÉCUTIFS
A la suite des difficultés d'introduction des instruments et de l'extraction de la pierre.	Collapsus.
	Défaut de réaction vitale.
	Perversion du travail de cicatrisation.
Hémorrhagies.	
Lésions du rectum.	Inflammation de la vessie et des tissus voisins.
— de la vessie.	
Lésion des conduits éjaculateurs.	Infiltration d'urine.
— des uretères.	Ecchymoses du scrotum.
— du péritoine.	Orchite.

On ne trouvera ici qu'un exposé de ce qu'on a observé de plus remarquable pendant et après l'opération ; surtout depuis l'époque où, par un traitement préparatoire bien ordonné, on est parvenu à mettre le malade dans des conditions favorables, en même temps que, par l'exécution de la manœuvre et les soins consécutifs, on a pu écarter de grands dangers. J'appellerai aussi l'attention des praticiens sur l'*amputation* de la prostate, constituant un nouvel accident primitif, et sur la complication qui reconnaît pour cause un changement particulier des urines.

1° **Hémorrhagie.** — On a proposé de nombreux moyens contre cet accident qui est en effet très-redoutable. Heureusement il est moins fréquent depuis qu'on s'applique à pratiquer l'incision de manière à ne point léser les gros vaisseaux. On n'observe pas, après la taille médio-bilatérale, ces hémorrhagies formidables qui sont si communes quand on pratique des incisions latéralisées ou semi-lunaires, et qu'on s'éloigne plus ou moins du raphé. Si l'on intéresse les artérioles et les veinules, ce qu'il est bien difficile d'éviter, l'hémorrhagie qui s'ensuit n'est pas de nature à compromettre la vie (1).

Dilatation de la plaie.	Impuissance.
Syncopes.	Incontinence d'urine.
Convulsions.	Suppression d'urine.
	Fistules urinaires.
	Dilatation de la portion membraneuse de l'urèthre.
	Accidents sympathiques.
	— vermineux.
	Infection purulente.

(1) On s'est exagéré la gravité de la lésion du bulbe. Il est d'ailleurs facile de l'éviter en opérant d'après mon procédé. En cas d'accidents, l'hémorrhagie est arrêtée sans difficulté par la compression que facilite la sonde maintenue dans la plaie. Je reviendrai sur ce sujet.

L'écoulement cesse de lui-même, ou bien par l'application de la glace ou des astringents.

Les hémorrhagies consécutives ont lieu particulièrement à la suite de manœuvres laborieuses ; et souvent elles ont de funestes conséquences. Mais cet accident peut être conjuré et prévenu, grâce aux ressources de l'art (1).

2° **Amputation de la prostate**. — La résection d'une partie de la prostate par les branches du cystotome, pendant l'incision du sphincter vésical et de cette glande, est un accident qui doit fixer l'attention des praticiens.

Il ne sera pas inutile de rappeler ici sommairement les rapports d'un cystotome double porté dans la vessie, pour pratiquer l'incision bilatérale du sphincter et de la prostate, avec les organes.

Le porte-lame, soit le corps de l'instrument, appuie sur la crête uréthrale et sur le plancher formé par le trigone vésical et la face inférieure de la portion prostatique de l'urèthre. Ces parties se trouvent légèrement déprimées vers le rectum. Quand on tire sur le manche du cystotome, les lames s'écartent, se portant à droite et à gauche, d'une étendue qui se mesure d'après celle de leur saillie hors de la tige, et divisant les deux côtés du col vésical vers le plancher inférieur. Cette division se fait d'arrière en avant, de dedans en dehors, un peu de haut en bas. Telle est l'opération, dans les cas simples.

Dans cette manœuvre, aucun organe essentiel n'est lésé. Ni la crête uréthrale, ni les conduits qui y aboutissent ne sauraient être lésés.

Quand il existe au col de la vessie des productions morbides, telles que barrières, tumeurs médianes ou latérales de

(1) Voir *le Parallèle*.

la prostate ou des fongus, les rapports habituels de l'instrument avec les organes s'en trouvent altérés. On ne peut pas alors diriger avec précision, comme dans les cas simples, l'action des lames tranchantes sur les tissus à diviser. Il y a là un problème dont la solution dépend beaucoup de la sagacité et de la dextérité de l'opérateur (1).

Les tumeurs formant saillie au col de la vessie peuvent être incisées et même coupées en deux. Le fait peut avoir lieu alors même qu'on se sert d'un cystotome simple. Panthot, célèbre cystotomiste lyonnais, appelé dans un cas grave, coupa par le milieu un *fongus* du col vésical, avant de retirer les pierres (2). Chez trois de mes opérés, la recherche des débris pierreux au milieu des caillots sanguins a fait découvrir des portions de tumeur nettement coupées et paraissant provenir de la prostate, ainsi que l'a démontré deux fois l'examen microscopique. Deux de ces opérés ont néanmoins guéri, l'un le quinzième, l'autre le vingt-septième jour après l'opération. Rien de particulier durant la convalescence, si ce n'est un trouble léger des fonctions de la vessie.

Il ne faut pas confondre ces cas avec ceux dans lesquels des tumeurs sont extirpées de la vessie avec la pierre ou pendant la manœuvre d'extraction.

On a prétendu que ces portions de tumeurs vésicales « étaient tombées par suite de l'inflammation de la vessie. » Mais il n'y a pas ici lieu d'équivoquer. Il s'agissait bien, dans les cas que nous venons de citer, de portions de la prostate coupées par le lithotome et qui sont sorties avec les caillots

---

(1) On verra, dans l'Appendice, deux cas de division de la prostate plus haut qu'à l'ordinaire. Voir le *Bulletin de thérap.*, 15 juin 1864.

(2) Voir *Traité de l'affect. calc.*, p. 148.

sanguins. La nature de ces tumeurs a été constatée par M. Ch. Robin.

3° Difficulté d'uriner et rétention d'urine. — On observe souvent dans la cystotomie, surtout à la suite des injections qu'on pratique à la fin, après le retrait de la sonde, un resserrement notable du trajet de la plaie. De là difficulté ou irrégularité de l'écoulement des urines, et, par suite, dans des circonstances toutes différentes, les tissus de la plaie, tiraillés, meurtris, et la vessie elle-même, sont tellement relâchés, que l'urine ne s'écoule pas; elle n'est pas chassée. La rétention d'urine qui peut s'ensuivre se manifeste, non par la sensation ordinaire ni par une tumeur à l'hypogastre, mais par un état général de malaise et d'angoisse. C'est à peu près ce qu'on observe chez les femmes après un accouchement laborieux. La plaie baigne dans l'urine. Celle-ci est résorbée et donne lieu à des phlegmasies suivies d'infection purulente ou de désordres graves et le plus souvent mortels.

Dans ces cas, l'autopsie révèle des collections purulentes, soit dans l'excavation pelvienne, soit dans les organes internes, les membres et les articulations.

Les derniers faits de cet ordre ont été étudiés ailleurs sous les noms de *fièvre* ou *phlegmasie spéciale* (1).

Il suffit de placer dans la plaie une sonde à demeure pour prévenir ces graves désordrés. J'ai donné tous les détails indispensables au sujet de cette partie importante du traitement consécutif. Sauf quelques cas exceptionnels, la plaie soustraite au contact de l'urine ne s'enflamme pas.

Quant à la fièvre d'accès dont je me suis aussi occupé, on l'observe chez presque tous les malades traités pour une

____

(1) *Traité prat.* (3e édit.), tome III, chapitre dernier.

affection des voies urinaires. En général, cette fièvre est peu grave lorsque la période algid₃ n'excède pas une certaine mesure et qu'on la traite suivant les règles. Mais on a vu des opérés succomber en quelques heures dans un état de prostration progressive, pendant cette période.

4° Incrustation de la sonde, de la plaie, de la partie interne des cuisses par des dépôts urineux. — Dans certains cas, l'urine est tellement chargée de matière lithique, cristalline ou amorphe, qu'elle se prend en masses consistantes, plâtreuses. J'en ai cité plusieurs exemples dans le *Traité de l'Affection calculeuse* (1).

Pareil fait se produit quelquefois après l'opération de la

(1) Pages 26 et suiv.—Dès le début de ma pratique, j'ai trouvé dans la vessie des pierres tellement molles, que leur présence n'était pas perceptible au moyen de la sonde ; il fallait les saisir avec un trilabe. — Willis a vu des malades qui, après avoir uriné, expulsaient avec de grands efforts et beaucoup de douleur une matière épaisse, visqueuse, qui se transformait bientôt en écailles dures. Dolœus, Schurig, Deschamps, citent des faits analogues. Le dernier parle d'un calculeux qui rendit en quinze jours une quantité de cette matière plâtreuse, dont le volume, après dessiccation, égalait celui d'un œuf de poule. « Quelquefois, dit Baillet, la vessie est tellement remplie d'une substance qui ressemble à du mortier, qu'on ne peut l'enlever entièrement, parce qu'il en reste toujours une portion considérable qui adhère aux parois internes de l'organe. Cette matière, ajoute t-il, est accompagnée de l'inflammation chronique de la membrane muqueuse de la vessie ; l'urine en entraîne quelquefois des parcelles enveloppées d'un mucus visqueux teint de sang. » Dans quelques cas de catarrhe vésical, l'épaississement des mucosités peut donner naissance à d'énormes dépôts pierreux. F. Plater dit avoir lui-même rendu, tous les soirs, pendant vingt années, des urines troubles et en quelque sorte lactescentes, qui formaient un épais sédiment blanc. La dessiccation donnait à cette matière l'aspect d'une substance cristalline, transparente, de saveur salée. Le nombre de malades qui se trouvent dans le même cas est considérable. — Chopart parle d'une sexagénaire qui éprouva, sans cause manifeste, une difficulté d'uriner avec pesanteur à la vessie et douleur dans l'urèthre. Il s'aperçut qu'à la fin de chaque émission l'urine entraînait beaucoup de mucosités blanchâtres qui s'épaissis-

taille, et constitue un accident sur lequel je dois appeler l'attention des praticiens.

Ledran parle d'un homme à qui l'on avait extrait une pierre ronde et dure, de 8 onces, et dont l'urine, après l'opération, entraînait une telle quantité de matière graveleuse, que le périnée, les fesses et même les linges de pansement en étaient incrustés comme d'un mortier qui aurait durci. L'incrustation, de couleur brune, devint si épaisse et si dure, qu'elle bouchait en partie le trajet de la plaie, et qu'en introduisant une sonde pour les injections, il semblait qu'on traversait un aqueduc de pierres de taille. Ce ne fût qu'au bout de vingt-deux jours qu'on put détacher une partie de cette croûte ; on ôta petit à petit toutes celles qui se trouvaient à la portée du doigt. Il en sortit ensuite par la plaie, avec des lambeaux membraneux provenant du col et même de l'intérieur de la vessie.

Sr. B. Brodie parle de deux malades,— l'un des deux était un enfant, — dont l'urine entraîna, pendant le traitement, une si grande quantité de phosphate triple, que le périnée, la face interne des cuisses et les draps semblaient avoir été saupoudrés d'une poussière blanche. On avait beau l'enlever,

saient par la seule action de l'air, et formaient une substance sèche semblable à de la craie. Après plusieurs années de durée, cet état cessa.

Une femme eut un accouchement laborieux, et à la suite une fistule vésico-vaginale. Le vagin, constamment baigné par l'urine, se rétrécit ; des concrétions terreuses se formèrent dans le trajet fistuleux. Je les ai extraites. C'était une pâte grise et molle qui durcissait et blanchissait au contact de l'air. Lorsque la malade marchait, les gouttes d'urine qui tombaient sur le carreau durcissaient aussitôt. C'est en particulier chez les goutteux qu'on observe les urines crétacées, qui se solidifient à l'air ; on peut en recueillir des quantités considérables. Fabrice de Hilden cite un cas analogue. L'urine coulait dans le vagin et y produisait des concrétions ou végétations semblables à de la pierre ponce, enveloppées de filaments et de membranes. On en fit l'extraction ; il s'en produisit de nouvelles qui finirent par faire saillie au dehors. On les retira.

au bout de quelques heures, il y en avait autant. Chez le second malade, cette matière se présentait en masses blanches irrégulières, comme des fragments de mortier. Chez deux de mes opérés par la cystotomie sus-pubienne, la presque totalité de l'urine se convertissait en une matière terreuse qui ne tardait pas à durcir. On était obligé de changer la sonde plusieurs fois par jour ou de la retirer pour la désobstruer.

Fr. Côme cite quatre de ses opérés chez lesquels l'urine plâtreuse se prenait en masse et durcissait rapidement, obstruait la plaie, incrustait la sonde, etc.

Drelincourt donne la relation de l'ouverture du corps d'un homme de soixante cinq ans, mort après la taille. On ne put extraire la pierre qu'après avoir arraché une portion du fongus, au milieu duquel elle était enclavée. La vessie était pleine de tumeurs saillantes, blanches et dures. « Je ne pus, dit cet auteur, me lasser d'examiner avec une attention toute singulière des tas d'une matière blanche, granuleuse, solide et friable comme du tartre blanc. Et, ce qui surpassa toute mon admiration, c'est que ce tartre n'était pas simplement amoncelé, mais qu'il était comme cimenté par cette substance squirrheuse de la vessie. Le vrai tartre n'a pas d'union plus intime avec les douves d'un vieux tonneau de vin, que le mucilage pétrifié en avait avec ces calculs de la vessie. Toute cette vessie me représentait une grotte ou plutôt une mine d'où se détachaient des pierres ou des minéraux ; et véritablement c'était une féconde minière qui n'eût cessé ni de produire de nouvelles pierres, ni d'accroître celles qu'on venait de tailler dans ce roc effroyable. »

Dans certains cas, la matière incrustante est mêlée à des mucosités épaisses, concrètes, ou unie à des lambeaux membraneux qu'on trouve dans la vessie, ou rendus par les malades avec les urines. Ainsi que Ledran, frère Côme, Chopart en citent des exemples, et comme on a souvent occasion de le constater dans la pratique, quelquefois cette matière adhère à la surface interne, non-seulement de la véssie, ce qui se voit souvent, mais aussi des reins et de l'urèthre, ainsi que l'a observé Ch. Bell.

Comme dans la plupart de ces cas la surface vésicale est enflammée, on a attribué à l'inflammation les lambeaux incrustés et l'adhérence des dépôts pierreux à la face interne de la vessie. C'est là un point qui sera examiné lorsque nous traiterons de l'adhérence des pierres à la vessie.

5° **Fistules urinaires**. — Lorsque les phénomènes de réaction ont cessé, commence le travail de réparation. La plaie diminue graduellement, elle se ferme, et au bout de quelques jours l'urine commence à suivre la voie naturelle, et le malade est guéri. Cependant il arrive que la plaie se rouvre une ou plusieurs fois à de courts intervalles; mais elle finit par rester fermée.

Dans les cas les plus favorables, la cicatrice de la plaie commence à l'intérieur. L'urine cessant de passer par la plaie, celle-ci se ferme de dedans en dehors; la cicatrisation se termine par la réunion des bords extérieurs.

Dans des cas trop nombreux, la plaie se rétrécit, mais elle laisse passer l'urine. Si celle-ci continue de s'écouler par cette voie, il y a fistule consécutive. Ces fistules, assez fréquentes, présentent de nombreuses variétés; dès l'antiquité, elles ont fixé l'attention des chirurgiens.

Des recherches auxquelles je me suis livré, il résulte ce fait capital, que la fistule, en général, ne persiste que dans les cas de lésions graves du col de la vessie et de la partie profonde de l'urèthre. De sorte que tout traitement qui n'a pas pour objet de remédier à ces lésions, est inutile. On n'a, du reste, qu'à se rappeler les vaines tentatives qui ont été faites depuis Tolet (1).

(1) Voir *Traité pratique*, liv. II, p. 436-467. (3e édit.) — *Bulletin de thérap.*, tome XVIII, p. 204, 15 mai 1863. *Voir* plus loin deux chapitres sur les *Fistules urinaires*.

CHAPITRE VII

DE LA TAILLE PRÉRECTALE

Article premier. Réflexions. — Procédé opératoire. — Premier temps.—
Deuxième temps. — Troisième temps. — Article II. Remarques sur ce
procédé. — Exemples. — Examen de la manœuvre opératoire. — Illusions. — Difficultés et inconvénients de cette opération.

ARTICLE PREMIER

Réflexions. — Je ne parlerais pas de ce procédé, s'il
n'avait été proposé par un chirurgien de grande autórité,
enseigné et appliqué dans une clinique officielle, prôné par
des amis de l'auteur, qui affirment que le nouveau procédé
a fait ses preuves, et qu'il restera dans la médecine opératoire (1).

Ce procédé consiste à ouvrir l'urèthre à l'endroit où le
canal pénètre dans la prostate ; la division des tissus s'opère
d'une manière inusitée. Ecoutons l'auteur :

Procédé opératoire. — « Trois temps composent l'o-
pération de la taille prérectale : 1° incision des parties molles
jusqu'à l'urèthre exclusivement ; 2° ponction de l'urèthre ;
3° introduction du lithotome double et incision de la prostate.

(1) *Arch. gén. de méd.*, avril 1864, p. 502.

« **Premier temps**. — On peu pratiquer l'incision de la peau en ayant le doigt dans l'anus, ou bien sans cette précaution. Nous pensons que l'on peut, avec avantage, introduire le doigt dans l'anus dès le commencement de l'opération, pour faciliter l'incision de la peau, puisqu'on tend facilement ainsi la partie postérieure du périnée au moyen d'une petite traction; mais, du moment qu'on arrive au sphincter anal, il est indispensable que le doigt soit placé dans le rectum, la face palmaire en avant, et qu'il reste là jusqu'à ce que le lithotome soit introduit dans la vessie.

« L'incision peut se faire de deux manières : 1° incision courbe dont la partie moyenne, qui correspond au raphé périnéal, tombe à un centimètre et demi au devant du bord antérieur de l'anus, et dont les extrémités arrivent à deux centimètres des parties latérales de cet orifice ; 2° au lieu de faire cette incision de la peau en un seul temps, on peut, pour agir avec plus de précision et éviter le froncement de cette membrane à la partie moyenne de la région, faire d'abord une incision transversale de trois centimètres de longueur, et à un centimètre et demi de la partie antérieure de l'anus, et, à mesure qu'on avance en profondeur, c'est-à-dire à mesure qu'on coupe les diverses couches du sphincter, on fait partir des deux extrémités de cette incision transversale deux incisions obliques qui se terminent à deux centimètres des parties latérales de l'anus.

« On donne trois centimètres d'étendue à l'incision transversale pour qu'elle déborde de quelques millimètres les parties latérales de l'extrémité antérieure du sphincter anal, car, autrement, on ne serait jamais bien sûr de le couper comme il faut. De cette façon, on distingue très-bien les fibres de ce muscle du tissu cellulaire adipeux qui l'environne de chaque côté, et l'on voit ce qu'on fait à chaque coup de bistouri.

« La peau coupée, on saisit la lèvre postérieure de la plaie avec le pouce de la main gauche appuyé contre l'index de la main qui se trouve dans le rectum. Cela se fait pour tendre le sphincter et faire la section de sa pointe d'une manière facile. Le sphincter est coupé avec lenteur et, pour ainsi dire, couche par couche ; à ce moment l'opérateur fait, s'il le juge convenable, pour se mettre plus à son aise et pratiquer, pour ainsi diré, en plein jour, une incision verticale, c'est-à-dire suivant le raphé même, d'une étendue de trois centimètres environ, et qui viendra tomber au milieu de la lèvre antérieure de la plaie. Chaque coup de bistouri doit être suivi d'un coup d'éponge, et, pendant cette section des fibres du sphincter, l'opérateur doit avoir soin de s'éloigner du bulbe et de se rapprocher du rectum, dont il constate la position exacte à l'aide du doigt introduit dans l'anus.

« On agira avec lenteur pendant cette section, afin de bien surveiller l'action de l'instrument.

« Lorsque les fibres du sphincter sont coupées, toute la paroi antérieure du rectum s'abaisse avec facilité et le fond de la plaie se met à découvert ; on arrive facilement sur le sommet de la prostate et sur l'urèthre.

« **Deuxième temps**. — Cela fait, on attaque les voies urinaires. On introduit dans la plaie un bistouri à lame longue et étroite, à pointe un peu mousse et à dos très-gros, de façon que le tranchant regarde la lèvre antérieure de la plaie. Le dos de cet instrument vient s'appuyer contre la paroi antérieure du rectum soutenue par le doigt introduit dans cet organe. L'extrémité de ce doigt et l'œil de l'opérateur reconnaissent la pointe de la prostate, et l'on ponctionne l'urèthre précisément dans le point où il va traverser cette glande. Cette ponction se fait à ciel ouvert si le sujet n'a qu'un embonpoint médiocre ; si le périnée est très-épais, on la fait avec la même facilité, il n'y a qu'à préciser avec le doigt introduit dans le rectum le sommet de la prostate; on sent le cathéter très-bien dans cette partie de la glande, comme nous l'avons déjà dit. Cela fait, on repousse avec ce doigt, à travers la portion antérieure du rectum, la portion du dos du bistouri qui avoisine la pointe, de manière à couper l'urèthre en s'aidant d'un léger mouvement de bascule de l'instrument qui agit comme un levier du premier genre. Cette partie de la manœuvre est si facile que, malgré l'épaisseur du périnée, on la fait toujours aussi bien qu'à ciel ouvert.

« **Troisième temps**. — On glisse par la cannelure du cathéter la pointe du lithotome double, et tout se passe dans la taille prérectale comme dans la taille bilatérale de Dupuytren. »

ARTICLE II

Remarques sur ce procédé. — 1° Dans toute taille périnéale, l'incision est longitudinale, ou oblique, ou transversale, ou semi-lunaire; mais, dans tous les cas, cette incision simple est pratiquée avec précision et sûreté.

Dans la taille prérectale on pratique successivement sur le même malade des incisions courbes, transversales, obliques, longitudinales, avec variantes. En outre, l'on coupe le sphincter externe de l'anus et l'on dissèque la paroi antérieure du rectum qu'on détache de la partie correspondante de l'urèthre.

Le périnée est ainsi tailladé dans une étendue de 8 centimètres pour le moins. Le rectum est mis à nu, non pour ouvrir une plus large issue à la pierre, ainsi qu'on le dit, mais afin de mettre à jour le sommet de la prostate et de pouvoir ouvrir l'urèthre à son entrée dans cette glande. C'est le second temps de l'opération.

2° Dans tous les autres procédés de taille, y compris la simple boutonnière, on pénètre dans le canal, derrière le bulbe, en prolongeant l'incision d'avant en arrière, et quelquefois d'arrière en avant, d'une étendue réglée d'avance. Cette voie est la plus directe et la plus sûre. C'est le lieu d'élection indiqué par l'anatomie. Les tissus qui recouvrent l'urèthre ont peu d'épaisseur, le canal est large. On y loge la partie la plus saillante de la courbure du cathéter ; la position de l'instrument rend la saillie encore plus apparente. On sent le cathéter très-distinctement, et le doigt introduit dans la plaie marque le point précis qu'il faut ponctionner.

Dans la taille prérectale, on ouvre l'urèthre à la partie la plus profonde (voy. le deuxième temps de l'opération), et l'on affirme que l'opération est des plus simples, qu'on agit à ciel ouvert. Ici la pratique n'est pas d'accord avec la théorie. D'ailleurs, il faut procéder avec mille précautions et commencer par une série d'opérations difficiles, douloureuses, qui compliquent la manœuvre et la rendent plus longue et plus douloureuse.

Exemples. — Pour déterminer la valeur de cette méthode, interrogeons la pratique. Je n'ai jamais pratiqué la taille prérectale ; mais j'ai vu opérer d'après cette méthode, une fois un chirurgien très-habile, et quatre fois un élève particulier de M. Nélaton, M. Dolbeau.

J'ai été frappé tout d'abord de la longueur et des tâtonnements du premier temps de la manœuvre, c'est-à-dire de la série d'opérations préalables qu'on ne fait que dans cette espèce de taille. On commence par chercher le point de l'urèthre à ponctionner, et l'on y arrive après une dissection minutieuse. L'urèthre ouvert, il faut encore tâtonner pour introduire le bout du cystotomé dans la rainure du cathéter.

Notons aussi la manière de tenir le cathéter préalablement introduit dans la vessie, au moment où l'on cherche à découvrir l'endroit qu'il faut ponctionner, au sommet de la prostate. Contrairement à toutes les règles, on rapproche la plaque du cathéter de la paroi abdominale, au point que l'extrémité opposée sort quelquefois de la vessie et vient se placer juste au sommet de la prostate, à l'endroit où l'on ouvre l'urèthre; de sorte que la crête du cystotome étant introduite dans la rainure du cathéter conducteur, il s'agit de retrouver le chemin de la vessie. On y arrive souvent; mais on peut prendre aussi la route indiquée par Scarpa, au sujet du gorgeret de Hawkins.

Je ne pus m'empêcher, en voyant opérer mon jeune confrère, de lui représenter à quels dangers on expose le malade par ce procédé; il ne tint compte de mon observation, et bientôt l'accident prévu eut lieu dans une autre opération, et les conséquences en furent funestes. Instruit par l'expérience, notre jeune chirurgien a renoncé à la taille prérectale pour la taille médio-bilatérale.

Le formidable accident que nous signalons peut se produire de bien des manières. On peut manquer la rainure du cathéter. Les plus habiles opérateurs, même dans les tailles ordinaires, s'y trompent et font l'incision à côté. Le cystotome, placé dans la cannelure du cathéter, peut en sortir. C'est ce qui est arrivé dans une des opérations que j'ai vues : heureusement, l'opérateur s'en aperçut à temps; il aurait pu faire l'incision en dehors de la vessie.

Nous avons dit que le cathéter, tenu dans la vessie, est ramené au sommet de la prostate au moment où l'on cherche à pénétrer dans l'urèthre ; et que, dans l'effort que l'on fait pour rendre l'extrémité cannelée plus saillante dans le rectum, cette extrémité se trouve en aval de la vessie et vient se placer à la fin de la portion membraneuse de l'urèthre. L'opérateur ayant placé la pointe du cystotome dans la rainure du cathéter conducteur, pousse aussitôt et en même temps les deux instruments dans la vessie, et continue l'opération comme à l'ordinaire. Malheureusement, les choses ne se passent pas toujours ainsi ; et l'on a vu plus haut que l'erreur de direction peut entraîner les plus funestes conséquences.

Ce qu'il y a de particulièrement grave dans ce procédé opératoire, c'est que dans le cas où le cystotome manque la rainure du cathéter et fait fausse route, l'opérateur pratique l'incision comme s'il était dans la vessie (1).

Illusions. — L'extraction des grosses pierres est, comme on sait, un des plus difficiles problèmes de la cystotomie ; et il faut applaudir aux efforts que l'on fait pour le résoudre. Gardons-nous toutefois des illusions qui pourraient introduire dans la pratique des procédés dangereux.

C'est sans fondement que l'on a prétendu que la taille prérectale facilitait beaucoup l'extraction des grosses pierres. On a sans doute oublié que la difficulté principale vient du col de la vessie, qui n'est pas atteint, dans la taille prérectale, autrement qu'il l'est dans la taille médio-bilatérale. L'ouverture pratiquée au col de la vessie est la même dans les deux procédés. Par conséquent, le nouveau procédé ne facilite aucunement l'extraction des grosses pierres.

Quant au résultat final de l'opération, les données manquent pour l'appréciation définitive de la taille prérectale,

(1) Voir le *Parallèle*, p, 323.

attendu que les chirurgiens qui continuent d'opérer d'après ce procédé ne donnent point les résultats obtenus. M. Nélaton, en particulier, ne fait pas connaitre les faits de sa pratique.

Je puis donner les résultats des six opérations dont j'ai été témoin : quatre morts et une fistule.

Difficultés et inconvénients de cette opération. — En résumé, dans la taille prérectale, il n'y a de nouveau que la division des téguments et la manière de pénétrer dans l'urèthre. Pour tout le reste on procède exactement comme dans la taille bilatérale. Ce procédé ne présente pas les conditions requises pour qu'une opération soit reçue dans la pratique. Le procédé prérectal complique inutilement l'opération de manœuvres douloureuses, difficiles, qui, en prolongeant la durée du traitement, exposent la vie des malades.

Cette opération ne saurait être pratiquée que par un petit nombre de chirurgiens. Elle n'a pas le caractère de généralité qui distingue les opérations vraiment utiles. En bonne chirurgie, le perfectionnement consiste à simplifier les moyens de l'art et à les rendre plus facilement applicables. Il faut donc se garder, surtout dans l'enseignement clinique, de propager des innovations qui séduisent l'inexpérience et que repousse la pratique.

On connaît un grand nombre de cas de taille dans lesquels se sont présentés des accidents extraordinaires et plus graves les uns que les autres, alors même que les opérateurs étaient des plus habiles et qu'on employait les procédés les plus réguliers et reconnus les plus utiles.

Je m'arrêterai un moment sur une série de ces accidents, ou, si l'on veut, de ces malheurs dont le chirurgien est plus particulièrement responsable, je veux dire de tailles manquées dans lesquelles on ne pénètre pas dans la vessie, on fait l'incision à côté du conducteur.

Je ne saurais trop redire combien les auteurs sont mal inspirés en présentant les opérations qu'ils préconisent comme simples et faciles, alors même qu'elles sont pleines d'erreurs et d'incertitudes. C'est ainsi surtout que les jeunes praticiens sont conduits dans une mauvaise voie.

CHAPITRE VIII

DU MORCELLEMENT DES GROSSES PIERRES DANS LA CYSTOTOMIE

Considérations préliminaires. — L'extraction d'une pierre vésicale dure et volumineuse par le périnée ou par l'hypogastre est une opération généralement grave, qui a exercé la sagacité des chirurgiens les plus éminents. Les uns ont cherché à casser la pierre par la percussion (1) ; les autres ont eu l'idée de la faire éclater dans la vessie.

La pratique n'a point consacré ces divers essais.

On a imaginé aussi de modifier les incisions périnéales ;

(1) On sait qu'un chirurgien de l'antiquité, Ammonius d'Alexandrie, brisait dans la vessie, au moyen d'un ciseau de statuaire, en frappant dessus avec un marteau, la pierre qu'il ne pouvait extraire. De là son surnom de *lithotomos* ou casseur de pierres.

mais tout ce qui a été dit en leur faveur ne prouve pas qu'elles détruisent le principal obstacle à la sortie de la pierre; car la grànde difficulté existe au col de la vessie. Les succès allégués tiennent à d'autres causes. Ici la gravité est en raison de la disproportion entre le volume de la pierre et le diamètre de la plaie (1).

Quiconque a opéré ou vu opérer dans ces conditions se rend aisément compte des tentatives qui ont été faites en vue de faciliter une manœuvre capable de compromettre la vie du malade et la réputation de l'opérateur.

Premiers essais. — En 1826, j'eus à extraire par la taille bilatérale une pierre énorme, pesant plus de 180 grammes. Le malade succomba.

Ce fut à la suite de cette opération, que je fis construire, en prévision des cas analogues, un fort instrument pour morceler les grosses pierres dans la vessie (2).

Cet appareil, construit d'après le trilabe ordinaire, ne servit que pour des expériences. Il ne fut pas appliqué à l'homme. Plus tard j'imaginai d'autres combinaisons qui n'eurent pas plus de succès. Cependant les faits de ce genre se multipliaient (3). Dans l'espace de quelques années, on en

(1) Voyez *Parallèle*, p. 442 et suiv.

(2) Voyez *De la Lithotritie*, 1827, in-8, p. xxx de l'Introduction et pl. **V.**

(3) On trouvera dans mon *Traité de l'affection calculeuse*, p. 126 et suivantes, les principaux cas de grosses pierres extraites par la taille ou trouvées dans la vessie après la mort. Je me contenterai ici d'une énumération sommaire, en ayant soin de noter que les auteurs cités se sont rarement astreints à des mesures précises. Le plus souvent ils ont simplement indiqué le poids des pierres volumineuses qu'ils avaient sous les yeux, ou donné approximativement leur volume, en les comparant à des objets connus, des fruits, des œufs, etc. Quelques praticiens distinguent les calculs en petits, moyens et gros. C'est de ces derniers qu'il s'agit ici. Les pierres pesant 3 onces (90 grammes) sont quelquefois difficiles à extraire.

observa douze des plus graves, qui mirent en pleine évidence l'insuffisance des ressources de l'art (1).

Ce fut à la suite d'une de ces opérations laborieuses, qui eut de funestes conséquences, que je repris mes anciens

Lawrence en a retiré une de 4 onces 3 gros. Viricel, Belmas, Marcel, Prosinus, Lentillus, Scultet citent des cas de calculs de 5 onces et demie. J'en ai retiré un de 5 onces par l'hypogastre. Scultet, Brugnatelli citent des pierres de 6 onces. J'en ai extrait par le périnée une de 6 onces 3 gros. Béclard en a retiré une de 6 onces. Frère Côme en a extrait une de 7 onces 3 gros. Les pierres de 8 onces ne sont pas rares. Salmuth, Rosinus, Lentillus, Detharding, Ledran, Smith en citent des exemples. Jean Collot guérit un homme en le débarrassant d'une pierre de 9 onces. Barbantini (taille recto-vésicale) a extrait un calcul de 9 onces, et un autre de 9 onces et demie fut extrait par le haut appareil; d'après M. Belmas, Fabrice de Hilden, Hagendorf en ont vu de 9 onces. Tolet retira une pierre de 10 onces; la mort survint le neuvième jour. Smith en retira une de 17 onces et demie; le malade guérit. M. Rigal dit avoir extrait avec succès une pierre de 10 onces 3 gros (taille vésico-vaginale, fistule). Brugnatelli, Helwig, Horst ont vu des pierres du même poids. Colot retira une pierre de 11 onces (mort). Chéselden, Kleine ont retiré des pierres de 12 onces, et les malades ont survécu. Une pierre de ce poids fut extraite par Travus; le malade succomba. On cite d'ailleurs, Bonet entre autres, des pierres trouvées dans la vessie, après la mort, pesant 12 à 13 onces. Dalignon a extrait, chez une femme, une pierre de 14 onces (incontinence d'urine). Blancard, Schroeck, Patin ont vu des pierres du même poids. Thomassin en a retiré une de 14 onces et demie de la vessie d'un homme mort à la suite d'affreuses tentatives d'extraction, dans lesquelles on avait faussé les plus fortes tenettes sans succès. Textor et Noël ont vu des pierres aussi volumineuses qui n'ont pu être extraites ni par le périnée ni par l'hypogastre. Gooch a extrait une pierre de 15 onces; l'opéré a survécu avec une fistule. Astley Cooper a retiré une pierre de 16 onces (j'en ai extrait une du même poids à l'hôpital Necker): le malade est mort peu de temps après l'opération. Dans les cas analogues cités par Helmont, Borellus, Zacutus Lusitanus, l'extraction de pierres de 18 onces a été suivie promptement de la mort. Ainsi des malades opérés par Græfe, Vivencio, Deschamps, de Guise, pour des pierres encore plus volumineuses. La pierre énorme de 44 onces, que Earle ne parvint pas à extraire de la vessie, a été pour ce chirurgien l'occasion d'un travail intéressant sur le danger de l'extraction des grosses pierres. (*Medico-chirurg. Transact.*, t. I, p. 94.)

(1) Voyez *Parallèle*, p. 446.

essais, en suivant toujours la voie tracée par nos maîtres (1).
Mais je ne tardai pas à changer de système.

Méthode simplifiée. — On s'était borné jusqu'alors à
imaginer des instruments spéciaux, autres que les tenettes.
Introduits dans la vessie, ils devaient servir uniquement à
morceler les calculs. Pour terminer l'opération, on employait
les tenettes.

Le problème consistait à simplifier la manœuvre en se servant du même instrument, c'est-à-dire de la tenette, pour
remplir toutes les indications, pour saisir, fixer la pierre
pendant le morcellement, et ensuite pour l'extraire.

Sans entrer ici dans les détails des expériences préliminaires, je donnerai une idée sommaire du nouveau procédé
et des résultats obtenus jusqu'à ce jour.

On ne se rendrait pas compte des succès mentionnés danc les cas qui
précèdent, si l'on ne se rappelait deux particularités importantes, que j'ai
indiquées à plusieurs reprises, et qu'on oublie trop souvent :

Quelques gros calculs sont tellement friables, qu'ils se désagrégent au
moindre contact des tenettes pour les saisir.

Dans plusieurs cas de grosses pierres, le col vésical et la prostate qui
l'entoure en grande partie, sont aplatis d'arrière en avant; le col se dilate
par suite de la pression exercée par la pierre ; la prostate subit une sorte
d'atrophie; la pierre s'engage dans le col, et un débridement par côté
suffit pour l'extraire.

Ce n'est pas pour les cas de cette espèce qu'a été institué le nouveau
procédé qui consiste à perforer et à faire éclater dans la vessie les pierres
trop volumineuses pour sortir par la plaie, et trop dures pour céder à la
pression des tenettes.

(1) M. le docteur Dolbeau a reproduit (p. 373 et 375) en 1864, deux
instruments que j'expérimentais à cette époque (1833) : l'un est un gros
percuteur que M. Charrière m'avait confié à titre d'essai; l'autre est un
fort lithoclaste.

ARTICLE PREMIER

Le casse-pierre. — Mon premier appareil, le *casse-pierre*, est de 1827. J'en ai reproduit la figure à côté de celle de l'instrument dont je me sers aujourd'hui (1). Ces deux instruments diffèrent peu en apparence, et cependant le premier est resté inapplicable, tandis que l'autre est appliqué avec succès.

Dans les deux, les moyens d'attaquer et morceler la pierre sont identiques, à savoir : le foret simple, le foret à éclatement, le cuivrot, le support coudé et ses accessoires. La différence essentielle est dans la manière de saisir la pierre dans la vessie et de la fixer. C'est sur ce point que s'est portée toute mon attention.

Au trilabe dont je me servais dans mes premiers essais, j'ai substitué la tenette ordinaire, modifiée selon la nécessité.

C'est de cette substitution que date la série de nouvelles recherches dont j'ai présenté les résultats à l'Académie le 18 octobre 1865 (2).

Résumé de la méthode opératoire. — Par la plaie du périnée, on introduit dans la vessie la nouvelle tenette, avec laquelle la pierre est saisie et fixée.

Si l'extraction n'est pas possible, on adapte aux branches de la tenette, pour opérer le morcellement de la pierre, une griffe conductrice qui permet de rendre immobiles les branches de l'appareil et de porter dans la vessie les forets simple et conique sans léser les organes.

(1) *Voyez*, plus loin, fig. 32-33.
(2) *Bullet. de l'Acad. de méd.*, tome **XXXI**, n° 1, p. 33.

Ces instruments accessoires constituent un appareil distinct, qu'on tient en réserve dans le premier temps de l'opération, et qui, adapté à la tenette, en cas de besoin, est retiré avec facilité, dès qu'il a servi. Cet appareil s'ajuste aux branches de la tenette, sans rien changer à la position de celle-ci, sans déplacer la pierre, et sans inconvénient pour l'opéré. Sous son action, la pierre perforée se désagrége, si elle est friable, et elle éclate, si sa consistance est grande.

Cela fait, l'appareil est enlevé, les branches de la tenette restent libres; et l'opérateur écrase, par la pression, les fragments placés entre les mors. Il les retire sans changer d'instrument.

Tel est, en substance, le nouveau procédé pour morceler la pierre dans la cystotomie.

Rapports entre la lithotritie et la cystotomie mixte. — Dans les applications de ce procédé, ainsi que dans mes expériences préliminaires, la pratique de la lithotritie m'a été d'un puissant secours.

C'est qu'il y a des rapports frappants entre les deux opérations, savoir : le broiement des calculs par la lithotritie et le morcellement des grosses pierres dans la cystotomie. Dans la première, on brise le calcul entre la tête du perforateur et les crochets du trilabe; s'il résiste, on fait des perforations pour vaincre la résistance.

Dans la seconde, on essaye d'abord d'écraser la pierre entre les mors de la tenette par la compression; et si elle résiste, on la percute, on la perfore, on la fait éclater, et avec la tenette on écrase les fragments.

Instruments pour la nouvelle opération. — Les figures ci-contre représentent très-exactement les nouveaux instruments. J'y joins quelques observations explicatives.

Le premier instrument avec lequel j'ai essayé de briser la pierre dans la vessie, après la taille, est construit sur le mo-

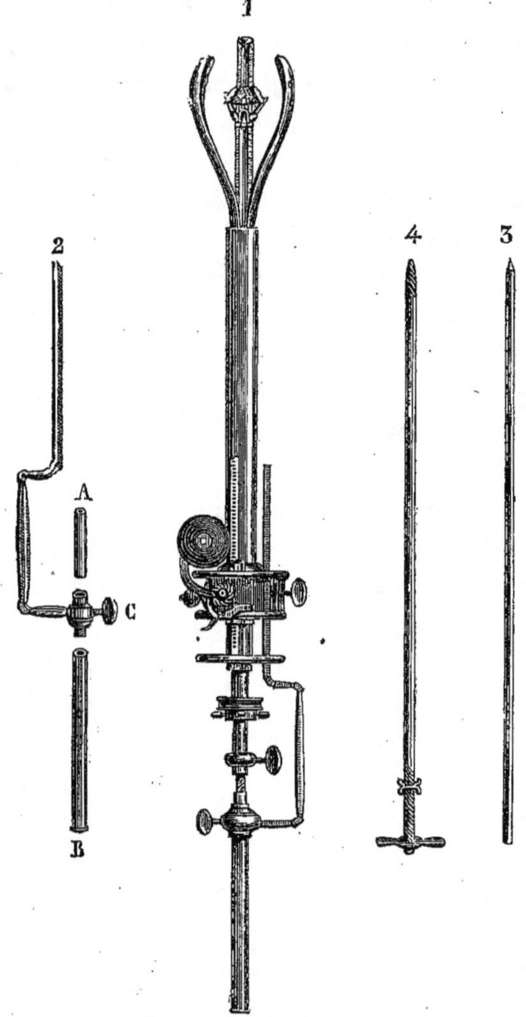

FIG. 32. — Casse-pierre, 1er modèle.

dèle du trilabe. J'en ai reproduit la figure ci-après, comme point de départ, et en même temps comme terme de com-

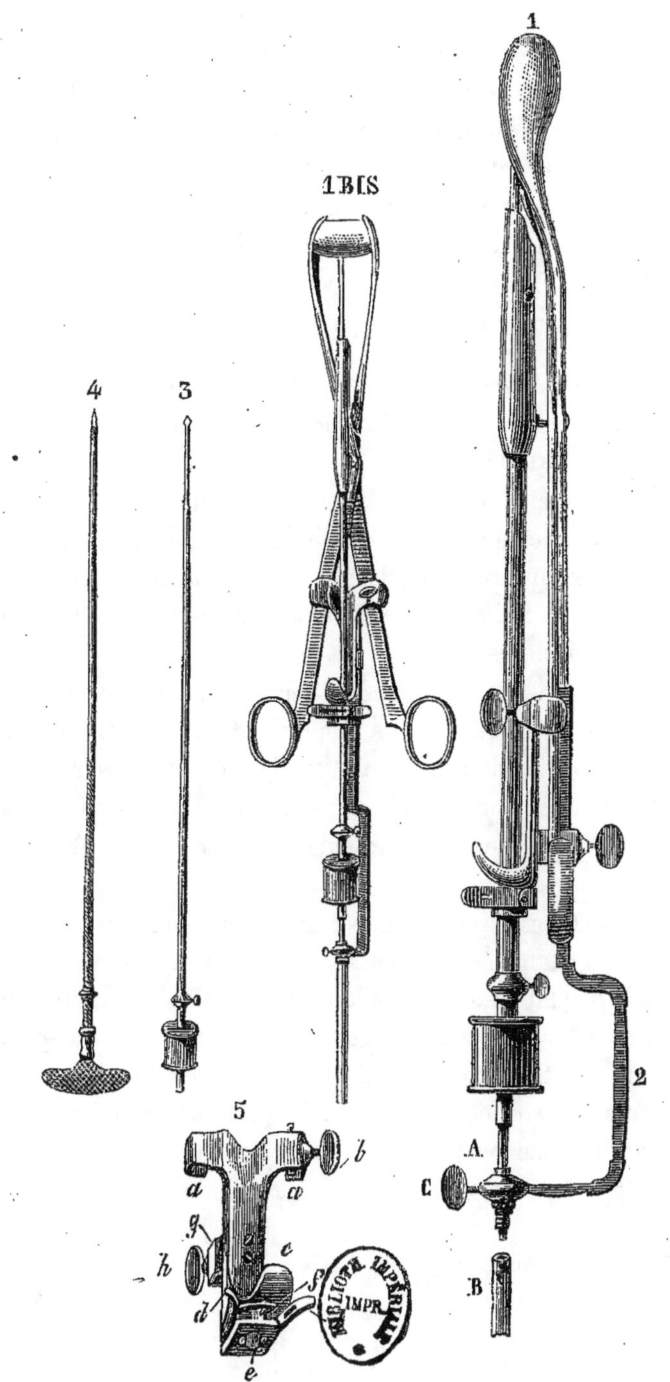

FIG. 33. — Casse-pierre, 2e modèle.

paraison avec l'instrument dont je me sers aujourd'hui.

La figure représente l'instrument monté. Entre les branches du trilabe ouvert, on voit un foret à éclatement. A l'autre extrémité, sont les rondelles servant de poignée, le pignon, avec la manivelle, la tête du foret, avec la poulie, enfin le tour-en-l'air, dont je reproduis les pièces séparément :

N° 2 A, la broche ; B, le poussoir ; C, la vis de pression.

1° *Tenette modifiée.* — En modifiant la tenette, j'en ai respecté le principe ; j'ai seulement visé à remplir les principales indications.

La nouvelle tenette fonctionne dans la vessie exactement comme l'ancienne. Les changements portent sur l'extrémité des mors, qui est recourbée en dedans de telle sorte que les mors étant rapprochés, les parties courbes se placent l'une au devant de l'autre.

Les mors sont plus longs, et leur partie aplatie se termine du côté du talon, par une tige arrondie (v. fig. 34, partie 2) qui présente une courbure (fig. 33, partie 1). Ces mors sont plus courts pour les enfants ; larges et forts pour les grosses pierres. Du reste, c'est la seule partie de la tenette qui soit modifiée.

Dans la pratique ordinaire, une grosse pierre échappe souvent pendant l'extraction. Pour prévenir cet accident, il suffit d'aplatir les mors de la tenette et d'en rapprocher légèrement les extrémités (1). Dans les cas qui nous occupent, il faut en outre recourber en dedans l'extrémité des mors sous forme de crochets ; disposition importante dont les variétés sont représentées pl. III et IV.

Cette disposition existe dans mes trilabes, et son utilité est

____

(1) Voyez *Parallèle,* pl. III.

de toute évidence. Les crochets des mors de la tenette ne s'opposent point à la préhension du calcul et le fixent de manière à le rendre immobile. J'ai morcelé à grands coups de marteau de grosses pierres très-dures, retenues entre les mors d'une tenette de force moyenne. La percussion s'opère parfaitement, et j'en aurais étendu les applications si ce n'étaient les secousses que produisent les coups de marteau.

Les branches de la tenette ordinaire sont trop courtes et trop faibles, les anneaux sont petits. Ainsi construit, l'instrument se déforme ou se rompt dans les cas de grosse pierre, et la main de l'opérateur est meurtrie pendant la manœuvre. La nouvelle tenette ne présente point ces inconvénients.

Explication des figures. — La figure 32 représente mon premier appareil, le *casse-pierre*. Elle est tirée de l'ouvrage intitulé : *De la Lithotritie*, Paris, 1827, in-8, avec planches.

La partie 1 représente l'instrument monté. On y voit la gaîne, le trilabe ouvert, et, entre ses branches, un foret à éclatement.

A l'extrémité opposée sont les rondelles servant de poignée ; le pignon avec sa manivelle pour rapprocher les branches et fixer la pierre ; l'extrémité de la tige du foret avec la poulie ou cuivrot ; enfin, le support coudé ou tour-en-l'air, dont je reproduis les pièces séparément :

Partie 2, A, la broche ; B, le poussoir ; C, la vis de pression.

Partie 3, perforateur simple, sans poulie.

Partie 4, foret conique muni de son écrou et de sa poignée.

La figure 33, nouvellement gravée, représente l'appareil dont je me sers aujourd'hui, avec ses accessoires, tout monté, vu de profil et de face. Chaque pièce est en place. Trois pièces sont représentées séparément :

Dans la partie 1, le nouveau casse-pierre est vu de côté et réduit au tiers de son volume; dans la partie 1 *bis*, il est vu de face et réduit au cinquième. La pierre est fixée entre les mors de la tenette; le foret simple, sortant de la douille, attaque la pierre.

Au-dessus de la douille, on voit la griffe conductrice fixée sur les branches de la tenette par deux crochets et une vis de pression sur la branche droite : le foret à poignée, le foret à écrou, la griffe conductrice.

Au niveau des anneaux de la tenette se trouve la première douille avec l'écrou brisé; au-dessous de la griffe, vers le milieu de sa face inférieure, se trouve la douille carrée, avec une vis de pression pour fixer le support coudé.

Entre les branches, au-dessus de la griffe, on voit la tige du perforateur simple, à l'extrémité duquel est fixée une poulie.

La partie 1 représente le même instrument vu de côté et réduit au tiers de sa longueur. Les mors de la tenette sont rapprochés; ils présentent, pour la facilité de la manœuvre, une courbure qu'on aperçoit distinctement.

Le foret passant dans les douilles est engagé entre les deux mors.

On voit très-distinctement, dans cette figure, la position du support coudé (partie 2) avec ses accessoires : A, la broche; B, le poussoir; C, la vis de pression, qui règle l'action du poussoir.

Partie 3, foret simple avec sa poulie.

Partie 4, foret conique avec sa poignée et un écrou d'arrêt.

Partie 5, la griffe conductrice, munie de sa douille carrée pour recevoir l'extrémité du support coudé, et deux vis de pression. La première *b* est destinée à immobiliser les branches de la tenette au moyen des griffes *aa*. L'extrémité opposée du porte-griffe est aplatie et recourbée en forme de crochet, qui offre un point d'appui à la main du chirurgien pour rapprocher les branches. *dd* indiquent les deux moitiés de l'écrou brisé, et la lettre *f*, la tige horizontale et mobile pour les maintenir rapprochées à l'aide d'un crochet. *e* indique l'ouverture de la première douille pour l'introduction des forets. La douille carrée *g* est adaptée et fixée à la face inférieure du porte-griffe par la vis de pression *h*.

La figure 34 représente les pièces principales de l'instrument séparément.

A partir de leur entrecroisement, les branches présentent une légère courbure à concavité supérieure pour les besoins de la manœuvre (1).

Le bouton de jonction est saillant et supporte une douille mobile, destinée à maintenir les perforateurs dans la direction convenable, pour attaquer la pierre par le centre. Une allonge placée derrière cette douille, protége l'angle supérieur de la plaie. Du bouton aux anneaux, les branches sont aplaties, plus longues et plus fortes que dans la tenette ordinaire. Cette disposition augmente le volume apparent de l'appareil; mais, en réalité, la partie qui pénètre dans la vessie diffère à peine par le volume des tenettes ordinaires. L'augmentation de longueur et de volume de la partie externe, sans gêner la manœuvre, permet à l'opérateur d'exercer une vigoureuse pression, sans forcer les branches et sans se meurtrir les doigts.

L'introduction des tenettes dans la plaie est généralement facile. On se sert d'un gorgeret à large gouttière; quelquefois on s'en passe sans inconvénient. Les tenettes les plus

(1). Voyez fig. 33, partie 5.

petites, celles qui servent pour les enfants, pénètrent sans
effort. Mais dans ces cas il importe de manœuvrer avec précaution pour saisir la pierre. Si on la serrait brusquement,
elle roulerait, et les branches pourraient chevaucher.

Les tenettes à mors allongés et à crochets sont spécialement réservées pour les grosses pierres. Cependant il est difficile de les saisir quand elles sont d'un volume énorme; il
faut alors employer les tenettes dont les branches sont sépa-
rables comme celles des forceps pour les accouchements.
Quelle que soit d'ailleurs la force des mors, la partie externe
ne change pas. Les branches extérieures sont longues et larges, de façon que la même griffe puisse les serrer et les maintenir.

ARTICLE II

Appareil pour morceler la pierre. — La pièce principale de cet appareil est la griffe conductrice (1), dont les
branches ont la forme d'un T, et dont les extrémités sont
garnies de deux crochets qui s'appliquent sur le côté externe
des branches pour les rapprocher et les fixer au moyen d'une
vis.

Dans les cas de très-grosses pierres dures, on peut se servir d'une griffe double avec deux vis de pression (2).

C'est au moyen de crochets latéraux de la griffe et de la
vis de pression que les mors de la tenette sont fixés sur la
pierre, de manière à prévenir tout déplacement.

Elle se décompose ainsi : une tige plate, médiane, qui
s'appelle porte-griffe, dont l'extrémité postérieure, recourbée
en haut, fournit un point d'appui à l'opérateur pour tirer sur

(1) Fig. 33, partie 5.
(2) Fig. 34, partie 4.

la griffe. Les branches de celle-ci ont la forme d'un T, et à ses extrémités sont deux crochets qui s'appliquent sur le côté externe des branches, pour les rapprocher et les fixer au moyen d'une vis. Dans les cas de très-grosses pierres dures, je me sers d'une griffe double avec deux vis de pression.

A l'extrémité coudée de la tige porte-griffe, se trouve une ouverture arrondie, c'est-à-dire la première douille, semblable à la seconde douille placée sur le bouton de jonction des branches de la tenette, et destinée au passage des forets; et un écrou brisé qui reste muet, comme dans le lithoclaste ordinaire, tant que son action est inutile, et qui fonctionne pour faire éclater la pierre.

A la face inférieure de la tige porte-griffe, est une ouverture carrée ou collier pour recevoir et fixer au moyen d'une vis la tige du support coudé ou tour-en-l'air, lorsqu'il est utile de pratiquer une proforation préalable. A ce support sont adaptés une broche, un poussoir et une vis de pression qui en règle l'action; un foret simple avec sa poulie ou cuivrot; un autre foret à manche, à vis conique et à tige taraudée du côté du manche.

On fixe la pierre en tirant sur la griffe conductrice qui rapproche les branches. Quand la main ne suffit pas, on a recours à un pignon ou à une vis de rappel dont la tige s'applique sur la deuxième douille, et qui fonctionne à l'aide de l'écrou brisé. Ce puissant moteur fait avancer sans le moindre effort la griffe sur les branches.

L'archet est un moteur qui doit être préféré dans certaines circonstances. Nous en dirons un mot plus loin.

Quand la main du chirurgien ne suffit pas pour rapprocher les branches de la tenette et fixer la pierre, en tirant sur la griffe, il faut se servir du pignon ou de la vis de rap—

pel, qui s'applique contre la deuxième douille (1). La partie taraudée de cette vis, d'une longueur de 4 à 5 centimètres, fonctionne au moyen de l'écrou brisé. Cet appareil a une telle puissance, que si l'on n'en usait pas avec mesure, les tenettes pourraient fléchir ou se rompre.

Le pignon ne présente rien de particulier (2). C'est le même dont on se sert pour la lithotritie. Il s'engrène dans la douille qu'on remarque sur le crochet de la branche droite de la griffe double, avec la surface cannelée de la branche correspondante de la tenette (3).

Le pignon agit de manière à rapprocher de la branche opposée de la tenette le corps de la griffe, qui doit être ramené vers le milieu de l'appareil, entre les deux branches, avant de serrer la deuxième vis de pression. Je n'ai employé le pignon qu'avec la griffe double.

Cette griffe, dont on voit ici la figure, est applicable dans les cas particuliers de grosse pierre, lorsqu'il faut agir avec une grande puissance. Quand la griffe est double, il y a deux vis de pression (4).

Un mot d'explication au sujet de la figure représentant le foret simple (5). Il faut savoir, avant tout, que du côté de la pointe, dans une étendue de 8 centimètres, la tige est beaucoup plus mince; la perforation de la pierre en devient plus facile et plus prompte; elle est toujours suffisante pour assurer l'action du foret conique.

Comme l'archet est un instrument usuel dans les arts, je me suis dispensé d'en reproduire la figure. Notons seulement l'imperfection de l'archet brisé qu'on trouve dans les boîtes

(1) Fig. 34, partie 1.
(2) Fig. 34, partie 2.
(3) Fig. 34, partie 3.
(4) Fig. 34, partie 4.
(5) Fig. 34, partie 5.

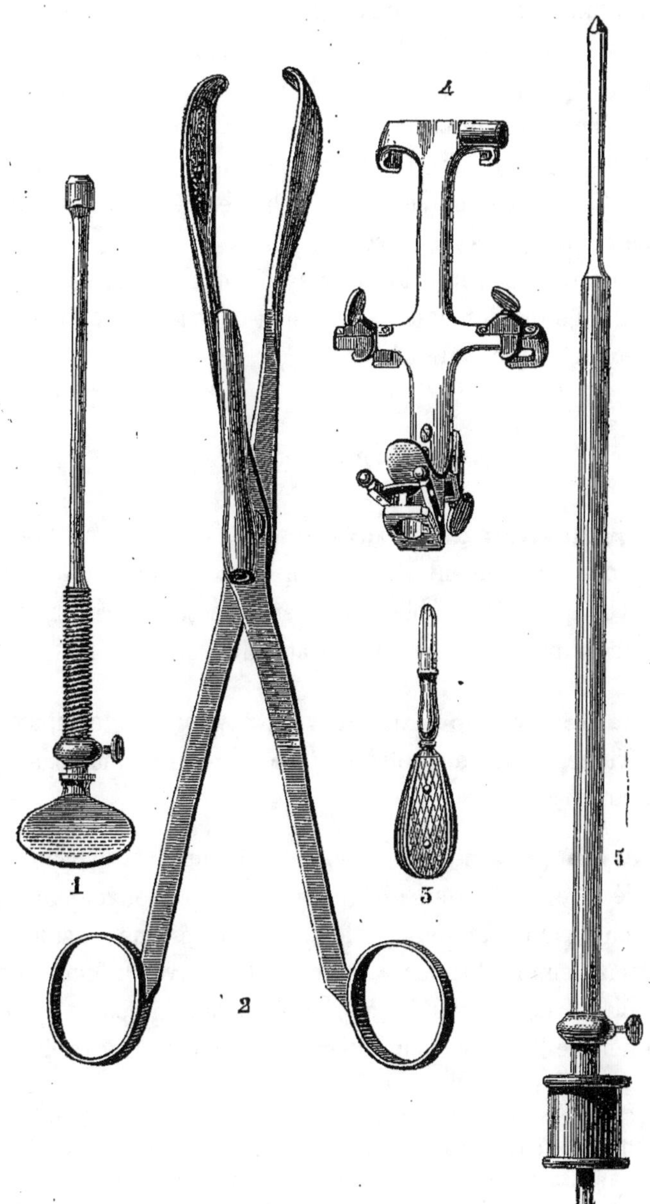

FIG. 34. — Casse-pierre, détails.

d'instruments de chirurgie. Il fonctionne difficilement; il vaut mieux se servir d'un fleuret, dont la pointe sera munie d'un crochet, et le manche d'un anneau. Cet archet peut être placé dans une canne.

Sur la tige du foret, du côté du manche ou du cuivrot, sont disposés des moyens d'arrêt qui empêchent la pointe de l'instrument de léser la vessie.

Il ne sera pas inutile de faire observer au praticien qu'il s'agit ici d'instruments de précision dont la fabrication exige les soins les plus minutieux.

ARTICLE III

Application de la méthode (1). — Toute amélioration se produit lentement. Il faut considérer comme très-incomplet ce qui a été publié au sujet de cette opération par de jeunes chirurgiens impatients et indiscrets.

Manœuvre opératoire. — L'application des nouveaux instruments au morcellement de la pierre constitue deux manœuvres distinctes :

Premier temps. — Dans l'une, qui est parfaitement réglée, le chirurgien dirige de l'œil les mouvements qu'il exécute pour attaquer le calcul. Elle se résume ainsi : Placer la griffe sur les branches, serrer celle-ci avec la main, et, au besoin, avec une vis de rappel; placer la tige porte-griffe au milieu de l'espace compris entre les branches; introduire les

---

(1) La manœuvre opératoire n'était pas tout à fait inconnue avant la publication de ce mémoire. J'ai eu maintes fois l'occasion de l'exposer dogmatiquement et pratiquement dans ma clinique ; de telle sorte qu'on a pu suivre à vue les applications de l'appareil et ses perfectionnements successifs.

forets, fixer le support, si l'on emploie l'archet; faire fonctionner l'écrou brisé, si l'on se sert du foret à poignée, retirer les forets, enlever la griffe. L'opérateur fait tout cela avec précision, pourvu que des essais préalables l'aient mis au courant du mécanisme de l'appareil et de l'ensemble de la manœuvre cystotomique.

Deuxième temps. — La manœuvre qui consiste à saisir et fixer la pierre pour la morceler est bien différente.

En introduisant par la plaie une tenette dans la cavité vésicale, le chirurgien ne connaît exactement ni le volume, ni la configuration de la pierre, ni la disposition des parois de la vessie. On ne se met guère en peine d'acquérir ces notions dans la pratique ordinaire, et les moyens dont l'art dispose ne sont guère propres à éclairer le praticien. De là tant de méprises graves, de là les tailles doubles, qui ne sont pas rares, et des procédés de cystotomie insuffisants.

Ce n'est pas tout de saisir la pierre, il faut savoir comment elle est placée entre les mors, si elle peut être fixée, et quel est son volume réel.

Avantages du nouvel appareil. — Dans la pratique de la cystotomie, c'est par l'écartement des branches qu'on juge du volume de la pierre saisie. Mais la pierre peut être embrassée par le talon de l'instrument, et, dans ce cas, elle paraît beaucoup plus grosse qu'elle n'est en réalité. Les plus habiles y sont trompés : on retire quelquefois, après de grands efforts, un petit calcul engagé entre les branches de la tenette, près du bouton.

La pierre peut être saisie par une extrémité, et cependant elle est solidement fixée ; mais l'extraction en est difficile, impossible même.

Dans le nouvel appareil, une tige cylindrique la pousse, et

la pointe du foret sert à repousser la pierre vers les crochets des mors et à la placer de telle sorte qu'elle puisse être fixée solidement. C'est par les mêmes moyens qu'on retourne la pierre lorsqu'on veut renouveler les perforations. Après avoir adapté la griffe à la tenette, pour avoir les mains libres, l'opérateur saisit avec la gauche les branches et la griffe, et avec la droite il pousse la tige jusqu'à la pierre et fait effort pour la chasser; il a, au besoin, recours à la percussion.

Quand la pierre est mal placée, on se sert, pour la retourner, d'un perforateur simple, à tige mince dans toute sa longueur, jouant librement dans la douille, de façon que son extrémité puisse être portée loin du centre et faire rouler la pierre entre les mors de le tenette, légèrement écartés.

Pour introduire la tenette, l'opérateur place un gorgeret mousse à large gouttière à l'angle supérieur de la plaie. Cette précaution est de rigueur, quand on se sert d'une forte tenette.

Morcellement. — Le morcellement peut s'effectuer par deux procédés :

Premier procédé.— Quand la pierre a une configuration régulière et une consistance moyenne, on l'attaque directement par le foret conique. L'opérateur a les mains libres. De la gauche il tient la griffe et les branches ; de la droite, il saisit le foret conique et l'introduit jusqu'à la pierre. Il imprime alors au perforateur des mouvements gradués de rotation, jusqu'à ce qu'il ait pénétré à une certaine profondeur. La perforation s'achève au moyen de l'écrou brisé. On agit sur le foret par saccades, et non en tournant d'un mouvement continu.

A peine la pointe a-t-elle pénétré à la profondeur d'un centimètre, que des éclats se détachent. Quand on n'éprouve plus de résistance, le foret est retiré, la griffe enlevée; l'opérateur exerce ensuite une pression avec les tenettes. Les branches étant assez rapprochées, il retire l'instrument chargé d'une masse de détritus ou d'éclats, suivant la consistance de la pierre. L'extraction se fait avec les mêmes tenettes, dont on se sert aussi pour briser les gros fragments.

Deuxième procédé. — Il y a des pierres qui ne sont friables qu'à la surface. La perforation se ralentit après les premières couches, et le foret ne peut pénétrer plus avant que par une forte pression. Dans ces cas, on suspend l'action du foret conique, qui est remplacé par le foret simple, et l'on pratique, à l'aide de l'archet, une perforation pour frayer la voie au foret conique dont la déviation n'est plus à craindre, si forte que soit la pression. Ce procédé est préférable. Je l'ai appliqué avec succès à de nombreux malades.

La plaie, pendant la manœuvre, est protégée par le prolongement de la douille en arrière. Ainsi maintenus, les tissus ne peuvent s'interposer entre les branches de l'instrument.

Il serait trop long d'entrer dans les détails pratiques. Je me borne à produire ici les résultats matériels de ce procédé. La trace de la manœuvre est visible sur ces fragments de pierres morcelées qui donneront une idée de l'action énergique de l'appareil (1).

ARTICLE IV

Faits cliniques. — J'ai traité dix-huit calculeux par le nouveau procédé. Bien que ces cas ne soient pas très-nom-

_____
(1) Voir *Collection de calculs urinaires et d'instruments de chirurgie*, p. 143. (Carton n° 24.)

breux, ils suffiront, je l'espère, pour la démonstration.

Je les ai classés de manière à montrer la gradation des difficultés que présente la manœuvre opératoire, et à mettre en évidence l'action des agents mécaniques, d'après la pratique.

Résultats. — Nᵒˢ 1 et 2. — Deux pierres moyennes, très-dures. La première appartient à un adulte, la seconde à un enfant. Soumises à l'action du casse-pierre, l'une et l'autre ont été légèrement écornées. Peu volumineuses d'ailleurs, elles furent extraites comme à l'ordinaire, non sans difficulté, mais avec succès.

Nᵒ 3. — Pierre plate, très-large, très-dure, à structure mixte, avec prédominance de lamelles. Bien placée dans la tenette, elle fut attaquée par le foret simple du côté de la petite extrémité. Le perforateur suivit la ligne médiane jusqu'au noyau, et ouvrit ainsi la voie au foret *éclateur*, dont l'action fut instantanée. On voit les traces de l'instrument. Le malade guérit.

Nᵒ 4. — Très-grosse pierre oblongue, aplatie, à structure mixte, granulée au centre, lamellée à l'extérieur. Çà et là des vides séparent les couches épaisses et résistantes. Mal placée d'abord dans la tenette, la pierre se déroba deux fois; elle fut attaquée par les forets dans une troisième tentative. L'écartement des anneaux de la tenette frappa les assistants. On pouvait à peine placer la griffe. Il fallut sept minutes pour pratiquer la perforation préalable. Le foret *éclateur* fut substitué au foret simple; à mesure qu'il pénétrait dans la pierre, on entendait le bruit que faisait celle-ci en éclatant. L'appareil accessoire étant enlevé, les premiers fragments furent retirés avec la tenette à crochet. Pendant qu'on nettoyait cet instrument, le gros fragment fut saisi au moyen d'une tenette ordinaire et extrait non sans difficulté.

J'étais moins préoccupé du volume de la pierre que de sa forme. Les pierres plates, heureusement rares, se dérobent ou échappent à l'action de l'instrument avec une grande facilité.

Le foret attaque rarement le centre, et son action est à peu près nulle sur les points voisins de la circonférence. Aussi le plus sûr est-il de commencer la perforation avec le foret simple pour frayer la voie au foret conique. C'est en procédant ainsi que j'ai réussi chez les malades dont je viens de parler, et tout récemment chez un général russe, à fixer dans les tenettes la pierre plate. Le dernier cas est démonstratif; la pierre a été reconstituée par le rapprochement des éclats.

N° 5. — Débris d'une énorme pierre de consistance moyenne qui remplissait la vessie. La perforation préalable a été faite au centre, et l'éclatement s'est opéré dans tous les sens. Le morcellement n'offrit pas de difficulté; mais la manœuvre fut très-longue. La malade succomba quelques jours après. On voit très-bien les traces du foret sur deux des fragments.

N° 6. — Portion d'une grosse pierre murale, très-dure, attaquée plusieurs fois par la lithotritie et extraite par la taille après avoir été morcelée. Le foret simple et le foret à éclatement furent tour à tour appliqués. Le malade guérit.

Dans les cas cotés n°s 4, 5 et 6, le morcellement n'a pas été complet et les gros éclats qui restaient n'ont pas été extraits sans difficultés. C'est en méditant sur ces difficultés que j'ai compris l'utilité de continuer l'extraction des éclats avec la tenette-forceps, afin d'être toujours en mesure de recourir au morcellement.

N° 7. — Fragments d'une pierre murale fort dure, mamelonnée à la surface. La perforation n'a pas présenté plus de difficulté que l'éclatement. Quand la pierre à perforer est dure, il n'y a que la première perforation à l'aide de l'archet qui soit longue et fatigante pour l'opérateur, sinon pour les malades. L'éclatement au moyen du foret conique est toujours facile.

N°ˢ 8 et 9. — Débris partiels de deux grosses pierres morcelées dans la vessie par le foret à éclatement, sans perforation préalable. Le premier contact des instruments semblait indiquer qu'elles étaient friables. Je fis de vains efforts pour les écraser avec la tenette. Le foret conique n'avait pas pénétré d'un centimètre qu'elles se brisèrent ; la pression de la tenette suffit pour réduire ces éclats en débris. Les pierres dont la croûte seule est résistante ne sont pas rares. Malgré des lésions graves de la vessie, les deux malades ont guéri.

Un fait analogue s'est présenté à moi le 19 avril 1864, à l'hôpital Necker. La pierre était volumineuse. Une grosse tenette à crochet fut introduite. La pression restant sans effet, j'appliquai le foret conique. Dès qu'il eut pénétré à la profondeur d'un centimètre environ, la pierre fut morcelée instantanément. La griffe enlevée, je brisai les éclats par la pression avec la main et j'en fis l'extraction.

La masse que je mets sous les yeux de l'Académie représente à peu près la moitié de la quantité extraite. La plaie était cicatrisée le quatorzième jour ; le malade n'a éprouvé aucun accident.

N°ˢ 10, 11 et 12. — Trois grosses pierres arrondies, à structure mixte, médiocrement serrée. Deux de ces pierres ont un noyau distinct ; l'autre présente une masse centrale de cristaux rougeâtres, semblable à ce qu'on observe dans les grosses pierres granulées.

Grâce à la forme arrondie et à la faible consistance de ces pierres, le morcellemeut a été facile. Une seule a exigé la perforation préalable. Le malade qui portait la pierre n° 10 est mort, les deux autres sont guéris.

N° 13. — Une pierre moyenne et des débris considérables d'une autre pierre très-volumineuse. Ce calcul et tous ces fragments ont été extraits de la vessie d'un malade opéré avec succès à l'hôpital Necker en juillet 1865.

N° 14. — Deux pierres entières; deux autres pierres à moitié morcelées. Le plus gros fragment de la dernière porte la trace du foret simple, qui a pénétré jusqu'au cœur du noyau. La plupart des fragments proviennent d'une pierre plus volumineuse, qui a été morcelée la première. On remarquera la ressemblance de ces éclats avec les calculs fragmentés spontanément dans la vessie. Ces pierres sont dures et cassantes; tant qu'elles sont entières, leur résistance est grande à la pression; mais elles se fragmentent aisément, dès qu'elles sont entamées ou soumises à la percussion.

La multiplicité des calculs est une circonstance défavorable dans l'application du nouveau procédé. La manœuvre n'est pas nette. C'est ce que j'ai eu lieu d'observer en opérant en 1862 le malade Stow, qui succomba deux semaines après l'opération.

Nos 15 et 16. — Petites portions de deux pierres que j'ai morcelées, il n'y a pas longtemps, dans mon service. Dans les deux cas la guérison ne se fit pas attendre. Les deux opérations n'offrirent point de difficultés. Tous ces débris sont d'une texture très-serrée. Le calcul du malade Stow manque à la collection (1). C'est le dix-huitième cas.

(1) Les pierres fragmentées que j'ai présentées à l'Académie seront déposées dans ma collection de l'hôpital Necker. — Ces pièces figurent sur le carton n° 24. *Voir* la p. 143 du Catalogue de ma collection.

N° 17, — Pierre plate, longue, à surface granulée et fort dure. Sa longueur est de 6 centimètres deux tiers, sa largeur de 5 centimètres et demi, et son épaisseur de 3 centimètres. Placée favorablement entre les mors et fixés solidement, le foret simple pénétra à 3 centimètres et demi ; il fut remplacé par le foret *éclateur*, la pierre fut morcelée en huit morceaux. C'est le résultat le plus prompt et le plus satisfaisant.

CHAPITRE IX

MANŒUVRE OPÉRATOIRE PAR LE PROCÉDÉ MIXTE

Préliminaires de l'opération. — 1° Introduction de la tenette-forceps. — 2° Préhension de la pierre. — Précautions importantes. — Position de la pierre dans la tenette. — Morcellement de la pierre. — Perforations successives. — Emploi du foret conique. — Ecrasement de la pierre.— Nouvelle application.

Préliminaires de l'opération. — Je n'ai pas à revenir ici sur ce qui a été dit, à l'article *Cystotomie*, de l'incision du périnée, de l'urèthre et du col vésical. Nous n'avons à parler que de la deuxième partie de l'opération.

A part la division des tissus et l'ouverture d'une voie pour pénétrer dans la vessie, l'application de la nouvelle méthode comprend deux parties distinctes : l'introduction de l'appareil, et la perforation de la pierre.

Quelques mots d'abord sur les préliminaires de l'opération.

Le chirurgien range d'abord sur une table les instruments dont il a fait choix.

Il commencera par s'assurer si la griffe, l'écrou brisé, les forets fonctionnent régulièrement, et si les curseurs sont en rapport avec la longueur de la tenette et le volume présumé de la pierre.

Comme on suppose que la pierre est grosse, il est prudent de se munir, pour la briser, des moyens les plus puissants dont l'art dispose.

Aux instruments ordinairement en usage dans la taille périnéale, le chirurgien ajoute comme accessoires trois tenettes-forceps du nouveau modèle, d'une puissance graduée.

La griffe conductrice, avec l'écrou brisé, le tour-en-l'air, le poussoir, l'archet s'appliquent à toutes les tenettes.

Il faut se munir aussi de deux forets simples et d'un foret à éclatement.

Si l'opérateur et les deux aides principaux manquaient d'expérience, il serait bon de faire un essai préalable de la manœuvre. Il est essentiel pour le chirurgien d'avoir des aides intelligents.

Après la division des tissus, on procède à la deuxième partie de l'opération, qui est la plus importante. Les remarques pratiques qui suivent compléteront mon exposé de la taille médio-bilatérale.

1° Introduction de la tenette-forceps. — La première introduction d'une forte tenette-forceps présente quelques difficultés. On les écarte par la dilatation préalable de la plaie avec le doigt, et avec une petite tenette introduite dans la vessie et dont on écarte les mors pour la relever, on place un gorgeret à large gouttière à l'angle supérieur de la plaie. La tenette est dirigée de bas en haut, d'avant en arrière, de façon à ne pas peser sur la face inférieure du col, ainsi que je l'ai dit à l'article *Taille médio-bilatérale*. Les introductions subséquentes sont plus faciles.

2° Préhension de la pierre. — Il est rare, ai-je dit, qu'une pierre vésicale soit saisie sans difficulté, surtout si elle a un certain volume ; d'autant que le chirurgien ne connaît, quand l'instrument pénètre dans la vessie, ni la configuration, ni le volume de la pierre, ni la disposition des parois vésicales ; il n'est et ne peut être guidé que par ses sensations tactiles. Ce qu'on ne saurait trop lui recommander, c'est de procéder avec lenteur et ménagement dans les mouvements qu'il exécute et qui varient nécessairement, selon les cas.

Dans les cas qui nous occupent, la manœuvre que l'opérateur exécute pour saisir la pierre, a aussi ses dangers, ce qu'il ne faut pas perdre de vue.

Ou les parois vésicales sont appliquées fortement contre la pierre, ou elles s'affaissent seulement ; et dans les deux cas elles peuvent être pincées par la tenette, surtout si la pierre est petite.

Précautions importantes. — Pour prévenir cet accident, l'opérateur doit rapprocher lentement les mors de la tenette ; au moment où ils s'appliquent sur la pierre, il redoublera de précautions et aura soin de ne pas appuyer avec force l'instrument contre la surface vésicale. La pierre étant saisie, il exécute avec l'instrument chargé un mouvement de demi-rotation. Quand il retire l'instrument sans avoir saisi la pierre, il doit en rapprocher doucement les mors, sans les serrer. Les tenettes doivent être à crochets, placés l'un devant l'autre, de manière à ne pas se toucher, et d'une longueur modérée.

Une fois que la pierre est saisie, il faut savoir comment elle est placée dans la tenette, cette question est essentielle.

Position de la pierre dans la tenette. — Les instruments ordinaires de la taille ne peuvent donner aucune indication à cet égard. Les nouvelles tenettes ont l'avantage de pouvoir éclairer l'opérateur sur la position de la pierre, et elles lui offrent le moyen de modifier cette position.

La pierre peut avoir été saisie par le talon ou par l'extrémité du mors. L'opérateur introduit le poussoir par la douille, pousse la pierre et l'applique contre la partie recourbée des mors.

Dans le cas où les branches de la tenette sont très-écartées, si le poussoir pénètre à une grande profondeur, c'est un indice que la pierre est plate.

Lorsque la pierre a été saisie dans le sens de sa longueur par une de ses extrémités, l'autre extrémité fait saillie hors de la tenette, et il est à peu près impossible de faire tourner l'instrument sur lui-même (1).

Quand il en est ainsi, les mors de la tenette doivent être écartés doucement, sans toutefois lâcher la pierre, mais sans la serrer, de façon qu'elle soit libre pour ainsi dire entre les mors de la tenette. On porte alors ceux-ci vers l'extrémité de la pierre qui est restée en dehors, on réussit souvent à la mieux placer et à l'attaquer plus près du centre.

Si la pierre reste mal placée dans les tenettes, elle peut être fixée assez solidement pour être attaquée; mais l'action du foret est limitée, il n'y a qu'une sorte d'écornement, parce que la portion non embrassée resterait intacte; il faut la saisir et l'attaquer de nouveau.

Morcellement de la pierre. — Je ne fais qu'indiquer ici les points principaux de ce temps de la manœuvre.

Soit une pierre d'un volume médiocre et de consistance moyenne bien placée entre les mors, et qu'on ne peut ni extraire tout entière, ni briser par la pression. Après l'avoir fixée dans la tenette, au moyen de la griffe, on introduit le foret simple, on adapte le tour, on manœuvre avec l'archet, et le foret pénètre jusque vers le centre de la pierre. On

(1) Fig. 33, partie 1 bis.

remplace alors le foret simple par le foret à éclatement, dont la pointe s'engage dans le trou déjà pratiqué. Le nouveau foret, tourné par saccades, à l'aide de l'écrou brisé, doit avancer jusqu'à ce que la pierre éclate.

Cela fait, on rend l'écrou muet, on retire le foret, on enlève la griffe ; l'opérateur exerce ensuite une forte pression avec la tenette ; si la pierre se brise, il retire l'instrument chargé de détritus ou d'éclats, suivant la consistance de la pierre. Ce qui reste dans la vessie doit être retiré comme à l'ordinaire.

Perforations successives. — Au moment d'opérer, le chirurgien n'a que des notions confuses sur la dureté et la consistance de la pierre ; il est donc prudent de commencer l'attaque par le foret simple, et de ne se servir qu'en second lieu du foret à éclatement. Si la manœuvre est ainsi plus longue et plus fatigante pour l'opérateur, en revanche elle est plus sûre : une première perforation ayant été pratiquée, l'on ne risque pas d'engager le forêt à éclatement dans une fausse voie. Ajoutons que la perforation, qui varie suivant la dureté de la pierre et surtout d'après sa structure, a des limites dans les cas usuels ; l'éclatement occasionne peu de douleur.

Si la pierre n'éclate pas, de nouvelles perforations deviennent nécessaires ; il faut la retourner pour la perforer dans un autre sens. (V. plus loin, *Remarques sur les faits*.)

Quand la pierre est grosse et très-friable, elle se désagrége sous la simple pression de la tenette. J'ai morcelé ainsi une énorme pierre, grosse comme la tête d'un fœtus à terme.

Emploi du foret conique. — Si la tenette ne suffit pas pour opérer le morcellement, on a recours à la vis conique ; et le morcellement se produit, dès que l'écorce est entamée.

Plusieurs malades, ayant de grosses pierres murales ou uriques, granulées, ont été opérés de la sorte, avec succès et en peu de temps.

Si la pierre résiste, l'opérateur, tenant de la main gauche la griffe et les branches, saisit de la droite le foret conique et le fait pénétrer dans la pierre, par des mouvements répétés et gradués de rotation. La perforation s'achève au moyen de l'écrou brisé. On agit sur le foret éclateur par saccades et non par un mouvement de rotation continu.

Ecrasement de la pierre. — Lorsque la pierre a cédé, on relève la griffe et le foret, et, en rapprochant les anneaux avec force, on écrase la pierre, et l'on retire ce qui est resté entre les mors. On réintroduit ensuite la tenette dans la vessie, et l'on charge les éclats, qui sont retirés immédiatement, à moins que par leur volume ils n'exigent un nouveau morcellement.

La pierre étant morcelée, on doit continuer à se servir de la tenette-forceps, afin de pouvoir au besoin briser les éclats trop volumineux qui résisteraient aux efforts de la pression. C'est là le moyen de prévenir des difficultés et des accidents que j'ai observés dans mes premières opérations.

Nouvelle application. — En communiquant mon travail à l'Académie de médecine, le 10 octobre 1865, je mis sous les yeux de mes collègues la collection des débris et des éclats pierreux provenant des dix-huit opérations que j'avais faites par la nouvelle méthode.

Comme nouvel exemple, je dois rappeler ici une pierre extraite de la vessie d'un général russe. Cette pièce remarquable porte le n° 1 sur la tablette supplémentaire. J'en ai rassemblé les principaux fragments.

Au centre de cette grosse pierre on voit une énorme masse

de matière grise, terreuse, formant à peu près la moitié de la concrétion. Autour de cette partie centrale, une épaisse croûte d'acide urique, d'une teinte rouge brique. La structure de cette croûte est compacte, très-dense, à stries divergentes. A la surface extérieure, on voit de nombreux mamelons arrondis, légèrement aplatis par places, peu saillants, séparés les uns des autres par des lignes légères qui correspondent aux stries. L'aspect singulier de cette structure dépend de la manière dont la pierre a été morcelée dans la vessie.

Le malade fut opéré d'après la méthode médio-bilatérale. La pierre était trop grosse pour passer à travers la plaie. J'appliquai à la tenette-forceps l'appareil supplémentaire, et la pierre éclata sous l'action de la vis conique, dont la trace est très-visible. L'effet se produisit du centre à la circonférence.

La cassure ne présente pas partout le même aspect. Les stries, très-visibles en certains endroits, sont à peine perceptibles en d'autres. On remarquera sur plusieurs points de la surface des granulations plus saillantes que les autres, comme surperposées, qui proviennent de dépôts récents. Ces granulations ressemblent beaucoup à la petite gravelle que le malade rendait de temps en temps. L'écorce rouge de l'écorce est peu commune dans les grosses pierres; mais elle n'est pas rare dans le sable et dans la gravelle. Cette pierre présente, comme quelques autres pièces de la collection, deux parties bien distinctes, qui diffèrent à la fois par la couleur et par la structure.

Quoique l'écorce soit très-résistante, la pierre fut aisément morcelée et extraite.

CHAPITRE X

NOUVELLES OPÉRATIONS DE TAILLE PAR LA MÉTHODE MIXTE

Résultats obtenus par le procédé mixte. — Conditions défavorables à l'opération. — Perforations multiples. — Etat des organes. — Résection de la prostate. — Fongosités de la vessie. — Introduction des instruments. — Extraction de la pierre. — Observations nouvelles. — 1° Pratique privée. — Premier fait. — Deuxième fait. — Troisième fait. — Quatrième fait. — 2° Opérations pratiquées dans le service des calculeux.

Résultats obtenus par le procédé mixte. — En exposant, il y a deux ans, devant l'Académie de médecine les procédés par lesquels les pierres trop volumineuses pour être extraites entières dans la cystotomie sont morcelées dans la vessie, je rapportai dix-huit cas favorables pour démontrer l'utilité pratique d'une opération nouvelle qui est une combinaison de la taille et de la lithotritie.

J'ai pratiqué depuis six nouvelles opérations. Sur les 24 calculeux qui ont été opérés par la méthode mixte, il y a eu 5 morts et 19 guérisons. Ce résultat mérite de fixer l'attention des praticiens; en effet, dans tous ces cas, l'état des organes, aussi bien que le volume de la pierre auraient rendu la lithotritie impossible, et l'extraction du calcul par la méthode ordinaire très-dangereuse.

Les témoins de ces opérations ont vu combien est simple l'application du procédé. Hormis le temps de la manœuvre opératoire qui consiste à placer régulièrement la pierre dans la tenette, les mouvements s'exécutent avec une grande précision. Pour l'opérateur expérimenté, la taille mixte est presque aussi facile que la taille ordinaire.

Conditions défavorables à l'opération. — Résumons les principales particularités de la nouvelle méthode opératoire.

Le nouvel appareil a été construit en vue des grosses pierres plus ou moins arrondies : il n'est pas également applicable aux pierres moyennes et très-plates dont les éclats sont irréguliers et parfois difficiles à extraire.

La configuration et le volume de la pierre influent beaucoup sur le succès de l'opération. En effet, les pierres très-irrégulières sont le plus souvent mal placées dans la tenette, de sorte que le foret n'a d'action que sur la portion embrassée par les mors de l'instrument ; le reste lui échappe. Il faut en conséquence recommencer les perforations ; et c'est ce qui prolonge la manœuvre opératoire.

La consistance du calcul a aussi son importance. En effet, les pierres très-dures sont très-difficiles à perforer. Il est vrai que la plupart de ces pierres étant cassantes, éclatent facilement. A mesure que la vis conique avance, on entend des craquements, et des éclats se détachent. D'autres pierres dures n'éclatent qu'après que le foret a pénétré profondément, et dépassé le centre de la masse.

Perforations multiples. — C'est le cas des pierres murales à structure lamellée, des pierres d'acide urique impur et des calculs de cystine. La cassure de ces pierres n'est pas très-nette, et le morcellement en est difficile. Il faut retourner la pierre plusieurs fois pour pratiquer de nouvelles perforations.

Pour exécuter cette manœuvre délicate, on écarte les mors de la tenette et on les incline légèrement à droite et à gauche, et la pierre est déplacée. A l'aide d'un foret mince, qu'on introduit par la douille, on fait tourner la pierre sur elle-même et l'on s'assure qu'elle a été retournée. C'est ainsi que j'ai pu pratiquer plusieurs perforations sur la même pierre.

La plupart des calculs granuleux n'exigent pas des manœuvres aussi longues ; ils cèdent à la pression de la tenette, aussitôt que la croûte extérieure a été perforée.

Etat des organes. — Passons maintenant à l'état des organes.

Chez quelques-uns de mes opérés, il y a eu une sorte de résection de la prostate. Cet accident n'est pas aussi rare qu'on pourrait le croire dans la cystotomie.

Un de mes opérés, dont la pierre était grosse et friable, avait un catarrhe vésical et des tumeurs dans la vessie. La pierre céda à la simple pression des tenettes : le morcellement fut rapide. Après l'opération, un fragment de la prostate, très-nettement coupé, sans la moindre trace de déchirure, fut trouvé dans le caillot sanguin ; il avait le volume d'une noisette. Le malade était guéri le quinzième jour.

Chez un autre opéré, la pierre était très-volumineuse. Aussi l'opération fut-elle plus douloureuse et plus longue. Une portion de la prostate trouvée dans le sang fut également soumise à l'examen microscopique. Le malade était complétement guéri, le 27° jour.

Résection de la prostate. — Les changements que présente la prostate dans son développement morbide rendent compte des résections opérées par le lithotome. Il est probable qu'elles intéressent la tumeur médiane, qui correspond à l'angle antérieur du trigone, et qui peut aussi se placer entre les branches de la tenette, au devant de la pierre et en arrière de la douille.

J'ai observé cette particularité chez un de mes opérés, en 1864. La pierre étant saisie et fixée dans la tenette, le foret, en sortant de la douille pour pénétrer dans la vessie, rencontra un obstacle imprévu, un corps mou. Je retirai aussitôt le foret, et introduisis à sa place le poussoir, avec lequel j'exerçai une forte pression, sans provoquer de douleur. Il n'y avait qu'une production morbide, à l'angle antérieur du trigone, qui pût se placer ainsi au devant de la pierre, entre les branches des tenettes, de manière à s'opposer à l'introduction des forets. J'exécutai avec la tenette un mouvement de rotation, et la tumeur étant déplacée, la libre communication fut rétablie entre la douille et la pierre. L'opération se termina sans autre incident.

Fongosités de la vessie. — Les fongosités de la vessie ne sont que trop communes chez les calculeux. On en connaît de nombreux exemples; j'en ai observé trois cas parmi les malades opérés par la méthode mixte. Ces productions étaient particulièrement gênantes pendant l'extraction de la pierre. Quelques-unes furent saisies et amenées au dehors avec le calcul.

J'en ai réséqué une.

Introduction des instruments. — Passons maintenant à l'extraction de la pierre.

Comment doivent être extraites les grosses pierres dans la cystotomie? Tous les chirurgiens le savent. Je me bornerai à exposer quelques remarques que j'ai faites en opérant moi-même et en voyant opérer les autres.

Si l'on veut dilater sûrement le col de la vessie; il faut procéder de dedans en dehors et non d'avant en arrière ou d'arrière en avant, suivant la pratique habituelle.

Si l'on agit d'avant en arrière, les efforts que l'on fait pour introduire la tenette ou les dilatateurs refoulent le col de la vessie; de sorte qu'en avant du col, entre celui-ci et le rectum, il se forme une cavité qu'il est facile de constater.

Si l'on dilate d'arrière en avant, au moyen de la tenette chargée, les plus fortes tractions, sans agrandir beaucoup l'ouverture, amènent le col en avant et produisent des tiraillements fort douloureux. Ce déplacement du col de la vessie, qui a pour effet de faire obstacle au passage de la pierre, a fait croire à beaucoup de cystotomistes que la difficulté à la sortie de la pierre était dans le trajet de la plaie. C'est là une erreur que j'ai mise hors de doute en traitant de la taille prérectale.

Ces considérations s'appliquent à toutes les opérations de taille en général.

Extraction de la pierre. — Il me reste à parler plus particulièrement de l'extraction de la pierre dans la taille mixte, à décrire brièvement le procédé opératoire, et à présenter quelques remarques sur l'opération et ses suites.

Dans les opérations de taille, j'emploie les anesthésiques à dose modérée et seulement au début. Je n'attends pas pour opérer que la résolution soit complète. Tous mes opérés reprennent connaissance après les premiers temps de la manœuvre, c'est-à-dire lorsque la pierre est entre les mors de la tenette. C'est pendant la perforation que l'opéré reprend ses sens. En général, il souffre peu pendant la perforation et le morcellement de la pierre.

Dans mes opérations les plus récentes (30 décembre 1866, 26 février, 23 mars, 8 avril 1867), bien que le morcellement ait été long et fatigant pour l'opérateur, l'action du chloroforme avait cessé pendant la perforation de la pierre ; et les opérés, loin de se plaindre, causaient avec les assistants.

On comprend que la manœuvre ne soit pas douloureuse : en effet, l'action du foret s'exerce sur la pierre isolée et ne se fait sentir que faiblement sur la vessie. Il suffit que l'appareil soit bien soutenu, pendant que l'archet fonctionne.

Observations nouvelles. — Depuis ma communication à l'Académie de médecine, j'ai opéré sept malades, dont la pierre a été morcelée dans la vessie, trois à l'hôpital, et quatre dans ma pratique privée. Cinq de ces opérations doivent être remarquées ; j'aurai soin, en les rapportant, de signaler les analogies qu'elles présentent avec les faits déjà connus.

Dans le premier cas, que j'emprunte à ma pratique particulière, le volume de la pierre et l'état des organes rendaient la manœuvre périlleuse et difficile. Néanmoins l'opération dut être pratiquée, car il ne restait point d'autre ressource. Ces cas ne sont pas rares. Celui qui m'occupe n'est pas sans analogie avec un autre cas de la première série. (V. la pierre sur le carton n° 6.)

Les deux malades, l'un venant de Constantinople et l'autre de l'Inde, se ressemblaient par l'âge, la constitution, la période avancée de la maladie, le volume de la pierre et malheureusement aussi par le résultat de l'opération.

La pierre du premier opéré, quoique volumineuse, fut morcelée facilement ; l'opération fut moins longue et moins laborieuse que chez le dernier opéré.

Premier fait. — M. J..., plus que sexagénaire, souffrait depuis trente ans; il avait la gravelle en même temps que la pierre. La gravelle avait disparu depuis cinq mois, et c'est de cette époque que le malade faisait dater sa pierre. Il avoua cependant, en rappelant ses souvenirs, que les symptômes du mal remontaient à 25 ans.

La pierre était volumineuse, la vessie racornie ne pouvait contenir que quelques cuillerées de liquide; les douleurs étaient atroces et se reproduisaient de demi-heure en demi-heure. Il fut décidé qu'on pratiquerait la taille; l'opération eut lieu le 26 février 1867.

Les premiers temps de la manœuvre ne présentèrent que quelques difficultés pour introduire le doigt et la tenette, par suite d'une rigidité extraordinaire du col vésical. J'eus de la peine à ouvrir la tenette et à saisir la pierre : le malade paraissait souffrir beaucoup. La pierre étant placée et fixée entre les mors de l'instrument, il fut impossible d'exécuter le mouvement de demi-rotation qui précède la perforation. La pierre résista aux plus grands efforts de pression. J'appliquai l'appareil pour le morcellement, et pratiquai la perforation, comme à l'ordinaire, mais très-lentement. Le foret ayant pénétré de deux centimètres dans la pierre, la résistance diminua. Je substituai alors la vis conique au perforateur simple : elle pénétra à la profondeur de trois centimètres environ. On entendait le bruit sourd que font en éclatant les pierres friables; mais l'éclatement fut incomplet; et la pierre morcelée en partie résista à la plus forte pression.

Il fallut adapter de nouveau l'appareil et faire fonctionner la vis conique, en la faisant pénétrer plus avant dans la pierre. Celle-ci céda à la fin, et un grand nombre d'éclats furent extraits, comme à l'ordinaire. Un éclat, beaucoup plus volumineux que les autres, fut très-difficile à saisir. Je changeai plusieurs fois de tenettes. Enfin, je finis par saisir, morceler et extraire ce fragment. Une masse de tissu fongueux et graisseux apparut dans la plaie, au devant de la pierre, et sortit en même temps que le fragment. Une autre portion de ce tissu fut ramenée avec les tenettes; et à la fin, les derniers débris de la pierre furent retirés.

L'opération avait duré près d'une heure.

Le malade, rapporté dans son lit, exprimait un sentiment d'angoisse qui ne se produit pas d'ordinaire, du moins au même degré. Survinrent des vomissements, les forces tombèrent, et la mort survint le deuxième jour.

Les difficultés extraordinaires que j'éprouvai à saisir la pierre avec la nouvelle tenette provenaient sans doute du volume de la pierre et de la capacité réduite de la vessie. Cependant j'ai opéré d'autres malades qui avaient des pierres plus volumineuses et la vessie plus petite, sans rencontrer les mêmes obstacles.

Ce sont surtout les productions morbides de la vessie qui rendent la manœuvre difficile et confuse. Néanmoins j'avais opéré avec succès, dans des circonstances analogues. Je suppose que la vessie présentait une disposition anomale, une sorte de cavité ou de grande cellule au côté gauche du basfond. C'est là que se trouvait le dernier fragment, qui fut si difficile à saisir. J'ai beaucoup regretté que l'autopsie n'ait pas été faite.

Deuxième fait. — La deuxième opération fut pratiquée le 24 mai 1866.

Un homme de soixante-huit ans, sujet à la gravelle pendant vingt ans, finit par avoir la pierre. Quand je le vis, les premiers symptômes dataient de cinq ou six ans. Je reconnus, au moyen de la sonde, que la pierre était grosse et dure. Après la préparation ordinaire du malade, je fis une exploration plus complète avec le lithoclaste, et cédant aux instances du malade, j'essayai sans succès de morceler la pierre. Il fallut en venir à la cystotomie, que le malade redoutait beaucoup; elle fut pratiquée, le 24 mai 1866, par le procédé médio-bilatéral.

Le premier temps de la manœuvre fut interrompu par la rupture d'un des liens de contention. Cet accident prolongea l'opération, dont la durée totale fut de quarante-cinq minutes. La pierre se trouvant bien placée dans l'instrument, j'employai le foret éclateur, et la pierre fut morcelée. Les fragments furent saisis et extraits sans effort; mais il fallut introduire la tenette plusieurs fois, et les deux derniers fragments me donnèrent un peu de peine.

De tous les calculeux à qui j'ai morcelé une grosse pierre dans la vessie, l'opéré en question est celui qui a perdu le plus de sang. Il me tardait que la manœuvre fût terminée, pour voir s'arrêter l'écoulement sanguin; ce qui eut lieu effectivement (1).

Le malade, remis dans son lit, fut réchauffé non sans difficulté. Je prescrivis des moyens légèrement toniques. Le calme revint; l'urine s'écoula par la sonde, et il n'y eut pas un mouvement de fièvre. La sonde fut retirée en temps utile, et l'urine passait par le canal dès le quinzième jour. Le dix-huitième jour le malade sortit à pied. Toutes ses fonctions s'exerçaient régulièrement.

La pierre avait éclaté de façon que tous les fragments purent être rapprochés; et ainsi fut reconstitué le calcul, ovoïde et légèrement aplati. On a pu en faire autant de deux autres

---

(1) Dans vingt-quatre opérations par la taille mixte, je n'ai pas observé une seule hémorrhagie provenant de la division des tissus. Cela tient au peu de longueur que je donne aux incisions et aux tissus qui sont divisés. Le sang, qui s'écoule quelquefois abondamment pendant la manœuvre, s'est toujours arrêté de lui-même après l'extraction des derniers débris, et sous l'influence de l'incision vésicale que l'on pratique pour faciliter les recherches.

pierres qui figurent sur les cartons. Toutes ces pierres sont fragiles, à stries irradiantes, à structure très-serrée, à cassure nette.

Troisième fait. — Le troisième malade qui a été opéré par le nouveau procédé se trouvait dans des conditions favorables. Cet homme, âge de vingt-neuf ans, souffrait de la pierre depuis l'âge de quatre ans. Les douleurs ayant augmenté dans ces derniers temps, il vint à Paris réclamer mes soins. Comme il redoutait beaucoup la cystotomie, j'ai dû commencer par faire une tentative de lithotritie. La pierre n'ayant pu être saisie avec un gros forceps, elle le fut avec un fort trilabe. J'acquis la conviction, en la perforant, qu'elle était très-dure; et j'insistai en conséquence sur l'utilité de la cystotomie. Le malade ne se décida toutefois à subir l'opération qu'après plusieurs tentatives de lithotritie, dont le résultat fut insignifiant.

La cystotomie fut pratiquée le 30 décembre 1866. Les essais antérieurs de lithotritie m'avaient renseigné sur l'état de la vessie et sur le volume de la pierre. Fixée entre les mors de la tenette, la pierre fut morcelée deux fois. L'extraction des débris ne présenta point de difficultés; et il n'y eut pas le moindre indice de réaction. La sonde placée dans la plaie fut enlevée le sixième jour et l'urine commença à s'écouler en partie par l'urèthre. Le 9 janvier 1867, le malade resta levé une partie de la journée. Il mangeait et dormait bien; les forces revenaient. Le 5 février, la plaie était cicatrisée. Les débris de la pierre pesaient 40 grammes; l'éclat le plus volumineux avait trois centimètres de long sur deux et demi de largeur et d'épaisseur.

L'opération a été des plus heureuses; la pierre a été saisie aisément, détruite et extraite sans effort ni violence.

Quatrième fait. — La quatrième opération de la seconde série, par le nouveau procédé, fut pratiquée le 8 avril 1867 dans une maison de santé.

Rien à noter dans les premiers temps de la manœuvre. La pierre, ayant été saisie sans difficulté, résista à la plus forte pression ; elle n'éclata qu'après avoir été perforée à la profondeur de trois centimètres, sous l'action du foret conique. Cette pierre, d'acide urique impur, d'une structure lamellée, à couches serrées, était excessivement dure et non cassante. L'extraction des débris se fit comme à l'ordinaire. La sonde, placée dans la plaie, fonctionna très-régulièrement. L'urine, muqueuse et sanguinolente les trois premiers jours, s'éclaircit ensuite ; il n'y eut point la moindre réaction fébrile ; et la convalescence marcha rapidement.

Tous ces cas sont empruntés à ma pratique privée. Je vais parler maintenant des malades qui ont été opérés par le nouveau procédé, dans mon service, à l'hôpital Necker.

2° Opérations pratiquées dans le service des calculeux. — Le premier de ces malades fut opéré à la fin de décembre 1865. La pierre, volumineuse, remplissait presque la vessie ; mais elle n'offrait point de résistance. A peine fut-elle attaquée par le foret conique, qu'elle se désagrégea.

L'opération ne présenta aucune difficulté, elle dura moins qu'à l'ordinaire ; et l'extraction fut facile. Toutefois la plaie se ferma très-lentement. Deux malades, opérés deux ans auparavant, dans des conditions analogues, avaient présenté des phénomènes tout différents.

Le deuxième malade fut opéré le 14 mars 1867. Il avait un gros calcul de cystine, ovoïde, légèrement aplati, long de cinq centimètres et demi, que je parvins à placer d'une manière assez favorable et à fixer solidement.

Je pratiquai aussitôt une perforation de trois centimètres et demi. J'introduisis ensuite le foret à éclatement, sans que la pierre éclatât. Le foret fut retiré, et j'essayai en vain d'écraser la pierre sous une forte pression de la tenette. Je la saisis alors par un autre côté, et introduisis de nouveau le foret à éclatement. Je pratiquai deux nouvelles perforations dont les traces sont très-visibles sur la coupe de la pierre. Enfin la pierre éclata avec un bruit distinct, mais non proportionné à la résistance du calcul. Les éclats d'un volume moyen furent extraits sans effort. Il en restait un plus gros, qui fut très-heureusement placé dans la tenette, et que j'essayai de retirer entier. Il avança sous une forte traction, et fut enfin extrait, non sans de vives douleurs. Je regrettai de ne l'avoir pas morcelé. L'opération n'offrit point d'autre incident, et se termina comme à l'ordinaire. La sonde, placée dans la plaie, fonctionna régulièrement, et la convalescence ne fut pas entravée. Cependant l'opération avait duré très-longtemps, et les mouvements de la tenette étaient gênés par la présence d'une production fongueuse qui se montrait à travers la plaie.

Au moment de subir l'opération, le malade se trouvait épuisé par les douleurs presque incessantes de la pierre; sa faiblesse était si grande, que j'hésitais à l'opérer. L'issue de l'opération a prouvé que tout le mal se réduisait à la pierre.

La pierre de ce malade est la dernière du carton n° 9, contenant les calculs de cystine.

Le dernier malade fut opéré à l'hôpital, le 13 avril 1867. C'était un homme de trente-neuf ans, qui souffrait horriblement de la pierre. Comme il redoutait beaucoup la taille, je me décidai à attaquer la pierre avec le forceps fenêtré. Elle était dure et volumineuse. La vessie, très-irritable, rendait la manœuvre douloureuse. En renouvelant la première ten-

tative de lithotritie, je trouvai les organes encore plus irri-
tés; le moindre contact de l'instrument produisait les plus
vives douleurs, et des douleurs persistantes. La taille, que je
proposais au malade, fut d'abord refusée et enfin acceptée,
L'opération n'a rien présenté d'extraordinaire. La pierre,
déjà attaquée par le forceps, a été morcelée avec la tenette
seule. Les fragments en ont été extraits avec facilité. La
sonde, placée dans la plaie, fonctionne régulièrement; la
fièvre diminue sensiblement, le calme se rétablit, et le travail de cicatrisation est régulier. J'ai enlevé la sonde le 18,
c'est-à-dire le sixième jour de l'opération; et l'amélioration
se maintient.

Ici l'introduction était urgente. Il fallait extraire sans
délai la pierre, dont la présence occasionnait de vives douleurs, et calmer l'irritation de la vessie, irritation qui avait
encore augmenté depuis les tentatives de lithotritie. Le résultat de cette opération a dépassé toutes mes espérances.

CHAPITRE XI

REMARQUES SUR CES FAITS

Forme, volume et dureté de la pierre. — Inégalité des fragments. — Pierres multiples. — Pierres dures et cassantes. — Productions morbides du col de la vessie. — Exemple. — Fongosités. — Conclusions.

Nous allons passer rapidement en revue les principales circonstances qui peuvent influer sur l'exécution et les résultats de la manœuvre opératoire dans la taille mixte.

Forme, volume et dureté de la pierre. — C'est en examinant de près les débris pierreux résultant de l'opération, qu'on se rendra compte de l'action des forets et de la tenette sur la pierre. Aussi ai-je eu le soin de conserver les débris et les éclats en grand nombre.

Citons seulement quelques faits.

— J'ai broyé avec l'appareil à morcellement deux grosses pierres murales lamellées, très-dures, à surface mamelonnée. Remarquons, à ce propos, que les grosses pierres sphéroïdales étant plus aisément saisies et mieux embrassées par les mors, sont plus sûrement perforées dans leur partie cen-

trale, de sorte qu'elles éclatent avec plus d'uniformité.
(Figure 35.)

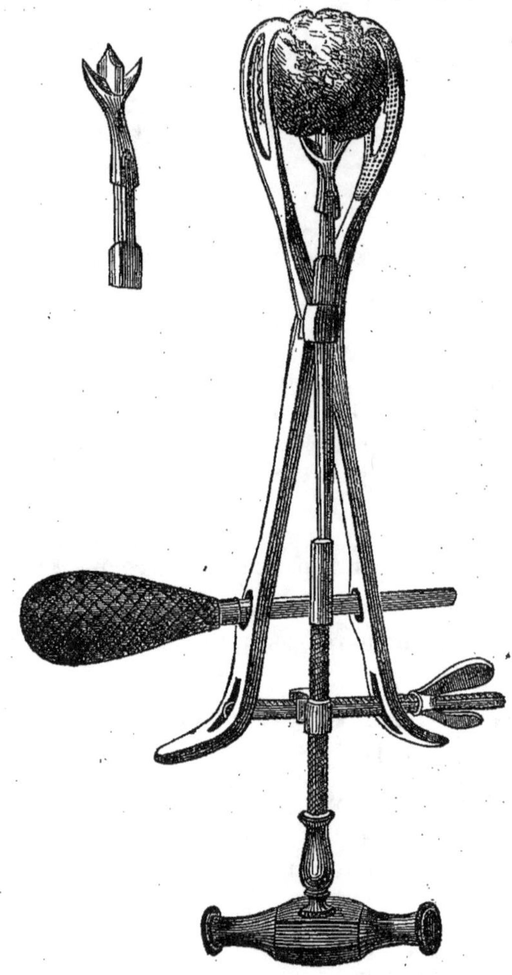

Fig. 35.

— Les grosses pierres plates, heureusement rares, sont
difficiles à saisir ; mal placées entre les mors, elles sont rarement perforées par le centre. Quelquefois le perforateur

glisse sur elles et ne fait que labourer leur surface (1).
— Quelquefois les pierres ovoïdes, si communes, sont légèrement aplaties ; on réussit, malgré cela, à les fixer so-

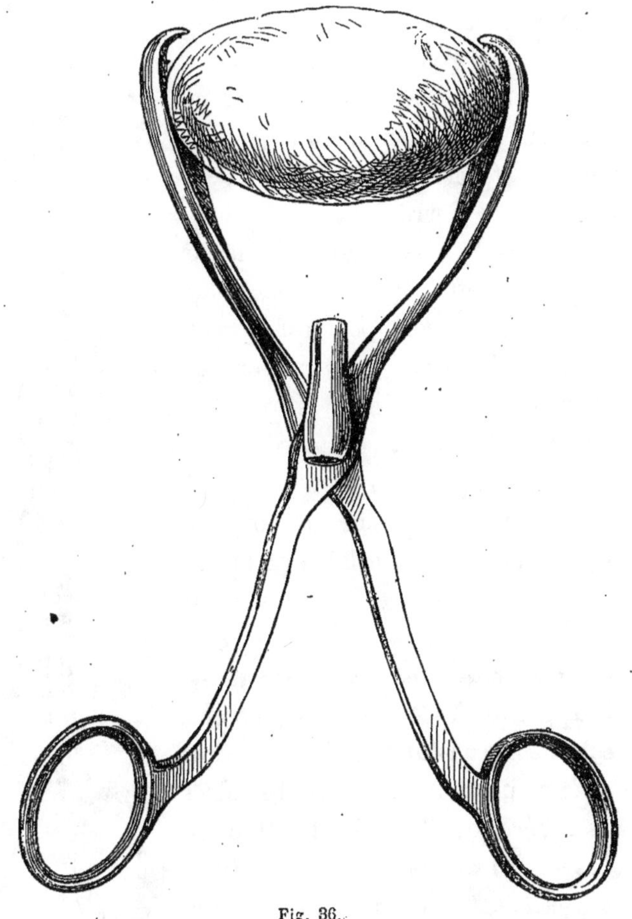

Fig. 36.

lidement dans la tenette, mais rarement à les saisir par le milieu.

(1) Il ne faut pas croire que les choses se passent toujours comme on le voit dans ces deux cas, où le foret, agissant sur une pierre plate, mais bien placée dans la tenette, a suivi la direction centrale.

Elles sont placées de telle sorte qu'une de leurs extrémités est beaucoup plus saillante que l'autre hors de la tenette (v. la fig. 37). Comme la portion qui fait saillie hors de l'instrument échappe à l'action des forets, on comprend pourquoi la plupart des cas de débris pierreux présentent un fragment plus volumineux que les autres, et forment le tiers ou la moitié de la pierre.

Lorsque la pierre est mal placée dans la tenette, on a recours à un instrument appelé *poussoir*, parce qu'il sert à pousser la pierre vers les crochets. L'instrument est poussé, soit avec la main, soit à coups de marteau frappés sur son extrémité extérieure. Au besoin, le poussoir sert à déplacer des éclats et à briser des fragments.

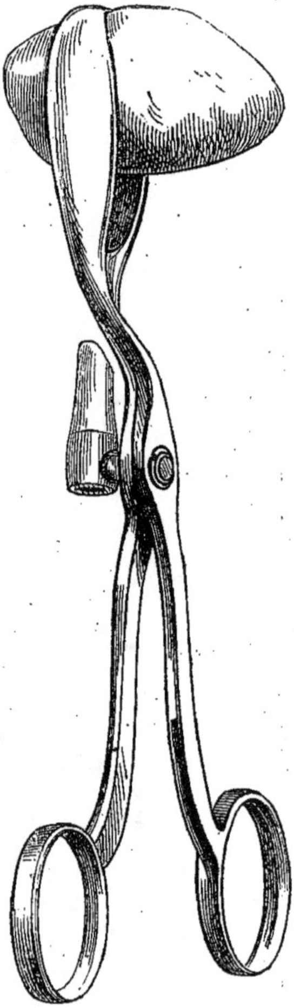

Inégalité des fragments. — L'inégalité des fragments pierreux est une circonstance défavorable qui atténue pour le malade les bénéfices de l'opération. En effet, l'extraction des gros fragments peut être très-laborieuse et avoir des suites graves, ainsi que je l'ai observé dans trois des premiers cas que j'ai observés. Ces gros fragments doivent être morcelés comme la pierre entière.

Fig. 37.

Mais il est constaté que la tenette-forceps n'agit pas sur les pierres moyennes avec autant de puissance et de sûreté que sur les grosses pierres. Quand on saisit les fragments de la pierre pour les morceler à leur tour les branches de la tenette ne sont pas assez écartées pour que la griffe conductrice et les forets puissent fonctionner.

Il faut ou prendre une tenette dont les branches soient plus écartées, ou recourir à la percussion, procédé de morcellement qu'il serait souvent utile d'employer, si les coups répétés du marteau étaient sans inconvénient pour l'opéré.

J'y ai eu recours aussi pour chasser des éclats qui gênaient l'action de la tenette.

Ce temps de l'opération présente quatre-vingt-dix-neuf fois sur cent de la confusion.

Si l'on procède immédiatement à l'extraction des premiers débris, le gros éclat devient gênant, et si l'on attaque d'abord ce dernier, les débris rendent la manœuvre confuse. C'est ce que j'ai constaté pour la première fois le 4 janvier 1862, dans un cas remarquable.

Pierres multiples. — Les pierres multiples ne sont pas favorables à la taille mixte. J'ai opéré par ce procédé trois malades ayant plusieurs pierres, et j'ai toujours remarqué que la manœuvre manquait de précision.

On voit sur le carton n° 24 de la collection, deux pierres entières à côté de deux autres pierres à moitié morcelées. Le plus gros fragment de la dernière porte les traces du foret simple, qui a pénétré jusqu'au cœur du noyau. La plupart des fragments proviennent d'une pierre volumineuse, qui fut morcelée la première.

L'opération se termina heureusement. Chez un malade opéré le 26 mars 1863, une pierre fut saisie et écrasée par la pression ; l'extraction des éclats ne présenta point de difficulté. Je saisis ensuite une autre pierre beaucoup plus grosse, et fis de vaines tentatives pour l'extraire. J'eus recours au perforateur conique, mais je ne pûs détacher que de petits éclats. L'extraction fut très-laborieuse, et des accidents généraux qui se manifestèrent quelques jours après l'opération enlevèrent le malade.

Pierres dures et cassantes. — Les pierres très-dures et cassantes sont difficiles à perforer, mais elles éclatent promptement. A mesure que le foret conique avance, on entend le craquement qui annonce que les éclats de pierres se détachent.

D'autres pierres dures n'éclatent qu'après que le foret a pénétré à une certaine profondeur, et que sa pointe a dépassé le centre de la pierre. C'est ce qui a lieu pour quelques pierres murales à structure lamellée, les pierres d'acide urique impur et les calculs de cystine. La cassure de ces pierres n'est pas très-nette. Ce n'est pas sans difficulté non plus qu'on parvient à les morceler. Il faut souvent retourner la pierre pour faire de nouvelles perforations.

Voici comment on exécute cette manœuvre : On écarte les mors de la tenette, on les incline légèrement à droite et à gauche. La pierre se déplace quelque peu ; on introduit alors par la douille un foret simple et mince, jusqu'à la pierre, on fait tourner celle-ci sur elle-même, et l'on s'assure avec le même foret qu'elle a été retournée. C'est ainsi que j'ai perforé en divers sens quelques-unes des pierres de la collection.

Il est à peine besoin de répéter que la plupart des calculs granuleux cèdent à la pression de la tenette, aussitôt que la croûte extérieure a été perforée.

Productions morbides du col et du corps de la vessie. — Chez quelques opérés par la cystotomie, il y a eu une sorte de résection de la prostate. Cet accident, dont il a été déjà question, n'est pas aussi rare qu'on pourrait le croire.

L'un des deux opérés, dont la pierre était grosse et friable, avait un catarrhe vésical et des tumeurs dans la vessie. La pierre céda à la simple pression des tenettes. Le morcellement fut rapide et ne présenta rien d'extraordinaire. Après l'opération, un fragment de la prostate, très-nettement coupé, sans la moindre trace de déchirure, fut trouvé dans le caillot sanguin; il avait le volume d'une noisette. Le malade n'en ressentit aucun effet fâcheux; il était guéri le quinzième jour.

Au bout d'un mois il sortit de l'hôpital.

Chez le deuxième malade, la pierre était très-volumineuse. L'opération fut plus douloureuse, le morcellement plus long. La portion de prostate réséquée fut trouvée dans le sang et soumise à l'examen microscopique. Le malade était guéri le vingt-septième jour.

En se rappelant les divers changements que présente la prostate dans son développement morbide, on se rend compte des résections opérées par le lithotome. On peut supposer qu'elles intéressent ordinairement la tumeur médiane, située à l'angle antérieur du trigone.

Exemple. — Cette tumeur peut se placer aussi entre les branches de la tenette, au-devant de la pierre et en arrière de la douille.

J'ai observé cette particularité chez un de mes opérés, à la fin de 1864. La pierre étant saisie et fixée dans la tenette, le foret, en sortant de la douille pour pénétrer dans la vessie, rencontra un obstacle imprévu, un corps mou. Je retirai aussitôt le foret, et introduisis à sa place le poussoir, avec lé-

quel j'exerçai une forte pression, sans provoquer de douleur.
Il n'y avait qu'une production morbide, à l'angle antérieur
du trigone, qui pût ainsi se placer au devant de la pierre,
entre les branches des tenettes, de manière à s'opposer à l'introduction des forets. J'exécutai, avec la tenette chargée, un
mouvement de quart de cercle; la tumeur étant déplacée,
la libre communication fut rétablie entre la douille et la
pierre. L'opération se termina sans autre incident.

Fongosités. — Les fongosités de la vessie ne sont que
trop communes chez les calculeux ; on en connaît de nombreux exemples. J'en ai observé trois cas, parmi les malades opérés par la taille mixte. Ces productions étaient
particulièrement gênantes pendant l'extraction de la pierre.
Quelques-unes furent saisies et amenées au dehors avec le
calcul.

J'en ai réséqué une.

Conclusions. — Tous les malades que j'ai opérés par le
nouveau procédé, hormis un enfant et un adulte, avaient des
calculs trop volumineux pour franchir la plaie périnéale sans
occasionner de graves désordres.

Dans aucun cas je n'ai observé ces réactions formidables
qui suivent trop souvent l'extraction laborieuse de la pierre.

Sur 18 opérés, j'en ai perdu 4, et j'en ai guéri 14.

La convalescence a marché vite et régulièrement. Dans
8 cas des plus favorables, l'urine a repris son cours par l'u-
rèthre, du onzième au seizième jour. Dans 3 cas seulement,
l'urine a continué de s'écouler par la plaie au delà du trentième jour. Dans tous les cas, la plaie s'est fermée.

J'attribue ces heureux résultats au peu d'étendue de l'incision médio-bilatérale, à l'absence de toute manœuvre vio-

lente pour l'extraction de la pierre, et aux précautions que je prends toujours pour que la plaie ne soit pas en contact avec l'urine.

Voilà des faits acquis à la pratique qui fournissent les éléments d'une méthode rationnelle, régulière, applicable à un grand nombre de cas.

Sans doute il faut des observations en plus grand nombre pour élucider complétement la question complexe du morcellement des grosses pierres dans la vessie. En attendant, mon expérience personnelle m'autorise à penser dès à présent que ce nouveau procédé opératoire rendra d'utiles services.

Il n'est pas certes exempt de difficultés ; peut-être est-il inapplicable dans quelques cas exceptionnels. Mais il offre une précieuse ressource, dans les cas graves, où tous les autres moyens font défaut.

Les instruments placés sous les yeux de l'Académie ont été successivement perfectionnés et soumis aux épreuves les plus décisives.

Il n'est point de cystotomiste exercé qui ne puisse s'en servir avec avantage. Il suffit de se familiariser avec la manœuvre. J'en parle par expérience, ayant surmonté par l'exercice les difficultés qui m'avaient arrêté dans mes premières tentatives, lorsque je procédais à tâtons et sans règles fixes.

A l'exception de trois, tous mes opérés étaient dans des conditions défavorables, surtout eu égard au volume de la pierre. Dans la plupart de ces cas, les ressources de l'art sont peu de chose ; presque tous les opérés succombent.

Je soumets cette réflexion au chirurgien anglais qui a critiqué ma méthode, et je ne doute pas qu'il ne modifie sa manière de voir, s'il veut bien consulter les relevés publiés par son compatriote Earle.

Examinons les résultats de mes opérations.

Sur vingt-quatre malades opérés par la taille mixte, il y a eu cinq morts. L'issue fâcheuse de l'opération, dans ces cinq cas, peut s'expliquer par le volume insolite de la pierre et le mauvais état des organes. Dans trois cas, un éclat volumineux a rendu l'opération très-laborieuse.

Des dix-neuf malades qui ont été sauvés, douze sont guéris du onzième au vingtième jour, sans fièvre, sans réaction d'aucune sorte ; la convalescence a été régulière et rapide.

Dans neuf cas, l'urine a continué de couler par la plaie au delà du trentième jour.

Dans un cas seulement, la plaie se rouvrit à plusieurs reprises et laissa suinter quelques gouttes d'urine.

Quatre de mes opérés, parmi ceux dont la guérison s'est fait le plus attendre, ont conservé pendant quelques mois un trouble fonctionnel de la vessie ; mais l'état local a fini par se modifier et s'améliorer complétement. On se souviendra que chez les vieillards, surtout lorsque les souffrances ont eu une longue durée, le rétablissement complet est assez lent.

Tous les chirurgiens qui ont suivi les malades après l'opération, ont été étonnés de voir les choses se passer aussi bien, à la suite d'une manœuvre longue et douloureuse.

Quelques chirurgiens qui ont sans doute plus d'imagination que d'expérience, séduits par ces résultats favorables, cherchent déjà à agrandir le cercle des applications de la taille mixte et se proposent de généraliser l'emploi de ce procédé, sous les dénominations de *lithotritie périnéale, lithotritie par une voie artificielle*, etc.

Aux remarques qui ont été faites plus haut sur les diverses méthodes opératoires, j'en ajouterai une autre : c'est que la lithotritie régulièrement appliquée, dans les limites de son action, donne de si bons résultats, qu'il me semble inutile d'innover. D'autre part, la cystotomie ordinaire, après les perfectionnements qu'elle a reçus, satisfait aux besoins ordinaires de la pratique ; et il suffit de l'appliquer avec discernement. Enfin, la combinaison de la taille et de la lithotritie vient à bout des cas réfractaires à la cystotomie simple. Ainsi, l'art est pour le moment en possession de toutes les ressources indispensables.

CHAPITRE XII

CHOIX D'UNE MÉTHODE POUR TRAITER LES CALCULEUX

Article premier. Réflexions préliminaires.— Historique.— Insuffisance du cathétérisme ordinaire. — Explorations préliminaires. — Règle de conduite. — Cas compliqués. — Choix d'une méthode. — Article II. La cystotomie après des essais de lithotritie. — Première observation. — Deuxième observation. — Article III. Objections contre la taille mixte. — Durée de l'opération dans la taille simple et dans la taille mixte. — Extraction des débris pierreux.

ARTICLE PREMIER

Réflexions préliminaires. — Le choix d'une méthode opératoire pour le traitement des calculeux est une des questions qui ont le plus préoccupé les chirurgiens de notre pays.

Hâtons-nous de dire qu'elle a été envisagée au point de vue théorique plutôt que pratique, et dans l'intérêt d'une méthode plutôt que dans celui de la pratique en général. J'ai essayé, dans le *Parallèle*, de résoudre cette question, après avoir mis en regard la taille et la lithotritie dans leurs principaux rapports. Sans ce parallèle complet, on ne peut formuler que des opinions erronées.

Historique. — En 1835, cette grave question fut longuement agitée à l'Académie de médecine; mais la discussion, qui dura plusieurs séances, ne fut pas bien conduite, et l'on ne parvint pas à s'entendre. Les adversaires de la lithotritie prétendaient que cette opération devait être considérée comme une méthode exceptionnelle, et la taille comme la méthode générale.

Cette distinction, mise en avant pour les besoins de la cause que l'on voulait soutenir quand même, n'était point fondée sur les enseignements de la pratique.

Laissant de côté les faits cliniques, les défenseurs exclusifs de la cystotomie se bornèrent à discourir sur le volume de la pierre, sans tenir compte de l'état des organes qui la renferment. Partant de cette doctrine qu'on cherchait à établir, les adversaires de la lithotritie raisonnaient à peu près ainsi : Un calculeux se présente au chirurgien, celui-ci constate au moyen de la sonde la présence de la pierre, et, suivant que la pierre est grosse ou petite, il opte immédiatement pour l'une ou l'autre opération.

Insuffisance du cathétérisme ordinaire. — Ce raisonnement est spécieux ; on n'oublie seulement qu'une particularité essentielle, c'est que, sauf un très-petit nombre de cas, le cathétérisme ordinaire ne fournit que des renseignements insuffisants et des indications illusoires. Or, il importe beaucoup d'être bien renseigné, et sur la pierre elle-même, et sur l'état des organes, avant d'opérer, si l'on veut que l'opération soit régulièrement pratiquée.

Le cathétérisme simple n'apprend rien sur les productions morbides de la vessie. Quant à la pierre, il n'en fait connaître ni le volume exact, ni la configuration, ni la consistance. Conséquemment, l'opérateur qui se borne à cette exploration superficielle est réduit à procéder à tâtons, ou mieux, à l'aventure, en pratiquant une des opérations les plus difficiles de la chirurgie.

Ce n'est pas nous qui conseillerons une telle pratique aux jeunes chirurgiens.

Explorations préliminaires. — La voie la plus sûre, quand on veut se conformer aux exigences de la pratique, est celle des explorations méthodiques; telles que je les ai exposées dans le chapitre consacré au traitement préparatoire. Ces explorations répétées sont le meilleur guide pour le choix d'une méthode, j'entends un choix judicieux et motivé.

Il importe de noter ici quelques distinctions. Laissons de côté pour le moment les cas où la lithotritie est manifestement contre-indiquée, et où il ne s'agit que de choisir parmi les meilleurs procédés en usage pour la taille. Ne parlons que des cas où la taille et la lithotritie sont également possibles. Il va sans le dire, que le devoir de l'opérateur, dans ces cas, est de choisir la méthode qui présente à la fois moins de danger et plus de chances de succès. Il est évident que le choix ne saurait être fait d'emblée et dès la première visite.

Règle de conduite. — Voici ma manière habituelle de procéder :

Après avoir acquis, à l'aide d'une exploration suffisante, toutes les notions dont j'ai besoin pour établir un diagnostic exact, j'ai recours à la lithotritie, toutes les fois qu'elle me paraît avantageuse. C'est la méthode la plus simple et la moins dangereuse pour le malade. Je continue le traitement jusqu'à ce que je sois arrêté.

Dans les cas simples, de pierre petite ou moyenne, la lithotritie réussit généralement. Il en est autrement dans les cas compliqués. Si la pierre est dure et volumineuse, si elle résiste à la pression du forceps, si la vessie ne tolère pas les manœuvres, si, en un mot, la lithotritie présente des difficultés majeures ou de graves inconvénients, après une ou plusieurs tentatives, j'ai recours à la cystotomie, dont l'absolue nécessité m'est démontrée.

Un point essentiel à noter, c'est qu'il arrive souvent dans ces circonstances difficiles, que les tentatives de lithotritie provoquent des phénomènes de réaction, et surtout des contractions exagérées de la vessie qui aggravent la position du malade et dont les suites peuvent être fâcheuses, si on ne se hâte d'y remédier par l'extraction immédiate de la pierre au moyen de la taille, laquelle présente généralement beaucoup de chances heureuses.

Cas compliqués. — Dans les cas compliqués, le choix d'une méthode opératoire est une question bien plus difficile. Les difficultés dépendent principalement de l'incertitude du diagnostic avant l'opération. Il y a là un problème très-complexe. L'opérateur doit redoubler d'attention, et n'agir qu'à bon escient; d'autant plus que les lésions organiques, dans ces cas graves, ne contre-indiquent pas seulement la lithotritie; elles exercent aussi une influence considérable sur l'opération de la taille.

Les praticiens ne sauraient trop méditer les faits exposés au chapitre des cas compliqués, en s'aidant des figures qui sont comme une démonstration pratique de ces faits.

L'âge mérite aussi quelque considération. Chez les enfants, la cystotomie, ainsi que l'a appris l'expérience, offre des avantages incontestables, du moins dans les conditions ordinaires. Chez les vieillards, au contraire, quelles que soient les difficultés de la manœuvre opératoire, par suite des déformations que présente la vessie, sous l'influence d'un état morbide, on doit, autant que possible, donner la préférence à la lithotritie.

Je ne pousserai pas plus loin ces remarques, parce que la

question du choix d'une méthode a été longuement traitée dans mon *Parallèle des moyens de traiter les Calculeux*; et d'ailleurs, on trouvera ce qui manque dans ce résumé, en parcourant quelques-uns des chapitres de cet ouvrage.

Choix d'une méthode. — Si on laisse de côté toute doctrine plus ou moins élaborée ou tiraillée et qu'on la renferme dans le cercle de la pratique, on arrive à un résultat satisfaisant; la manière de procéder est facile.

1° Toutes les fois que le volume du calcul le permet, il faut recourir à la lithotritie qui est l'opération la plus utile au malade et devient, par cela même, la méthode la plus générale.

2° Lorsque le malade ne se trouve pas dans sa sphère d'action, on doit recourir à la cystotomie, et plus particulièrement à celui de ses procédés qui convient le mieux à chaque catégorie de cas.

Par exemple, la taille médio-bilatérale pour les pierres multiples de moyenne grosseur ; la cystotomie suspubienne est réservée pour quelque grosse pierre. La taille périnéale, avec le procédé du morcellement se substitue heureusement à la taille hypogastrique. Tel est l'ordre que trace la pratique, par lequel les difficultés qui se présentent sont écartées. C'est pendant le traitement qu'on les constate.

Ce choix de la méthode ne peut être fait que pendant le traitement, à mesure que le diagnostic se fortifie et s'épure et qu'on est mieux fixé sur les difficultés qui se présentent. Mais faire ce choix, à l'exemple de beaucoup de chirurgiens, avant de connaître exactement le volume, la dureté de la pierre et l'état des organes, c'est vouloir juger une question que l'on ne connaît pas ; aussi est-on souvent réduit à changer de méthode, la première qu'on avait choisie se trouvant inapplicable.

ARTICLE II

La cystotomie après des essais de lithotritie. —
Un grand nombre de calculeux que l'on opère par la taille
simple ou mixte ont été soumis préalablement à des essais
de lithotritie, ou tout au moins à des explorations vésicales
par les instruments lithotriteurs.

Ces explorations et ces tentatives de lithotritie ont été
blâmées par quelques chirurgiens, comme produisant des
douleurs inutiles et pouvant diminuer les chances de succès
de cystotomie. Il y a longtemps que j'ai combattu cette fausse
doctrine (1). Je ferai remarquer seulement que, dans toute
pratique régulière, on doit commencer par recourir aux explorations, qui facilitent le diagnostic, et par essayer la lithotritie, méthode moins douloureuse et moins dangereuse
que la taille. On a recours à la cystotomie, quand la lithotritie est impuissante, et à la cystotomie mixte, quand la taille
simple est insuffisante. Telle est la gradation naturelle qui
doit servir de règle à l'opérateur.

Il est évident que la pierre trop volumineuse et trop dure
pour céder à l'action des instruments lithotriteurs doit être
extraite par une ouverture artificielle, et que la pierre trop
grosse pour passer par cette ouverture doit être morcelée
dans la vessie. C'est ainsi qu'on peut arriver naturellement à
la meilleure méthode de traitement.

Cependant, il convient, en toute circonstance, de procéder
avec réflexion et mesure. Il ne faut pas se décider d'emblée
pour les moyens extrêmes. Telle pierre volumineuse, ou que
l'on juge telle, après une simple exploration avec la sonde,

(1) Voir la *Sixième Lettre* et le *Parallèle*.

n'est pas réfractaire à la lithotritie, car elle est friable, et elle se désagrége facilement sous l'action du trilabe.

Si la pierre résiste aux instruments lithotriteurs, la tentative équivaut dans tous les cas à une exploration plus complète et très-utile pour l'application d'autres moyens. Je n'ai jamais remarqué que les explorations préalables et les tentatives de lithotritie aient diminué les chances heureuses de la cystotomie. Je ne citerai qu'un seul fait.

Un malade que j'opérai le 4 février 1862 se trouvait dans des conditions exceptionnelles. Trois tentatives de lithotritie avaient eu lieu, sans que la pierre pût être saisie. Le chloroforme, auquel on avait eu recours une fois, avait produit des phénomènes inquiétants.

La vessie était racornie, la pierre grosse et dure. L'impossibilité d'introduire la sonde à dard me fit renoncer à la taille hypogastrique. Je pratiquai la taille mixte. L'opération fut longue et très-douloureuse, le malade n'ayant pas été chloroformé. La pierre, saisie, non sans peine, fut bien placée dans la tenette et morcelée en peu de temps. L'opéré se remit promptement, et un succès complet couronna cette grave opération. La sonde avait été placée dans la plaie, comme à l'ordinaire, mais elle fonctionnait mal ; je l'introduisis par l'urèthre, et elle livra passage à la totalité de l'urine.

Dans les caillots sanguins fut trouvée une portion de la prostate qu'avait coupée une des branches du lithotome. Cet accident n'amena aucune complication fâcheuse. Le malade, rapporté dans son lit, prit quelques cuillerées d'une potion cordiale, et peu après le calme se rétablit. La guérison était assurée dès le quatorzième jour.

Voici deux observations récentes qui prouvent clairement que les essais de lithotritie n'empêchent point le succès de l'opération de la taille :

Première observation. — M. le vicomte de Villeneuve, de Toulouse, âgé de vingt-neuf ans, demeurant à Paris, hôtel du Helder.

Opéré par la taille médio-bilatérale le 30 décembre 1866. — Guérison.

M. de Villeneuve fait remonter à l'âge de quatre ans ses premières souffrances de vessie; il y aurait vingt-cinq ans, par conséquent, qu'il aurait la pierre. Tentatives infructueuses de lithotritie à Toulouse.

Le 26 novembre 1866, premier essai de lithotritie à Paris. — Le lithoclaste à mors plats et celui à mors fenêtrés ne peuvent fixer la pierre. M. Civiale déclare au malade que sa pierre est grosse, dure, et que la lithotritie n'est pas applicable. M. de Villeneuve, qui a lu des ouvrages de médecine, se refuse absolument à la taille et demande à M. Civiale d'essayer le trilabe.

Le 29 novembre, le trilabe est employé et la pierre est immédiatement fixée et perforée incomplétement.

Le 2 décembre, une nouvelle tentative avec le trilabe ne réussit pas, la pierre ne peut être saisie.

11 décembre. — Le lithoclaste à mors fenêtré réussit à fixer la pierre qui est brisée avec beaucoup de peine. — Malgré la satisfaction du malade, M. Civiale insiste encore sur la nécessité de recourir à la taille, car il prévoit que la dureté de la pierre nécessitera un grand nombre d'opérations. — Le malade s'y refuse.

14 décembre, nouvelle séance. — Les urines sont fétides, troubles.

Le 15 décembre, douleur très-vive à huit heures du soir; à huit heures et demie, expulsion d'un fragment volumineux qui a 19 millimètres dans un sens, 10 dans sa largeur et 8 d'épaisseur; il pèse 1 gramme 30 centigrammes. Une légère couche phosphatique recouvre ce fragment. — Dans la même soirée, une autre fragment presque aussi volumineux est rendu avec beaucoup de douleur.

17 décembre, séance douloureuse. — Un fragment engagé dans le col a dû être repoussé avec la sonde et une injection d'eau tiède.

Deux séances de lithotritie ont encore lieu les 20 et 26 décembre. — Les urines deviennent de plus en plus glaireuses et fétides ; des fragments s'engagent dans le col, la fièvre s'allume, et M. Civiale déclare au malade qu'il n'y a plus à hésiter, qu'il faut de toute nécessité recourir à la taille qui est pratiquée le 30 décembre.

L'opération a été rapidement faite, la pierre a été saisie et le morcellement opéré à deux reprises. — Il y a peu de sang perdu. — Sonde à demeure sans chemise. — Pas d'hémorrhagie. — Le pouls, qui était au-dessus de 120 au moment de l'opération, se maintient fréquent pendant deux jours, et commence à tomber le troisième. Aucun accident ne survient.

Le 1er janvier 1867. — Quoique la sonde ne soit pas bouchée, le malade éprouve dans la verge des douleurs vives qui se terminent par l'expulsion violente, l'éjaculation, pour ainsi dire, d'un peu d'urine qui entraîne un caillot de sang. — Cet accident ne se reproduit pas.

Le 5 janvier, six jours après l'opération, la sonde est retirée.— L'urine sort tantôt par la verge, tantôt par la plaie ; elle est encore un peu glaireuse. L'appétit est redevenu bon. — La fièvre a tout à fait disparu. — Le sommeil est naturel.

Le 9 janvier, le malade est levé une partie de la journée sans fatigue. — Les urines sortent simultanément par la plaie et par la verge, mais ne sont pas perdues constamment. — La plaie est lavée deux fois par jour avec du vin aromatique. — Depuis cette époque jusqu'au 5 février, époque à laquelle l'urine a complétement cessé de passer par la plaie, l'amélioration a été progressive, plusieurs bourgeons charnus ont été réprimés avec le nitrate d'argent.

Quand M. de Villeneuve quitte Paris, le 15 février, sa plaie est tout à fait cicatrisée, et jamais sa santé n'a été aussi bonne. Une pollution nocturne a eu lieu avec érection sans douleurs.

Les fragments de la pierre retirée le 30 décembre pesaient 40 grammes.

Le plus volumineux pesait à lui seul 25 grammes : il avait 3 centimètres dans son grand diamètre, 2 centimètres et demi dans sa largeur, et 2 centimètres et demi dans son épaisseur.

Elle était composée d'acide urique et recouverte d'une légère couche phosphatique.

Deuxième observation. —. M. Ancelle, soixante-huit ans, à Nogent-le-Roi, demeurant à Paris, rue de Grenelle-Saint-Germain, n° 70.

Opéré le 24 mai 1866 par la taille médio-bilatérale ; l'opération rendue difficile par la rupture de l'appareil de contention, dure environ quarante-cinq minutes. — Hémorrhagie considérable. — Refroidissement et affaiblissement du malade. — Sonde volumineuse garnie d'une chemise bourrée de charpie, mise à demeure. — Le malade, reporté dans son lit avec précaution, est entouré de bouteilles d'eau chaude, frictionné avec des flanelles chaudes, repassé avec des fers chauds. — De dix en dix minutes, une cuillerée de vin chaud est administrée. — Au bout d'une heure de ces soins assidus, la chaleur revient, le pouls se relève.

Dans la nuit, l'hémorrhagie se reproduit, ce qui nécessite un nouveau tamponnement. — A partir de ce moment, aucun accident n'est venu entraver la guérison, qui a été rapide. — Pouls à 68.

Le premier jour, les urines ont été mêlées de sang, mais elles se sont promptement éclaircies. — L'appétit, nul les premiers jours, s'est réveillé peu à peu. Un régime tonique, consistant en viandes noires grillées, vin de quinquina, eau ferrugineuse, fut institué. Le ventre tenu libre au moyen de lavements, et de temps en temps quelques verres d'eau de Pullna. Il n'y a pas eu un mouvement de fièvre. — La sonde est retirée le sixième jour.

Le dixième jour, le malade peut se lever et rester demi-habillé une partie de la journée.

Le quinzième jour, l'urine a commencé à passer par la verge.

Deux jours après, c'est-à-dire le dix-septième jour après l'opération, l'urine passe en totalité par la verge, sans qu'une seule goutte suinte par la plaie.

Le dix-huitième jour, le malade sort à pied. — Depuis ce jour, les forces reviennent, la cicatrisation marche rapidement.

Le 20 juin 1866, le vingt-septième jour après l'opération, M. Ancelle quitte Paris entièrement guéri.

Le 5 septembre (trois mois et demi après l'opération), M. Ancelle nous écrit pour nous dire qu'il n'a cessé de se porter parfaitement depuis qu'il a quitté Paris.

La pierre de M. Ancelle, de forme ovoïde, lamellée avec stries convergentes, était dure et cassante ; elle a été brisée en un grand nombre de morceaux par une seule perforation, au moyen de la vis conique, sans que l'archet et le foret simple aient été nécessaires.

Les différents morceaux recueillis pesaient 50 grammes.

En reconstituant la pierre par le rapprochement des fragments, on lui trouvait 5 centimètres et demi dans son grand diamètre, 4 centimètres et demi dans son petit diamètre, et environ 25 millimètres d'épaisseur.

Elle était composée d'acide urique.

Pendant une vingtaine d'années, M. Ancelle a rendu des graviers en urinant. — Il fait remonter ses douleurs de vessie à environ cinq ans. A cette époque, il a eu des hématuries et des souffrances vives qui ont nécessité le repos au lit et des calmants à l'intérieur et à l'extérieur. — Depuis cette époque, les crises douloureuses se sont reproduites plusieurs fois, ainsi que les hématuries, à l'occasion de fatigues, de courses en voiture, etc.

Arrivé à Paris au commencement du mois de mai 1836, M. Ancelle est soumis au traitement préliminaire consistant à introduire tous les jours une bougie de cire laissée en place quelques minutes ; au bout de quelques jours, l'exploration avec la sonde d'argent ne laissa aucun doute sur la présence d'une pierre.

Mercredi 16 *mai, première exploration* avec un lithoclaste à mors plats de moyenne dimension. — L'instrument est introduit sans difficulté, malgré une hypertrophie assez considérable de la prostate. La pierre, immédiatement sentie, est saisie à trois reprises différentes, sans pouvoir être fixée. L'instrument est retiré, et un autre plus volumineux, également à mors plats, lui est substitué. Cette fois la pierre est saisie, fixée solidement ; mais, malgré tous ses efforts, M. Civiale ne peut parvenir à la briser, ni même à l'écorner... Après cette exploration qui dura en tout deux minutes, le malade prit un bain de trois quarts d'heure. — Aucun accident ne survient. — Pas de fièvre.

Le lendemain 17 *mai,* M. Civiale déclare au malade que

la pierre est grosse, dure, et qu'il ne croit pas pouvoir l'en débarrasser par la lithotritie. Toutefois, comme il n'y a pas eu de réaction après l'exploration de la veille, on décide qu'une deuxième exploration sera faite le lendemain.

Vendredi 18 *mai.* — Un lithoclaste à mors fenêtré est introduit moins facilement que ceux à mors plats. — La pierre ne peut être saisie. — Après trois minutes de recherches assez douloureuses, pendant lesquelles la pierre échappe toujours, l'instrument est retiré; et M. Civiale insiste de nouveau sur la nécessité de recourir à la taille. — Le malade, qui n'avait pas songé à une opération sanglante, est très-ému de cette déclaration et demande à réfléchir quelques jours. — Le soir il n'y a pas de fièvre, mais le malade est abattu, découragé; son regard est sombre, inquiet.

Samedi 19 *mai.* — Le malade est plus abattu encore qu'hier; il n'a pas dormi de la nuit, à cause de l'opération qu'il redoute. Cependant, il est décidé à la subir et demande qu'on la fasse promptement. — Le pouls est régulier à 64 pulsations. — Langue naturelle.

Dimanche 20 *mai.* — Frisson violent à neuf heures du matin jusqu'à neuf heures et demie. Immédiatement le malade est bien couvert, boules d'eau chaude, boissons chaudes. — Une transpiration abondante succède à la chaleur, le malade mouille trois chemises et s'endort d'un sommeil calme.

Lundi 22 *mai.* — Pouls à 64. Langue blanche, appétit nul. — Eau de Pullna, deux verres. — On a vu quelles furent les suites heureuses de l'opération.

ARTICLE III

Objections contre la taille mixte. — On a prétendu que la taille mixte ne satisfaisait pas complétement aux besoins de la pratique. Nous allons répondre brièvement aux objections qu'on nous a faites, en examinant deux points essentiels : la durée de l'opération et l'extraction des débris pierreux.

Durée de l'opération dans la taille simple et dans la taille mixte. — Quelques chirurgiens, Dupuytren entre autres, ont paru attacher une grande importance à l'exécution rapide des manœuvres opératoires. Tailler les calculeux en une minute, n'est pas toujours possible sans quelques inconvénients. J'ai soumis autrefois à Dupuytren quelques observations à ce sujet (1).

On a renoncé depuis à ces manœuvres précipitées, et la pratique de la taille est rentrée dans la tradition des grands maîtres. On ne saurait fixer précisément la durée de l'opération. Si quelques minutes suffisent pour l'extraction d'une pierre moyenne, dans certains cas de pierre volumineuse, l'opération peut durer, à ce qu'il paraît, une heure, et plus.

Dans la cystotomie mixte, la pierre est volumineuse, il faut la morceler pour l'extraire ; de sorte que l'opération est plus longue que dans la taille simple.

Si l'on excepte la taille prérectale, le premier temps de l'opération (division des tissus) ne diffère pas dans la taille simple et la taille mixte : ce sont les mêmes procédés. Il en

(1) Voir la *Quatrième Lettre sur la Lithotritie* (1833).

est de même pour la recherche et la préhension de la pierre malgré la différence de la tenette. Nous ne parlons pas des difficultés imprévues qui peuvent influer sur la durée de la manœuvre.

C'est donc dans les derniers temps de la cystotomie qu'il faut chercher les raisons de la différence qu'on remarque entre les deux opérations, quant à la durée et aux dangers de la manœuvre.

Dans toute opération de taille, quel que soit le procédé employé, c'est l'extraction de la pierre qui présente les principales difficultés; mais le procédé dont on a fait choix peut beaucoup influer sur la durée de l'opération et ses suites.

Répétons que, dans la taille simple, ce sont les efforts de traction que fait l'opérateur avec l'instrument chargé, pour franchir le col vésical, qui prolongent l'opération outre mesure, et qui exposent l'opéré à des accidents consécutifs.

Dans la taille mixte, c'est l'écrasement par la pression, ou la perforation de la pierre, qui rend l'opération plus longue; mais la perforation, le morcellement, l'écrasement de la pierre prolongent l'opération sans en augmenter la gravité, attendu que ces manœuvres n'occasionnent presque point de douleur.

Dans la taille mixte, l'opérateur ne multiplie pas ces efforts de traction qui épuisent l'opéré; il ne violente pas les tissus, ne distend pas la plaie; il n'agit, pour ainsi dire, que sur la pierre, et la manœuvre n'a pour but que de prévenir les suites fâcheuses d'extraction en brisant la pierre et en respectant le plus possible les organes.

Extraction des débris pierreux. — Voyons maintenant les objections qu'on nous fait relativement à l'extraction des débris pierreux.

On a reproduit à l'occasion de la taille mixte une accusation spécieuse qui remonte à Dupuytren. Ce chirurgien prétendait que la lithotritie laissait toujours dans la vessie des débris de pierre. On a prétendu que la cystotomie mixte laissait aussi des fragments dans la vessie. Aux objections de cet ordre, j'ai répondu par une expérience de quarante années. Les quelques faits invoqués à l'appui d'une accusation aussi légère prouvent seulement qu'il y a des chirurgiens qui opèrent par la lithotritie, sans connaître à fond cette méthode. J'avoue que pour la taille mixte, mes preuves ne sont pas aussi décisives, les opérations que j'ai pratiquées d'après cette méthode étant peu nombreuses. Mais, sans invoquer l'autorité des faits nouveaux, je demande si l'on est bien venu à faire une pareille objection à la cystotomie mixte, lorsque la taille ordinaire n'y échappe pas davantage. En effet, combien de fois la pierre ne s'est-elle pas brisée dans la tenette, avant l'extraction? Et si des éclats sont restés dans la vessie, n'est-ce pas à l'opérateur qu'il faut s'en prendre, c'est-à-dire à son inexpérience ou à son incurie?

Qu'il me soit permis de citer un fait récent et très-remarquable.

Je fus invité naguère à assister à une opération de taille dans laquelle un nouvel instrument devait être employé. Le malade fut taillé par le procédé médio-bilatéral, et le nouvel instrument fut laissé de côté. La pierre ayant cédé à la pression de la tenette, les débris furent extraits comme à l'ordinaire ; et l'opérateur m'invita à constater que la vessie avait été entièrement débarrassée. Or, la vessie contenait encore une grande quantité d'éclats, que je parvins à extraire. Il n'y a dans ce fait rien qui puisse surprendre un chirurgien expérimenté. Les instruments dont on se servait n'étaient pas assez longs, de telle sorte qu'on ne pouvait pas explorer toute la surface vésicale. Je terminai l'opération en em-

ployant les moyens et procédés ordinaires, en présence de
MM. Richard, Phillips, Rengade et quelques autres témoins (1).

(1) Ce n'est là que l'extrait d'un fait extrêmement curieux, dont nous
trouvons le récit détaillé dans une des notes les plus piquantes de l'auteur, note que nous reproduisons ici, à titre d'anecdote chirurgicale. (Note
de l'éditeur.)

« Le brise-pierre de M. Nélaton est un instrument qu'on recommande
beaucoup dans les traités classiques de chirurgie. Beaucoup d'efforts ont
été faits pour introduire cet instrument dans la pratique ; mais jusqu'à
présent les recommandations et le savoir-faire sont restés inefficaces. Il
n'est pas inutile, pour la connaissance des mœurs chirurgicales de notre
temps, de parler de la dernière tentative, qui a échoué comme toutes les
précédentes.

« J'ai depuis longues années l'habitude de proposer aux jeunes chirurgiens, avec lesquels je me trouve en consultation, de pratiquer les opérations de taille qui se présentent, en leur offrant le concours de ma vieille
expérience, pour lever les scrupules du malade et de son entourage. Je
sais bien que ce n'est pas l'usage d'en agir ainsi dans la haute chirurgie,
mais je déroge volontiers à l'usage en vue de faire une chose utile. Les
jeunes chirurgiens ne pensent pas là-dessus autrement que moi, puisqu'ils
m'ont, pour la plupart, exprimé leur reconnaissance.

« J'ai eu dernièrement l'occasion de faire pratiquer par un de mes
confrères, une opération de taille dans ces conditions. J'avais promis à la
famille du malade d'y assister. Le chirurgien chargé de l'opération, pré-
voyant le cas où la pierre serait volumineuse, me pria de porter mon
casse-pierre, disant qu'il n'avait pas cet instrument.

« A l'heure convenue, je me rendis, accompagné de deux élèves, rue
de la Victoire, n° 89, où se trouvaient déjà un médecin belge, un chirurgien des hôpitaux de Paris et un autre médecin, parent du malade.

« Toutes les dispositions étant prises, l'opération fut pratiquée suivant
le procédé médio-bilatéral, avec cette variante toutefois, qu'au lieu d'inciser les téguments en partant du bulbe jusque vers l'anus, l'incision
commençait à ce dernier point et se prolongeait en avant. Cette modification n'est pas heureuse : l'opérateur eut bien de la peine à ouvrir l'u-
rèthre et à placer le lithotome double dans la rainure du cathéter.

« La pierre, facilement saisie, fut brisée par la pression de la tenette
ordinaire. Le nombre des fragments à extraire prolongea la manœuvre.
L'opérateur ne découvrant plus rien dans la vessie, je fus invité à faire
une exploration. Je trouvai encore de nombreux fragments dans la cavité

Bien que la recherche et l'extraction des débris pierreux
ne soient pas aussi faciles et aussi sûres dans la cystotomie
que dans la lithotritie, il n'y a en réalité qu'un très-petit
nombre de cas où la vessie ne soit pas entièrement débarrassée.

vésicale. J'en fis l'extraction, et le malade étant remis dans son lit, une
sonde flexible fut placée dans la plaie.

« Tous les assistants ne parurent pas satisfaits de cette opération com-
plémentaire.

« Le mécanicien qui était là, avec son brise-pierre, dut remporter
son instrument inutile. Le jeune chirurgien des hôpitaux paraissait mal
à l'aise ; il partit avant la fin de l'opération, et ne se soucia pas de répondre à l'invitation que je lui avais faite de vérifier s'il restait encore
des débris de pierre dans la vessie. Quant à l'opérateur, il me remercia
du concours que je lui avais prêté ; mais je ne l'ai plus revu. Ce que j'ai
eu quelque peine à comprendre, c'est que ce chirurgien, après m'avoir
prié d'assister à l'opération avec mon casse-pierre, ait appelé un fabricant
d'instruments, qui était là, muni d'un brise-pierre qu'il n'était pas possible
d'appliquer. Tout cela ne m'a pas semblé très-conforme aux usages éta-
blis ; mais enfin, s'il y avait un coup monté, le désappointement des
complices a dû être grand. Il est certain qu'on a perdu l'occasion de faire
une belle réclame en faveur de ce brise-pierre sans emploi, qu'il a fallu
replacer derrière la vitrine du fabricant, tel qu'on l'en avait retiré. »

APPENDICES

APPENDICES

———

I

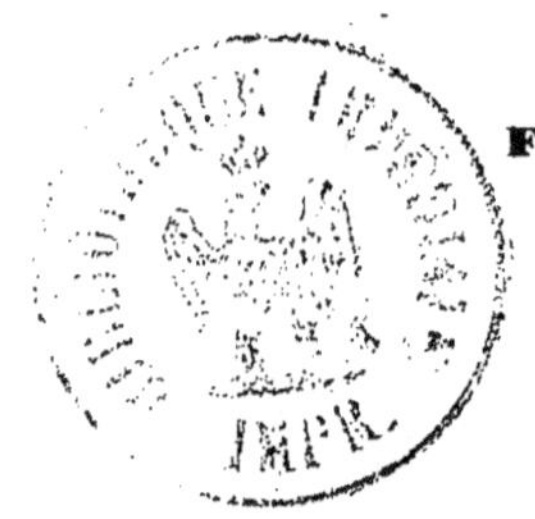

FISTULES URINAIRES

ARTICLE I

Remarques pratiques sur ce sujet. — Fistules urinaires au-dessus du pubis. — Premier fait. — Deuxième fait. — Troisième fait. — Quatrième fait. — Cinquième fait. — Sixième fait.

Remarques pratiques sur ce sujet. — J'ai reçu depuis quelque temps dans mon service de l'hôpital Necker un grand nombre de malades affectés de fistules urinaires. Ces cas ont fourni matière à quelques réflexions qne je crois utile de communiquer aux praticiens.

On a distingué les fistules urinaires en plusieurs variétés, d'après leur siége, les parties qu'elles intéressent et les communications qu'elles établissent entre les voies urinaires et les autres régions. Je ne traiterai ici que des fistules de la vessie et de l'urèthre, qui mettent ces organes en communication avec les téguments.

Je les partage en deux catégories : celles qui s'ouvrent au-dessus du pubis, et celles qui s'ouvrent au-dessous de cette région.

Les premières surviennent à la suite de la taille ou de la ponction de la vessie par l'hypogastre, ou de toute autre lésion de cette partie qui intéresse la cavité vésicale, et particulièrement des inflammations partielles de ses parois, dans l'épaisseur desquelles se forment des collections purulentes qui s'ouvrent, tantôt à l'Intérieur de ce viscère ou dans un organe voisin, tantôt, et le plus souvent à l'extérieur, après qu'il s'est formé des adhérences avec les parois de l'abdomen.

Les autres, plus fréquentes, s'observent à la suite de la taille, de l'uréthrotomie externe, de plaies et de violences au périnée ; elles sont parfois la suite de quelques maladies de l'urèthre, de la prostate, de tumeurs, d'abcès urineux.

Fistules urinaires au-dessus du pubis. — J'ai vu deux cas de taille et de ponction de la vessie par l'hypogastre, suivies de fistules sus-pubiennes. Ces cas sont déjà anciens. Le premier a été publié dans le *Traité de la lithotritie* (1) et dans le *Traité pratique* (2). J'en donnerai plus loin un extrait. Le second remonte à 1852.

Premier fait. — M. Padilla, de la Havane, avait la pierre : il fut taillé par l'hypogastre ; on retira une pierre moyenne. La convalescence fut longue, et la plaie ne se cicatrisa pas complétement, la santé générale étant d'ailleurs rétablie. L'urine sortait en partie par l'urèthre, en partie par la fistule.

(1) Page 373.
(2) Tome II, p. 436, 3e édit.

Sept mois après l'opération, les douleurs de la pierre reparurent et augmentèrent rapidement. Le malade prit le parti de venir en France. Dans une consultation où se trouvaient MM. Velpeau, Michon, Ascarate et moi, il fut décidé que le malade serait traité par la lithotritie, et je fus chargé de l'opération. La pierre fut morcelée et extraite en quatre courtes séances. La vessie fut entièrement débarrassée; mais le malade conserva la fistule et le catarrhe vésical dont il souffrait avant l'opération. Une particularité à noter, c'est qu'après l'extraction des derniers débris, la quantité d'urine sortant par la plaie diminua progressivement.

Un des chirurgiens consultants proposait la taille hypogastrique, dans l'espoir qu'elle guérirait la fistule; je combattis cet avis en m'appuyant sur le cas de M. Oudet.

La troisième fistule dont nous avons dit l'origine existait depuis longtemps lorsque je fus consulté. C'est à la suite des abcès formés dans l'épaisseur des parois vésicales qu'ont été observées les communications entre la vessie et les organes voisins et les téguments.

Parmi les faits que j'ai recueillis, il en est d'anciens et de récents. J'ai publié les premiers dans mon *Traité pratique* (1), en les rapprochant des cas analogues déjà connus. Je ne puis reproduire ici les considérations et les remarques pratiques que m'ont suggérées ces faits curieux; mais je présenterai une analyse de trois de ces faits, afin de montrer combien il est difficile au praticien de se conduire sûrement en pareille circonstance.

Deuxième fait. — Un homme de quarante ans avait un rétrécissement de l'urèthre. Depuis longtemps il urinait avec peine. Le canal était fort irritable. Les premières bou-

(1) Pages 13, 47. (3º édit.)

gies furent difficilement supportées ; de légères applications de caustique n'ayant produit aucun effet, on introduisit des sondes à demeure.

Le malade entra à l'hôpital, et continua d'être traité par l'emploi des sondes : la santé générale s'affaiblit ; la fièvre qui survint s'accompagna d'anorexie et d'insomnie.

Le malade quitta l'hôpital et revint quelques jours après avec de nouveaux symptômes. Une douleur vive à la fesse gauche disparut après une application de sangsues. Au bout de quatre jours, douleur avec tuméfaction progressive à l'hypogastre. La tumeur fut bientôt grosse comme le poing. Cependant l'état général s'était amélioré ; le malade ne portait plus de sonde, et il urinait sans difficulté. La tumeur hypogastrique ne dépendait point d'une accumulation d'urine, puisqu'elle persistait, bien que moins saillante, après l'évacuation de la vessie par la sonde. Il était facile de déterminer à l'aide de la main, appuyant sur l'extrémité recourbée de l'instrument introduit dans la vessie, l'épaisseur des parties tuméfiées et d'en circonscrire l'étendue, du moins en avant. Sur les côtés et en arrière, on sentait seulement que la tumeur s'étendait. Il n'y avait point de proéminence notable dans l'intérieur de la vessie ; on sentait une dureté insolite vers le sommet. Les selles étaient régulières ; par conséquent le canal intestinal ne pouvait être fortement atteint. Je pratiquai une incision sur la tumeur à l'endroit où la fluctuation était manifeste, et il s'écoula une énorme quantité de pus très-liquide. Le ventre s'affaissa, et le malade fut soulagé. Le surlendemain, un stylet boutonné, introduit dans la cavité de l'abcès, parvint jusqu'au sacrum, et je promenai l'instrument sur une large surface du sommet de la vessie : l'abcès occupait une partie considérable du détroit supérieur du bassin. La suppuration, après avoir continué pendant plusieurs semaines, s'arrêta finalement, et la guérison fut complète. L'inflammation n'atteignit pas la membrane interne de la vessie : l'urine ne fut point altérée. Mais la capacité de l'organe était moindre : le malade éprouvait de plus fréquents besoins d'uriner, et la quantité d'eau qu'on pouvait introduire par les injections était petite. Il fut impossible de savoir précisément si l'abcès s'était formé dans l'épaisseur même des parois vésicales ou à leur circonférence.

Troisième fait. — Un tonnelier, âgé de cinquant-huit ans, fut admis à l'hôpital Necker le 6 mars 1840. Cinq mois auparavant, cet homme avait bu de l'eau très-froide, étant en sueur. Il ressentit aussitôt de vives coliques, qui cédèrent au repos et à la diète. Mais, à partir de ce moment, les besoins d'uriner devinrent très-fréquents, et chaque miction était suivie de vives douleurs du col de la vessie et de la région hypogastrique. Les reins étaient aussi le siége d'une vive douleur. Un séton fut placé au devant du pubis, et supprimé dix jours après.

Etat du malade à son entrée : faiblesse générale, peu d'appétit, langue blanche ; urines chargées de mucosités, et rougissant à peine le papier de tournesol ; mictions fréquentes, douleurs vives dans la vessie, le bas-ventre et les lombes.

Le cathétérisine ne m'ayant rien appris, je soumis le malade à une autre exploration. Au bout de quatre jours, les douleurs du bas-ventre augmentèrent ; un léger accès de fièvre. Suppression des bougies ; diète, cataplasmes laudanisés sur les parties douloureuses. Le lendemain, 11 mars, un besoin très-pressant d'uriner, accompagné de fortes contractions des muscles abdominaux, avec douleurs dans le bas-ventre. Une sonde introduite dans la vessie n'amena point d'urine. Vives douleurs dans les reins ; un bain et une potion opiacée pro-

curèrent quelque soulagement. Le 12, mêmes symptômes.
Le 13, à huit heures du soir, le besoin d'uriner s'étant manifesté, la sonde donna issue à une petite quantité d'urine trouble et fétide. Le 14, dévoiement. Le 15, hoquets, pouls très-
agité, langue sèche, peau moite, respiration gênée. Les jours
suivants, mêmes symptômes, avec affaiblissement progressif.
Le 19, dans la nuit, vomissements répétés. Le malade était
assoupi le matin : les douleurs et le dévoiement persistaient.
La mort eut lieu le 21.

Autopsie. — La face antérieure de la vessie avait contracté des adhérences avec la paroi de l'abdomen, au-dessus
du pubis, derrière le point correspondant au séton. Sous
cette adhérence était une cavité assez grande pour loger
un très-gros œuf de dinde, et communiquant avec l'intérieur de l'abdomen par une ouverture presque circulaire
de 4 centimètres de diamètre, à bords découpés et comme
frangés. La cavité contenait une grande quantité de pus
épais, fétide, gris, strié de noir. Cet abcès s'étendait à droite
et à gauche sous la face postérieure des pubis, au point de ga-
gner les anneaux inguinaux. La face correspondante au pubis était criblée de trous. Au centre de la partie en rapport
avec la paroi antérieure de la vessie, était une ouverture qui
mettait l'abcès en communication avec la cavité de cet organe. Ovale et lisse, cette ouverture ressemblait à l'orifice
d'une cellule. La vessie, ouverte par sa face postérieure, ne
laissait voir aucune trace du trigone, de la saillie prostatique,
ni du col vésical ; ce dernier n'apparut qu'après qu'une sonde
eut été introduite dans l'urèthre. Au-dessus de l'orifice uréthral, une dépression notable, comme si la vessie avait essayé de s'engager sous l'arcade pubienne. La face antérieure
de l'organe était accolée aux pubis, et avait contracté des
adhérences avec la paroi abdominale. Au rebord postérieur

du trigone, on voyait une petite bande ligamenteuse, isolée, détachée vers le milieu, implantée de chaque côté près des orifices des uretères ; la face interne de la vessie, livide et parsemée de points noirâtres, était bosselée, striée, granulée, offrant l'aspect d'une vaste surface cicatrisée ou d'une cavité purulente, autrefois parsemée de végétations.

Quatrième fait. — Un homme adulte, robuste, mais très-irritable, présentait depuis quelque temps tous les signes rationnels de la pierre. Il entra dans mon service, et après avoir été soumis au traitement préparatoire, il fut opéré par la lithotritie. J'employai d'abord un lithoclaste fenêtré, puis un instrument à mors plats. Les détritus étaient sortis en grande partie, lorsque des fragments assez volumineux s'arrêtèrent dans la portion membraneuse de l'urèthre. Il fallut extraire les uns et repousser les autres dans la vessie.

A la suite de ces manœuvres, il y eut des douleurs accompagnées d'un agacement général et quelques accès de fièvre.

Ces accidents ayant disparu, je me préparais à recommencer le broiement, lorsque survint à l'hypogastre une douleur vague et profonde. Je découvris, en palpant cette région, une induration très-étendue, surtout vers l'aîne droite, avec un léger gonflement ; la douleur était légère à la pression. J'introduisis une sonde ; il s'écoula une petite quantité d'urine, sans aucun changement dans la tumeur hypogastrique. J'injectai de l'eau, de façon à distendre la vessie pour faciliter l'exploration. Rien d'anomal ne fut découvert. La tumeur, plus saillante par la distension de la vessie, n'avait point changé de forme. J'en conclus qu'elle était la suite d'un épaississement des parois vésicales ou des tissus qui les recouvrent ; mais ces tissus ne présentaient au-

cune trace de lésion. Je présumai que les parois de la vessie
étaient le siége d'un abcès. La tumeur ne tarda pas à grossir ; il se manifesta de la douleur et une sorte de fluctuation.

Je pratiquai sur la ligne médiane de l'hypogastre une incision qui donna issue à du sang et à quelques filets de pus.
Point de suppuration les jours suivants. Mèches de charpie
dans la plaie, cataplasmes sur la tumeur. Le malade résolut
de quitter l'hôpital. A peine était-il monté en voiture, qu'il
s'écoula une grande quantité de pus ; et la tumeur s'affaissa.

La suppuration dura plusieurs jours. Au bout d'un mois,
le malade étant rentré dans mon service, la paroi antérieure
de l'abdomen était aussi souple que s'il n'y avait jamais eu
d'abcès. On n'apercevait qu'une cicatrice longue, mais moins
profonde que celle que laisse la cystotomie. L'urine ne fut jamais altérée. Le malade supporta très-bien les quatre courtes
séances qui suffirent pour le débarrasser de la pierre, et il
sortit définitivement guéri.

Cinquième fait. — Voici maintenant, dans ses traits
principaux, un fait que j'ai observé récemment :

Un homme adulte éprouvait depuis longtemps des troubles
considérables dans les fonctions de la vessie. Il avait eu des
rétentions d'urine, des abcès au périnée, suites d'un rétrécissement fibreux de l'urèthre. Entré dans le service très-
affaibli, il présentait un rétrécissement, un catarrhe vésical, une fistule dont les bords étaient tuméfiés. Le rétrécissement ayant été attaqué, je reconnus un amas de calculs
derrière le point rétréci. Le canal fut élargi et les calculs
furent extraits, non sans difficulté. Déviation du col vésical ;
inflammation de la surface de la vessie. Ni les difficultés d'u-
riner, ni les douleurs ne diminuèrent après l'extraction des
calculs. La vessie contenait une pierre. Le malade avait be-

soin de repos; il fallait soutenir les forces, et préparer la vessie par des injections répétées. On ne pouvait songer à la taille.

Pendant la période de préparation, le malade souffrait beaucoup pour uriner; le ventre devint sensible, dur, tuméfié, surtout au pourtour de l'ombilic. Les moyens appropriés n'eurent point d'effet. Bientôt l'appétit diminua, le malaise et les angoisses augmentèrent, et la fièvre survint. La tumeur abdominale pouvait être circonscrite; mais son examen ne fournissait aucune lumière. Ni le palper, ni la pression même ne produisaient de fortes douleurs ou des besoins d'uriner. La forme à peu près circulaire de la tumeur n'offrait point de changement notable. L'urine ne présentait aucun caractère particulier. Tous les moyens d'exploration étaient épuisés, et le diagnostic restait très-incertain. On ne pouvait compter ici sur les explorations vésicales, si utiles dans les cas précédents. Ce n'était que par induction que je pouvais conclure à l'existence d'un abcès des parois vésicales. La fluctuation était si confuse qu'on ne pouvait songer à une incision.

En supposant le diagnostic exact, il restait à savoir où étaient les adhérences probables entre les parois de la vessie et celles de l'abdomen. Le plus sage était d'attendre.

Au bout de quelques jours, la fluctuation devint plus manifeste, les téguments rougissaient; la tumeur, moins sensible, gênait plus par le poids que par la douleur. Une ponction exploratrice ayant été pratiquée au point le plus déclive, il s'écoula une grande quantité de pus, lentement, puis l'urine apparut dans la plaie et continua de sortir en partie par cette voie. Le malade n'en était pas incommodé; l'état général s'améliorait de jour en jour. Une canule était maintenue presque en permanence. La tumeur s'était affaissée, mais elle restait dure. Au bout de deux mois les parois abdominales

avaient recouvré leur souplesse. La pression n'était point
douloureuse. Bientôt l'urine cessa de couler par la voie artificielle, qu'on maintenait dilatée. Les fonctions vésicales
étaient régulières. Le malade avait repris de l'embonpoint.
La pierre vésicale fut morcelée en quelques séances, sans
qu'il se manifestât la moindre réaction, quoique la manœuvre fût douloureuse. Le malade quitta l'hôpital dans un état
très-satisfaisant.

Il revint, sur ma recommmandation, deux ou trois mois
après. La fistule était fermée, et les fonctions de la vessie
s'exécutaient régulièrement. Cependant le rétrécissement
de l'urèthre tendait à se reformer ; à l'endroit où il était on
constate une rigidité qui doit gêner le passage de l'urine.
L'état général du malade n'est pas aussi satisfaisant qu'à sa
sortie.

Sixième fait. — Citons un dernier fait. Un malade
admis dans mon service avait eu un rétrécissement de l'urèthre qui donna lieu à une rétention complète d'urine. Un
gonflement considérable de la verge, du scrotum, de la
partie interne des cuisses et de l'hypogastre étant survenu,
on appliqua des cataplasmes. A la suite de cette application,
un abcès se produisit au-dessus du pubis, lequel s'étant ouvert, livra passage à l'urine un mois ou deux. Le rétrécissement persistant, d'autres abcès se formèrent au scrotum,
au périnée ; il y avait cinq fistules.

Le malade entra dans un hôpital : le rétrécissement fut
dilaté, et les fistules se fermèrent.

Un an après, le rétrécissement s'étant reproduit, les
anciennes fistules se rouvrirent et il s'en forma de nouvelles : deux à la face antérieure du scrotum, et quatre
à la partie antérieure du périnée. Ces fistules se fermèrent
à la suite du traitement de la coarctation ; une seule persista

malgré tout. Le rétrécissement fut traité par la dilatation et par l'uréthrotomie interne. La fistule qui persiste encore est située à l'extrémité postérieure du périnée. A l'égard de la fistule hypogastrique, je n'ai point de renseignements assez précis pour savoir si elle communiquait directement avec la vessie. L'infiltration d'urine qui se faisait par cette voie, venait probablement de la rupture de l'urèthre. Il n'est pas rare de voir l'urine provenant de cette source, former des collections purulentes à l'hypogastre, aux aînes, aux lombes, et jusqu'à la région épigastrique. J'ai eu occasion d'observer des cas de ce genre.

ARTICLE II

FISTULES URINAIRES SOUS-PUBIENNES

Considérations préliminaires. — Fistules urinaires à la suite de la taille.
— Conséquences ordinaires des fistules périnéales. — Traitement illusoire des fistules. — Persistance des fistules périnéales. — Fistules
périnéales résultant d'abcès provoqués par des calculs arrêtés à la partie
profonde de l'urèthre. — Fistules urinaires à la suite de plaies, de
contusions et de violences exercées sur l'urèthre. — Fistules urinaires,
suite de désordres produits par les coarctations uréthrales. — Fistules
résultant d'un traitement défectueux. — Traitement. — Observation.
Traitement consécutif de l'uréthrotomie interne. — Déformation des
tissus par les fistules. — Opérations inutiles.

Considérations préliminaires. — Au point de vue
pratique, ces fistules se divisent en plusieurs catégories; elles
méritent d'autant plus d'attention, qu'on a propagé à ce sujet
des opinions erronées et des procédés que l'expérience n'a
pas consacrés.

Il faut considérer, dans toute fistule urinaire, les deux
orifices, le trajet, les causes qui la produisent, les désordres
consécutifs et les procédés curatifs.

Fistules urinaires à la suite de la taille. — Les
fistules urinaires consécutives ne sont pas rares après l'opération de la taille. J'ai eu depuis peu, dans mon service, trois
malades affectés de fistules urinaires survenues après la cys-

totomie. C'est un des accidents consécutifs les plus graves de cette opération. Beaucoup de chirurgiens, qui reconnaissent ce fait, ne s'en servent que pour déprécier les procédés qui ne sont pas de leur choix.

Je laisse de côté les fistules qui sont la suite de la taille recto-vésicale. Il serait superflu d'examiner les conséquences d'un procédé qui est à peu près abandonné.

Les autres procédés de taille périnéale peuvent donner lieu aussi à des fistules. On s'accorde même à reconnaître qu'elles sont fréquentes, et si l'on en parle peu, cela tient à la déplorable habitude qu'on a de nos jours de publier les observations avant la fin du traitement.

Je répète donc que les fistules urinaires, après la cystotomie, ne sont pas rares. A l'exemple de Deschamps, je les attribue surtout aux contusions, aux meurtrissures, aux déchirements causés par l'extraction de la pierre.

Conséquences ordinaires des fistules périnéales. — Pour quelques individus, une fistule périnéale est une infirmité tolérable, qui les oblige seulement à des soins de propreté. Un des malades qui étaient naguère dans mon service se trouvait dans ce cas. Son infirmité remonte à plus de douze années. On cite des malades qui ont vécu soixante ans avec leur fistule. Mais, il faut le reconnaître, ces cas sont exceptionnels. Le plus souvent, la sortie, même accidentelle ou temporaire de l'urine par la voie anomale, produit des phlegmasies, des abcès et autres désordres. Les tissus du périnée, du scrotum, de la face interne des cuisses sont envahis. Il se forme de nouveaux calculs et surtout des dépôts pierreux qui obstruent les trajets fistuleux, et dans le voisinage de ces trajets se forment des tumeurs considérables, dont Blasius, Crosse, Morand, Petit, Covillard, citent des exemples très-curieux. Ces cas ne sont pas rares dans la pratique.

M. Deguise communiquait en 1852, à la Société de chirurgie, le cas d'un homme de soixante-quatorze ans qui avait été taillé cinquante ans auparavant, et qui conservait une fistule au côté gauche du périnée. Il se forma une tumeur dure, bosselée, grosse comme un œuf de poule, contenant des calculs recouverts d'une masse de tissus indurés, et qu'on eut beaucoup de peine à diviser. L'un des calculs était hérissé de pointes qui l'attachaient au kyste, et articulé en quelque sorte avec un autre calcul qui se trouvait en partie dans l'urèthre, où il fut impossible de le saisir. On le refoula dans la vessie.

Je n'ai pas besoin de reproduire ici le triste tableau de ces accidents, à propos desquels le célèbre Scarpa a dit que les fistules consécutives à la taille sont plus graves que la taille même, à cause de l'impuissance de l'art (1).

Traitement illusoire des fistules.— De tout temps les chirurgiens se sont appliqués à combattre ces accidents. On a cru pendant bien des années qu'il suffisait de placer une grosse sonde dans l'urèthre pour guérir les fistules. Mais c'est en vain qu'on a varié la forme et le volume de ces sondes; on a inutilement épuisé les ressources tirées de la mécanique. Ces tentatives, auxquelles se rattachent les noms de Tolet, de Desault, de Deschamps, de Moréau, et reproduites de nos jours, n'ont pas eu de succès. On n'a pas mieux réussi en conseillant au malade d'introduire la sonde toutes les fois qu'il veut uriner.

On a essayé beaucoup d'autres moyens, entre autres les procédés divers de cautérisation. Un chirurgien habile qui

____

(1) Voy. *Traité de l'Affect. calcul.*, p. 357.

me remplaçait, il y a peu de temps, dans mon service, tailla
un jeune homme dans des conditions favorables. L'extraction
de la pierre fut laborieuse. Il en résulta une fistule, contre
laquelle on employa sans succès tous les moyens connus.

On réussit néanmoins dans quelques cas à force de persé-
vérance. On a vu des malades guérir spontanément lorsque
tout traitement était supprimé.

Persistance des fistules périnéales. — C'est une
croyance généralement reçue, qu'une fistule consécutive
à une opération de taille doit guérir par une autre opération semblable, lorsque le calcul s'est reproduit. On
a vu que ce procédé avait été proposé dans le cas de M. Padilla. Mais j'ai constaté maintes fois qu'il ne réussit guère.
Je ne rappellerai que le cas du malade Oudet, rapporté plus
haut. Ce calculeux fut en premier lieu traité par la lithotritie. La pierre s'étant reproduite au bout d'une année, on
réussit à persuader au malade que la lithotritie ne l'avait
pas entièrement débarrassé, et qu'il fallait, en conséquence,
recourir à la taille. Il fut opéré par la cystotomie sus-pubienne, et la pierre fut extraite; mais la plaie ne se cicatrisa
point, comme on s'y attendait. Huit mois après, nouvelles
douleurs; une autre pierre s'était formée. On eut encore recours au même procédé de cystotomie; et la pierre fut
extraite; mais, au lieu d'une seule fistule qui existait après
la première opération, il y en avait cinq : les quatre dernières se sont fermées; mais la première a persisté jusqu'à
la mort.

Deschamps rapporte un cas analogue (1); il s'agissait
d'une taille périnéale. Une année après l'opération, l'orifice
de la fistule était assez large pour admettre l'extrémité du

(1) Tome I, p. 420.

doigt. Ces faits et d'autres semblables doivent guider le praticien dans le traitement des grandes fistules.

Dans deux cas de fistules anciennes, j'ai cherché à raviver complétement les bords de l'ouverture, et à les rapprocher ensuite par des points de suture. Cette opération très-simple, et très-facile surtout à cause de la position de la fistule, n'a pas réussi. D'autres chirurgiens ont également échoué dans des cas analogues. Lorsque la fistule est ancienne et qu'elle ne compromet point la santé générale du malade, il faut s'abstenir. On peut craindre de l'agrandir; et il vaut mieux n'y pas toucher.

Fistules périnéales résultant d'abcès provoqués par des calculs arrêtés à la partie profonde de l'urèthre. — On voit souvent des calculs séjournant dans la partie profonde de l'urèthre grossir, et former en se développant, dans l'épaisseur du périnée, des tumeurs qui s'enflamment, s'abcèdent. Par l'ouverture qui en résulte, la pierre sort ou est retirée aisément. Quelquefois cette ouverture persiste et constitue une fistule.

J'ai rapporté plusieurs faits de ce genre dans quelques-uns de mes écrits (1).

Fistules urinaires à la suite des plaies, des contusions et des violences exercées sur l'urèthre. — On connaît les graves désordres que produisent les violences de toute sorte sur l'urèthre. Les principaux sont des fistules, le plus souvent rebelles, tant chez la femme que chez l'homme; notamment des fistules uréthro ou vésico-vaginales, à la suite d'accouchements laborieux. Elles forment une catégorie à part, dont je n'ai pas à m'occuper (2).

(1) *Troisiéme Lettre; Traité de l'Affect. calcul.*, p. 344.
(2) Voy. *Traité pratique* (3ᵉ édit.), tome II, p. 545.

Fistules urinaires, suite de désordres produits par les coarctations uréthrales. — Ce sont les plus nombreuses et les plus variées, et celles qui ont le plus attiré l'attention. Chaque jour l'occasion se présente d'en observer les principales variétés. On conçoit facilement comment elles se produisent. Un obstacle existe dans l'urèthre, qui gêne ou empêche la sortie de l'urine. La partie du canal située en arrière, distendue, irritée par les efforts expulsifs de la vessie, et quelquefois par le séjour d'une petite quantité d'urine, devient le siége d'une phlegmasie, sous l'influence de laquelle l'urine filtre. Bientôt se forment dans les parties environnantes des tumeurs, des abcès urineux qui s'ouvrent ou qu'on ouvre. Alors l'urine, dont le passage par le canal est plus ou moins gêné, sort par cette voie, et la fistule est établie.

Les choses ne se passent pas toujours ainsi. Quelquefois il n'y a point de rétrécissement; l'urine sort librement par le canal; et cependant il se forme au périnée des tumeurs urineuses qui deviennent des abcès; mais en général il ne s'écoule point d'urine par l'ouverture. Il n'y a point de communication visible entre le canal et l'abcès. Aussi la plaie se ferme-t-elle en peu de temps (1).

Dans d'autres cas, l'urèthre est rétréci, et l'on observe successivement des tumeurs, des abcès et des fistules; le plus souvent sur le trajet même de l'urèthre, et quelquefois plus loin. Le passage de l'urine par le trajet fistuleux soulage le malade et laisse au chirurgien le temps de combattre la coarctation. Souvent la fistule se ferme, lorsque le canal devient libre, sans que le chirurgien soit obligé d'intervenir.

Dans certains cas de rétention d'urine, l'urèthre se rompt spontanément, et l'urine pénètre dans les tissus : la gan-

(1) *Voy.* mon *Traité pratique*, t. II, p. 429.

grène survient; il y a perte de substance; d'où résultent des fistules larges et très-difficiles à guérir.

Fistules résultant d'un traitement défectueux. — Maintenant, il faut ajouter que les chirurgiens ont aussi une grande part dans la production des fistules urinaires du périnée. C'est, en effet, pendant le traitement des rétrécissements uréthraux, que se forment un grand nombre de tumeurs et d'abcès urineux, dont plusieurs sont suivis de fistules. La manière de traiter les rétrécissements uréthraux doit entrer en ligne de compte dans l'étiologie des fistules urinaires.

Si, au lieu de la prudente lenteur que j'ai tant de fois recommandée dans l'emploi de la dilatation et des précautions minutieuses avec lesquelles il faut procéder à l'introduction des sondes et des bougies, on procède avec brusquerie et violence, forçant les obstacles sans ménagement, on ne tarde pas à voir apparaître le long du trajet de l'urèthre ou aux parties adjacentes des tumeurs qui s'abcèdent et donnent lieu à des fistules.

Notons que ces effets ne s'observent qu'au début du traitement, alors qu'on se sert de bougies ou de sondes fines, souples, molles, dont le contact est inoffensif, et ne saurait par conséquent produire des érosions à la surface du canal. On n'observe rien de tout cela vers la fin du traitement, alors qu'on emploie de grosses bougies rigides qui fatiguent et distendent le canal, ou qu'on pratique l'uréthrotomie.

Traitement. — Si la fistule survient à la suite du traitement que le chirurgien a dirigé, le diagnostic est sûr et facile; le traitement réussit d'autant mieux que l'abcès a été ouvert avant le dernier degré d'inflammation. Les abcès urineux seront ouverts dès qu'on percevra la fluctuation. Il peut être convenable d'ouvrir la tumeur sans attendre ce signe; l'on prévient ainsi la formation du pus.

Le cas est tout différent lorsque le chirurgien est consulté pour des fistules déjà anciennes, accompagnées de lésions plus ou moins profondes des tissus voisins de l'urèthre, et dont le trajet est solidement organisé.

Avant tout, et c'est là un point essentiel, on s'assurera de l'état de l'urèthre à l'orifice de la fistule, et surtout un peu en avant. L'urine passe le plus souvent par la fistule, parce que la voie naturelle n'a point repris sa souplesse normale et sa dilatabilité. J'ai guéri bien des fistules réputées incurables et contre lesquelles on avait épuisé les ressources de l'art.

Observation. — Le fait suivant, entre autres, est digne d'attention :

En novembre 1864, un gentilhomme étranger, jeune encore et d'une santé florissante, me consulta pour une infirmité qui faisait, disait-il, le malheur de sa vie. Il avait consulté pour une fistule urinaire un grand nombre de praticiens distingués de l'Allemagne et de la Belgique. Tous les moyens furent essayés; on insista particulièrement sur les cautérisations ; et même un bon crayon de nitrate d'argent fut fixé dans le trajet fistuleux.

La fistule me parut simple, du moins extérieurement ; une grosse bougie d'étain, introduite dans l'urèthre, fut arrêtée en avant de la fistule, où je constatai résistance et dureté. Ce passage difficile une fois franchi, elle pénétra sans difficulté dans la vessie. Le col ne présentait rien de particulier.

Une seconde exploration, pratiquée quelques jours après, confirma les résultats de la première. Il y avait évidemment un reste de rétrécissement, un point induré, gênant le passage de l'urine. Au moyen d'un uréthrotome, je divisai profondément cette partie, de haut en bas et d'arrière en avant, et je commençai l'incision un peu en arrière afin d'y comprendre l'orifice interne de la fistule. .

Une semaine après, autre incision plus profonde. Le gros cathéter d'étain passait désormais sans le moindre effort. A partir de ce moment, l'urine cessa de passer par la fistule, qui se ferma d'elle-même. Pour consolider la guérison, je m'attachai ensuite, un mois durant, à faire cicatriser séparément les lèvres de la plaie et à rétablir la souplesse et la dilatabilité des tissus indurés que j'avais divisés.

Traitement consécutif de l'uréthrotomie interne. — Dans tous les cas d'uréthrotomie interne, lorsque des tissus indurés ont été divisés profondément, il faut insister sur le traitement consécutif, tel que je l'ai exposé dans le premier volume de mon *Traité pratique*. J'emploie de préférence une bougie métallique, assez grosse pour remplir l'urèthre, sans le distendre douloureusement. Je l'introduis jusqu'au col de la vessie, et, en la retirant, par un mouvement de bascule qui porte son extrémité en bas vers le rectum, j'appuie fortement cette extrémité contre la face inférieure de l'urèthre sur laquelle a été pratiquée l'incision ; en répétant cette manœuvre tous les deux jours, j'allonge et distends les tissus rigides qui formaient le rétrécissement, et qui recouvrent à la longue leur élasticité normale (1).

C'est ainsi que je traite les fistules urinaires simples résultant d'une coarctation uréthrale. Il suffit, en général, de faire disparaître les dernières traces du rétrécissement et de rendre au canal sa souplesse naturelle, pour que l'urine reprenne son cours. C'est là un résultat pratique définitivement acquis.

(1) *Traité pratique*, t. II, p. 443, 3e édit.

Il ne faut pas se borner, comme c'est l'usage général, à dilater la coarctation et à l'inciser au besoin, de manière à introduire une grosse sonde. Le point essentiel est d'assouplir les parois du canal à l'endroit malade, et de les rendre aussi élastiques et dilatables que le reste du canal. A cette condition seulement on complète le traitement des coarctations organiques; et ce n'est qu'à cette condition que, dans les cas de coarctation avec fistule, celle-ci se ferme définitivement, après que l'urine a repris son cours normal.

Il y a, bien entendu, des exceptions. On ne réussit pas toujours, et la cause de l'insuccès n'est pas toujours manifeste.

Il est des rétrécissements fibreux, durs, avec nodosités, qui résistent à tous les moyens connus. Les parois du canal restent épaisses, rigides. On a beaucoup de peine à faire passer une sonde; et, quoi qu'on fasse, l'urine continue de passer par la fistule.

Il y a des fistules avec perte de substance à l'orifice interne, ou avec lésion grave à la partie profonde de l'urèthre. Il n'est pas facile de constater ces désordres ; la plupart de ces fistules sont incurables.

Les fistules anciennes, dont les embranchements ont labouré la plus grande partie du périnée, celles qui s'étendent au loin, à la partie interne des cuisses, aux aines, à l'hypogastre, aux lombes, à la paroi antérieure de l'abdomen, etc., résistent le plus souvent à tous les moyens dont l'art dispose. Cependant, on a vu des cas extraordinaires de guérison, qui doivent encourager les praticiens dans le traitement de ces lésions graves.

Déformation des tissus par les fistules. — La tuméfaction et l'induration des tissus s'observent principalement dans les cas de fistules urinaires avec embranchements et orifices externes multiples.

Les tissus, envahis par l'urine, forment souvent des masses énormes, d'une grande dureté, et qui changent extérieurement l'état normal du périnée, du scrotum et des régions voisines qui sont englobées dans la masse.

Ces cas sont en général plus effrayants que graves, surtout lorsque l'infiltration de l'urine s'est circonscrite. Il suffit alors de placer une sonde en permanence dans l'urèthre, pour faciliter l'écoulement des urines, ou de rétablir le libre passage du canal par tout autre moyen, pour que les accidents disparaissent; la tumeur se ramollit et s'affaisse, les parties reviennent en très-peu de temps à leur état primitif.

Quelques malades ne supportent pas les sondes à demeure le temps qu'il faudrait pour que l'effet désiré se produisît. Chez d'autres, l'infiltration urineuse continue malgré la sonde. C'est alors surtout que l'uréthrotomie interne, par des incisions longues et profondes, produit d'excellents résultats. La division des tissus par l'uréthrotome empêche leur rétraction, condition importante pour hâter la guérison.

Opérations inutiles. — Les succès de ce genre, trop peu recherchés malheureusement, étonnent les jeunes chirurgiens, et même quelques chirurgiens expérimentés, qui, adoptant dans les cas analogues une pratique exceptionnelle, n'hésitent point à renouveler une série d'opérations décrites par quelques vieux auteurs, et qui consistent à inciser longuement et profondément les trajets fistuleux, et même à exciser les masses de tissus indurés qui les entourent.

Ceux qui suivent une telle pratique commencent par traiter la fistule, au lieu de s'occuper tout d'abord des obstacles que l'on rencontre dans l'urèthre, c'est-à-dire de la cause même des désordres. On pratique de larges débridements, quelque longs et nombreux que soient les trajets fistuleux, jusqu'à fendre le scrotum dans toute sa longueur, et tout le périnée. On ouvre même de larges gouttières remontant jusqu'au devant du pubis.

Ces débridements doivent aller jusqu'à l'orifice interne de la fistule, c'est-à-dire jusqu'à l'urèthre, et atteindre tous les embranchements secondaires. « Le premier effet de ces incisions, dit un auteur, est, comme on le comprend, d'ouvrir à l'urine une voie d'écoulement tellement large que tous les accidents de la rétention cessent immédiatement. De plus, les incisions multiples pratiquées dans les tissus indurés et chroniquement enflammés, sont, d'un commun accord, très-aptes à favoriser la résolution des engorgements dont toutes les parties molles du périnée sont atteintes depuis longtemps. » Afin de prévenir des accidents graves, et en particulier, l'infiltration, l'auteur cité croit qu'il est indispensable d'associer aux incisions la cautérisation au moyen du fer rouge, ajoutant que cette cautérisation doit être faite avec énergie, et de manière à n'épargner aucun point. On a été dans quelques cas, jusqu'à éteindre douze à quinze cautères dans les anfractuosités de la plaie.

Telles sont ces opérations justement qualifiées *d'autopsies véritables sur le vivant*, que M. Bonnet (de Lyon) a exposées à la Société de chirurgie de Paris en 1855 (1).

Je ne puis que répéter ici ce que j'ai écrit dans mon *Traité pratique* (2) : De tels procédés ont pu réussir, puisqu'on annonce des succès ; mais les accidents et les dangers que la raison fait craindre à leur suite, doivent détourner tout chi-

(1) *Gazette des hôpitaux*, 8 et 11 septembre 1855.
(2) Tome II, p. 450, 3ᵉ édit.

rurgien prudent d'y avoir recours avant d'avoir acquis la certitude de l'insuffisance de tout autre moyen plus rationnel et
plus pratique.

Nous avons dit que les fistules provenant d'abcès dans l'é-
paisseur des parois vésicales se ferment souvent d'elles-
mêmes en peu de temps, à mesure que la vessie reprend ses
propriétés organiques, et que ses fonctions s'exercent régulièrement. On voit persister au contraire celles qui surviennent après la taille ou la ponction sus-pubienne.

Il y a là une circonstance notable, que nous retrouvons
dans les fistules sous-pubiennes. Celles de ces fistules résultant de la cystotomie pratiquée par n'importe quel procédé,
sont très-difficiles à guérir; tandis que les ressources de
l'art sont très-efficaces pour les fistules résultant d'infiltra-
tions urineuses, d'abcès étendus, et de désordres si graves
en apparence qu'ils semblent défier tous les moyens de traitement.

NOTES COMPLÉMENTAIRES SUR LA LITHOTRITIE

RÉFLEXIONS COMPLÉMENTAIRES
SUR LES QUATRE SÉRIES DE CAS SIMPLES

Première série. — Deuxième série : pierre moyenne de 2 à 4 centimètres. — Troisième série : grosses pierres. — Quatrième série : cas compliqués.

En exposant les principaux temps de la manœuvre opératoire dans la série des cas simples, j'ai fait connaître les applications possibles de la lithotritie. Ces cas forment quatre catégories.

Première série. — Dans la première, toute la maladie se réduit à une petite pierre que l'on brise au moyen du trilabe ou du lithoclaste par une manœuvre simple, facile et sûre (1).

Les débris du calcul sont expulsés avec l'urine. L'opération est bien supportée et ne provoque point d'accidents graves. Les symptômes du mal disparaissent, le bien-être reparaît; et l'on s'assure par une dernière exploration qu'il ne reste pas dans la vessie trace de corps étranger. A la suite du traitement, la santé se maintient. Tel est le résultat ordinaire de la lithotritie appliquée selon les règles et dans de bonnes conditions. Le traitement ne dépasse guère huit ou quinze jours.

On a cherché à amoindrir ces succès incontestables. Il suffit pourtant de considérer la nature des cas, très-simples, les conditions favorables où se trouve l'opérateur, en possession d'ailleurs de moyens éprouvés, pour admettre les bons effets de la méthode, si bien établie par la pratique journalière.

En effet, on connaît ici la capacité de la vessie par la quantité d'urine rendue à chaque miction et surtout par la quantité de liquide injecté; et l'on obtient avant l'opération l'insensibilité des surfaces sur lesquelles il faut agir. De plus, une exploration préalable a constaté le petit volume de la pierre, l'état satisfaisant de la vessie et la cause unique du

(1) Les chirurgiens qui prétendent qu'on ne réussit pas également par l'emploi des deux instruments, commettent une erreur cent fois reproduite. Ces chirurgiens ne peuvent se rendre compte de l'application de cet instrument, faute d'en bien connaître le mécanisme. Avec des éléments de comparaison entre les manœuvres, par les deux instruments, ils reconnaîtront que si la pierre est écrasée plus aisément au moyen du lithoclaste, elle est en revanche plus sûrement saisie par le trilabe, à cause de la disposition de ses branches. Il est évident qu'une pince trilabe dont on rapproche les branches tend à ramener vers le centre le corps qu'on veut maintenir et fixer, au lieu que la pince bilabe le pousse au dehors, s'il n'a pas été bien exactement saisi par le milieu.

mal; de telle sorte qu'avant d'opérer, le chirurgien a toutes les notions indispensables pour régler la manœuvre.

On voit, en somme, que la nouvelle méthode repose sur des bases solides. Les procédés d'exploration préliminaire étant très-rigoureux, on ne saurait douter de l'exactitude des résultats. Le chirurgien opère dans un viscère dont les conditions organiques et la capacité lui sont connues, à surface lisse, et dont les parois sont écartées par un liquide au milieu duquel l'appareil fonctionne sans frottements ni froissements douloureux. Le malade étant dans la position voulue, la pierre, libre au milieu du liquide, tombe au point le plus déclive de de la vessie, au bas-fond, derrière le trigone ou vers les orifices des uretères. C'est là le véritable champ d'action du trilabe et du lithoclaste. L'opérateur peut saisir la pierre, sans être obligé de la chercher. Pour qu'elle se trouve entre les branches du lithoclaste, il n'a qu'à incliner de côté l'instrument légèrement ouvert. Ce temps de l'opération, le plus important de tous, est soumis, comme les autres, à des règles fixes, qui ont pour elles les lois de la théorie, sans compter une expérience de quarante années.

C'est faute d'avoir observé les règles dans la pratique de la lithotritie, que des chirurgiens très-habiles ont rencontré des difficultés et éprouvé des mécomptes.

Le broiement du calcul se réduit à exercer la pression avec la main seule. Si elle est insuffisante, on fait intervenir une puissance mécanique à laquelle les calculs petits et moyens ne résistent point.

Quant à la douleur, dans les cas simples, elle est proportionnée à la manière dont le chirurgien procède. Il n'y aura ni fortes douleurs ni fâcheuses conséquences, s'il a soumis le malade à une préparation convenable, s'il a manœuvré avec douceur et dextérité, s'il n'a pas outrepassé la durée ordinaire de la séance. Disons encore que, dans toute pratique régulière, les mouvements sont légers, mesurés ; le contact des instruments est d'autant mieux supporté que l'appareil fonctionne au milieu d'un liquide et suivant les règles.

Malgré les résultats de l'expérience et l'autorité des grands maîtres, l'opposition persiste, et aux succès les plus authentiques on répond par les nombreux revers qu'auraient éprouvés les chirurgiens les plus habiles. Je connais ces revers, puisque je les ai indiqués dans mes écrits et discutés à l'Académie de médecine ; j'en ai même apprécié quelques-uns dans l'Introduction de cet ouvrage. De cet examen approfondi il résulte en définitive, que les opérateurs qui ont échoué se sont écartés des règles établies. Il faut donc rejeter ces résultats fâcheux sur les opérateurs qui ont procédé d'une manière vicieuse, et non sur la méthode dont ils ont violé les règles. Mettre les insuccès sur le compte de la méthode, c'est une prétention exorbitante, dont j'ai fait justice en 1835 et en 1847 (1).

Ne perdons pas de vue que les moyens et les procédés de la lithotritie, dans les cas simples, ne sont pas uniquement appliqués à cette série de cas (V. le compte rendu 1862-1864, 2ᵉ série de cas). On y a recours dans des circonstances différentes et moins favorables ; et il est aisé de comprendre qu'ils ne réussissent pas également.

Deuxième série : pierre moyenne (de 2 à 4 centimètres). — La vessie a subi longtemps l'action du corps étranger ; le plus souvent sa capacité est diminuée : cependant elle conserve encore sa forme ordinaire. Bien qu'elle soit gênée par le défaut d'espace, la manœuvre peut en général être exécutée selon les règles.

(1) Voy. ma *Sixième Lettre* et le *Parallèle*.

Ici, le volume, la dureté de la pierre obligent souvent de modifier le procédé opératoire et de faire usage d'un instrument fort et à longues branches. Les nombreuses variétés de forme de la pierre qu'on voit dans ma collection apportent des difficultés d'autant plus embarrassantes qu'on ne les soupçonne pas avant d'opérer.

Dans les cas de la première classe, on peut réussir avec tous les instruments et par tous les procédés.

Dans ceux qui nous occupent, il faut pour chaque cas un instrument approprié : un choix rigoureux des moyens et des procédés devient obligatoire.

Quelques succès de hasard ne sauraient justifier l'oubli des règles. On opère ainsi : le forceps ayant franchi le col vésical, est poussé jusqu'à la face postérieure de la vessie ; on tire sur la branche mâle d'une étendue proportionnée au volume présumé de la pierre, puis on incline l'extrémité libre des deux branches vers l'un et l'autre uretère, et on les rapproche pour les fixer. Ces mouvements s'effectuent avec régularité ; mais par le fait seul de la longueur plus grande des branches, ils sont moins aisés et plus douloureux que dans les cas de la première catégorie. De là une différence entre les deux classes.

Chez les malades de la seconde comme chez ceux de la première, la portion profonde de l'urèthre, le col vésical, le trigone, et même le bas-fond de la vessie forment un plan uni sur lequel glisse la tige du forceps en déprimant les tissus du côté du rectum. La vessie conservant sa forme naturelle, et l'instrument étant placé suivant les règles, la pierre se trouve à côté des branches, par lesquelles elle est saisie sans être déplacée, sans efforts, sans mouvements étendus et avec douleurs modérées, si l'opérateur est habile.

En procédant comme on fait généralement, on réussit

peu, et l'on produit des désordres que l'on met sur le compte de la méthode.

La pierre étant fixée entre les branches du forceps, le chirurgien en détermine le volume et la dureté, et il s'assure qu'il n'y en a pas d'autres (V. les explor. prélim.). Avec ces notions indispensables, il procède au morcellement de la pierre. Cède-t-elle aux efforts de la pression, non-seulement la lithotritie est possible, mais elle deviendra plus facile par le progrès du traitement. La pierre une fois morcelée, l'opérateur se conduit comme dans les cas de la première catégorie. Au forceps à longues branches on substitue le lithoclaste ordinaire à mors plats et larges, lorsque la pulvérisation des éclats pierreux s'effectue facilement par la pression.

Le nombre des séances, qui est proportionné à la masse pierreuse qu'il s'agit de broyer, a peu d'influence sur le succès du traitement, parce que la manœuvre devient de plus en plus supportable. Il ne faut pas oublier toutefois que la vessie, déjà fatiguée par le séjour prolongé d'une grosse pierre, a subi l'action du forceps dans les premières séances, toujours douloureuses, et que le traitement demande du temps. Le résultat de l'opération, terminée par les procédés en usage, dans les cas de la première série, sera moins satisfaisant, moins certain, et cependant la nouvelle méthode conserve un avantage sur l'ancienne.

Si la pierre résiste à la pression par les moyens dont l'art dispose, il faut recourir à d'autres combinaisons ; et le cas rentre alors dans ceux de la troisième catégorie, où la lithotritie perd de plus en plus ses avantages.

Troisième série : grosses pierres. — Chez les calculeux de cette classe, la lithotritie est toujours une opération grave. La manœuvre, fût-elle des plus régulières, est difficile, toujours douloureuse, et quelquefois dangereuse.

Le chirurgien ne peut acquérir, avant d'opérer, que des notions insuffisantes. Il constate seulement que la pierre n'a pas produit de grands désordres dans la vessie ni troublé les fonctions générales. Son volume est appréciable approximativement; mais il ne sait rien de sa configuration, et quant à sa consistance, qui est en rapport avec la durée de son séjour dans la vessie, il doit supposer seulement qu'elle est dure. La capacité de l'organe est souvent diminuée, ce qui augmente les difficultés et les douleurs de la manœuvre.

Il n'est pas étonnant qu'opérant d'après ces indications insuffisantes, le chirurgien éprouve des embarras et des difficultés. Dans plusieurs de ces cas, l'opérateur n'a d'autre guide que ses sensations tactiles. Le résultat dépend de circonstances non déterminables, alors même qu'on procède régulièrement; mais il est difficile que l'opérateur réussisse, s'il emploie des instruments imparfaits, s'il néglige le traitement préparatoire, la distinction des cas et les leçons de l'expérience.

Dans les cas les moins graves, c'est-à-dire lorsque la vessie peut admettre une injection qui tienne écartées les parois vésicales, on peut réussir à placer la pierre entre les branches de l'instrument; mais quand il veut la fixer, elle se dérobe à la moindre pression.

Quatrième série : cas compliqués. — Toute pierre qui se présente au col de la vessie, de manière à faire obstacle au passage des instruments, est réputée volumineuse et, par conséquent, difficile à attaquer par les procédés de la lithotritie. Ces cas, de même que ceux de pierres multiples, doivent, je le répète, être traités par la cystotomie.

ACCIDENTS DE LA LITHOTRITIE

I. — **De la fièvre**. — Lorsque la vessie a une sensibilité normale et se contracte régulièrement, la manœuvre de la lithotritie produit une excitation qui trouble momentanément la fonction de l'organe. Mais cette action est passagère : un bain tiède, un cataplasme émollient sur le périnée et l'hypogastre favorisent le retour à l'état normal. C'est là le cas ordinaire.

Quand l'opéré est moins bien disposé, que la manœuvre est plus laborieuse, il survient, quelques heures après l'opération ou le lendemain, à l'improviste pour ainsi dire, un véritable accès de fièvre à forme intermittente. Il débute par un frisson ou tremblement, qui dure une ou deux heures, et qui est suivi d'une chaleur sèche, incommode, à laquelle succède une sueur abondante, qui soulage promptement le malade et qui termine l'accès.

Si l'accès reparaît le lendemain, les phénomènes suivent la même marche; mais la sueur est plus franche, plus abondante; le malade se sent soulagé, rafraîchi, et la fièvre ne revient plus, sans que l'art soit intervenu autrement que pour favoriser la sueur.

Voilà ce qui a lieu dans les cas simples, toutes les fois que l'opération est pratiquée suivant les règles et dans une séance de courte durée. Quand il est nécessaire de recommencer plusieurs fois l'opération, il arrive rarement que la fièvre se produise après chaque séance. C'est donc le premier contact des instruments avec la surface des organes qui paraît occasionner la fièvre. Celle-ci se termine généralement au premier accès par une sueur abondante, et ne se reproduit point à la suite des séances ultérieures.

Ces faits, bien déterminés, constituent la première série de cas, et demeurent acquis à la pratique.

Les phénomènes fébriles, provenant de l'action portée sur l'urèthre, se présentent avec les mêmes caractères, ils suivent la même marche, et ont la même terminaison, quel que soit l'instrument introduit dans le canal : lithotriteurs, cathéter ordinaire, bougies molles ou rigides, porte-caustiques ou uréthrotome.

La fièvre peut suivre une autre marche, surtout dans le cas d'atonie de la vessie : le frisson, irrégulier, se prolonge au delà du terme ordinaire, et, sans gravité apparente, on observe un état d'angoisse, une prostration qui contrastent souvent avec la constitution de l'opéré. L'urine, de plus en plus rare, avec des caractères morbides, est expulsée avec douleur ; la position du malade s'aggrave rapidement, il y a une altération profonde des traits de la face ; la mort peut survenir en peu de temps. Le plus souvent, on parvient à rétablir la chaleur ; la réaction se manifeste, la sueur se produit, mais sans arrêter la fièvre et sans grand soulagement pour le malade.

Tantôt la fièvre n'est que le début de phlegmasies spéciales dont je vais m'occuper, sous forme continue avec des exacerbations ; tantôt elle persiste sans autres conséquences, qu'elle soit entretenue ou non par un état congestif des reins et par l'urhémie consécutive, à la suite de la première tentative. Les accès ne se produisent que très-rarement à la reprise de l'opération, pourvu que le malade se trouve dans des conditions favorables.

Traitement. — La thérapeutique est fort simple. Dans les cas de la première série, je me borne à favoriser la sueur par les boissons chaudes et un repos absolu. Il faut veiller à ce que le malade ne se refroidisse pas en changeant de linge.

Si la fièvre reparaît le troisième jour après l'opération, j'emploie les purgatifs répétés et la quinine à dose modérée. Ces moyens produisent en général d'excellents effets, notamment les purgatifs, les ventouses scarifiées sur les reins.

Dans les cas graves, je prescris, comme il est d'usage, la quinine à haute dose ; et je m'efforce de remplir les indications particulières qui se présentent.

C'est ici le lieu d'appeler l'attention des praticiens sur une particularité éventuelle.

Les contractions violentes de la vessie sur la pierre donnent lieu à d'horribles douleurs qui entretiennent la fièvre et les désordres généraux. La taille peut devenir indispensable. Je reviendrai sur ce sujet.

II. — **De la fièvre chez les calculeux dont la vessie fonctionne mal.** — Parmi les cas de cette catégorie, je ferai remarquer ceux dans lesquels la vessie fonctionne irrégulièrement.

Chez un grand nombre de calculeux qui se présentent à l'opérateur, et sur lesquels j'ai souvent appelé l'attention

du praticien, la vessie est inerte; l'urine y séjourne constamment, si bien que la face interne de l'organe ne s'applique jamais sur la pierre à la fin de chaque miction. En général ces malades souffrent peu. Ici, l'influence stimulante de la
pierre est sans effet, ou plutôt elle produit des effets diamétralement opposés à ceux qu'on observe généralement. Au lieu
d'être racornie et appliquée sur la pierre, la vessie se trouve
agrandie; l'expulsion de l'urine se fait lentement, faiblement;
il y a écoulement, mais sans jet. Au point de vue chirurgical, ces calculeux présentent des conditions insidieuses,
qu'il convient d'étudier avec beaucoup de soin.

Ces malades ne paraissent pas gravement atteints, aussi
longtemps qu'il n'y a rien de changé dans leurs habitudes.
Seulement ils sont faibles, peu disposés à l'exercice; ils maigrissent et ont quelques accès de fièvre. Ils sont sous l'influence d'une intoxication urineuse. Cet état se maintient
jusqu'au moment où une opération est pratiquée sur l'urèthre
ou dans la vessie. On voit apparaître alors des troubles graves. La fièvre redouble, la faiblesse et le malaise augmentent.

Il n'y a pas d'accès net et régulier; la fièvre est continue.
Le frisson manque souvent, ou bien il est partiel, intermittent, entrecoupé par des bouffées de chaleur. La période de
la fièvre se prolonge quelquefois; la sueur qui marque la fin
de l'accès, dans les cas ordinaires, a aussi des caractères à
part. Ce n'est le plus souvent qu'une moiteur froide plutôt
que chaude, qui fatigue au lieu de soulager. Elle ne tarde
pas à exhaler, ainsi que l'air expiré par le malade, une odeur
fétide et repoussante. Cependant la faiblesse augmente, un
enduit jaunâtre, visqueux, couvre la langue; le goût se pervertit, l'anorexie est complète, l'urine rare, d'une odeur
forte; le malade souffre dans la miction, surtout en commençant.

Dans les cas de cette nature la situation du chirurgien est difficile; d'autant plus qu'on ne tient pas compte de l'état antérieur à l'opération, et qu'on attribue tout cet appareil formidable de symptômes à l'opération, qui n'est, en réalité, qu'une cause déterminante et bien faible; car, en général, la manœuvre n'est ni difficile ni douloureuse.

Les indications font défaut; et les moyens employés restent inefficaces. Le malade succombe au bout de quelques jours dans une sorte d'adynamie.

Mais si l'art est souvent impuissant contre un état aussi grave, le chirurgien réussit presque toujours à conjurer le danger par le traitement préalable, dont j'ai constaté l'effet salutaire dans le cours d'une longue pratique. Ce traitement, qui consiste à combattre avant tout l'état morbide préexistant, réussit d'autant mieux qu'il n'y a pas nécessité urgente d'opérer (1). Le chirurgien a de la sorte la faculté d'appliquer en temps utile les moyens thérapeutiques. La règle importante est de ne pas opérer avant d'avoir combattu les troubles fonctionnels ainsi que la fièvre, et ramené à l'état normal, autant qu'il est possible, la sensibilité et la vitalité des organes sur lesquels doit agir l'instrument.

III. — De la fièvre dans les phlegmasies de la vessie. — Les phlegmasies spéciales qu'on observe à la suite de l'opération dans ces cas, débutent aussi par un accès de fièvre. Mais bientôt le travail morbide se circonscrit, se localise; et l'on voit apparaître sur des points éloignés de ce centre pathologique une série de désordres de nature inflammatoire, à marche rapide, et tous très-graves. Quoique ces cas soient assez rares, j'en ai réuni un nombre considérable; j'ai

(1) *Voir*, dans la première partie, *Application de la lithotritie aux cas d'inertie de la vessie.*

donné, en même temps qu'une description de la maladie, l'indication des traitements les plus efficaces. Il s'en faut toutefois que les cas de ce genre ne laissent encore beaucoup à faire à la science et à la pratique. J'appelle sur eux l'attention des chirurgiens (1).

Il est à peine besoin de rappeler que ces fièvres et ces phlegmasies spéciales ne se rattachent pas particulièrement aux applications de la lithotritie. On les observe également à la suite des autres opérations pratiquées sur l'urèthre et dans la vessie : le cathétérisme, le traitement des rétrécissements uréthraux. J'ai publié dans mes précédents ouvrages des observations qui ne laissent aucun doute à cet égard.

Cas insidieux. — J'ai dit que dans les cas d'inertie de la vessie, la manœuvre est aisée et n'est point douloureuse ; on n'observe, ni pendant, ni après l'opération, aucun de ces phénomènes de réaction qui se manifestent par des troubles fonctionnels graves et par des accès fébriles et un amaigrissement rapide ; la réaction paraît se faire à l'intérieur. La vessie ne réagit point au contact des instruments ; ses parois s'affaissent, le peu de contractilité qui restait avant l'opération diminue progressivement, au point qu'il faut recourir à la sonde pour faciliter l'écoulement des urines. J'ai exposé ce qu'il convient de faire dans ces cas dans un chapitre spécial de cet ouvrage (2). Je me borne à présenter ici de courtes remarques pratiques, que l'importance du sujet exige.

Rappelons avant tout que ces cas, le plus souvent insi-

(1) *Voir* tome III du *Traité pratique* (3ᵉ édit.), chapitre dernier.
(2) *Voir* aussi le *Parallèle*, p. 112, et le *Traité de la Lithotritie,* p. 138.

dieux, sont très-graves. Les malades meurent au moment où on les croyait sauvés. C'est que les symptômes locaux manquant, les phénomènes généraux, qui sont ici les plus essentiels, n'ont point de caractères précis; ils sont latents, fugaces ou peu saillants. De là tant de déceptions.

A la suite d'une opération très-régulière, pratiquée suivant les règles et avec toutes les précautions voulues, on voit survenir à l'improviste la faiblesse, le malaise, l'anorexie, les insomnies, bref un état de prostration, qu'on ne peut expliquer ni par les antécédents du malade ni par les manœuvres opératoires; chez un certain nombre de ces malades cet état ne dure pas, et l'on peut, au bout de quelques jours, continuer l'opération.

Averti pourtant par les effets d'une première tentative, ce n'est point sans hésitation que le chirurgien se décide à introduire encore le lithoclaste dans la vessie. Il redouble de précautions, il fait une seconde séance, et il n'est pas peu étonné des résultats qu'il obtient. Au lieu de présenter, comme la première fois, de mauvais symptômes, le malade ne souffre point à la suite de l'opération, la vessie recouvre sa contractilité; et l'état général est satisfaisant. Il y a une amélioration générale en même temps qu'une amélioration locale. L'urine reprend ses caractères normaux; en continuant de prendre les précautions nécessaires, on finit par obtenir une guérision complète. Chaque séance amène du mieux; les forces reviennent, ainsi que le sommeil et l'appétit, et la vessie fonctionne régulièrement. Ces cas sont relativement favorables, malgré tous les soins qu'ils exigent. Mais il en est de plus graves, où l'état du malade empire, quoi qu'on fasse. Les phénomènes qui se produisent à la suite de la première séance sont si formidables, que l'opéré succombe en peu de jours.

Dispositions morbides. — Quelquefois, cet appareil de symptômes n'est que le prodrome des désordres dont je me suis occupé à la fin du 3ᵉ vol. de mon *Traité pratique*, IIIᵉ édition, et auquel je dois renvoyer afin d'éviter les répétitions, je veux parler des fièvres et des phlegmasies spéciales qui sont consécutives aux applications de la lithotritie.

III

INJECTIONS PRÉALABLES

Avant d'appliquer la lithotritie au traitement des calculeux, j'avais compris la nécessité de tenir les parois vésicales écartées pendant la manœuvre pour faciliter les mouvements du trilabe et préserver la surface vésicale de tout frottement.

Que cet écartement soit l'effet d'une injection d'eau tiède, ou de l'urine accumulée dans la vessie, l'indication est toujours remplie. L'expérience m'apprit bientôt que les simples injections d'eau tiède doivent être préférées.

D'autres moyens ont été proposés. Liston conseillait les injections opiacées. M. Jobert vante l'injection narcotico-émolliente. Key voulait qu'on injectât de l'huile, avec ou sans eau tiède. On a proposé d'injecter du mercure.

D'autres chirurgiens, persuadés que l'eau tiède est plus irritante que l'urine, et que l'introduction de la sonde irrite les surfaces sur lesquelles on doit agir, repoussent les injections et veulent qu'on opère dans l'urine que contient la vessie. Au moment de l'opération, ils recommandent au malade de ne pas uriner pendant quelque temps. Il paraît qu'on a été jusqu'à employer des moyens mécaniques pour empêcher l'urine de s'écouler.

L'essentiel est de savoir si dans une pratique rationnelle les injections préalables sont utiles, et de les pratiquer suivant les règles quand elles sont indiquées; car il n'est pas indifférent d'opérer suivant l'un ou l'autre procédé.

Assurément on peut appliquer la lithotritie sans faire une injection préalable, toutes les fois que la pierre est moyenne, et la vessie peu irritable, lorsque surtout, au moment de l'exploration ou de l'opération, le malade n'a pas uriné depuis une heure ou deux, j'introduis immédiatement le lithoclaste; cent fois on m'a vu procéder de cette manière soit à l'hôpital, soit dans la pratique particulière; mais il m'est arrivé, en procédant de cette manière afin d'abréger, de ne pas trouver dans la vessie un espace suffisant pour la manœuvre, et les malades en ont souffert. On ne saurait donc vouloir généraliser le procédé, comme on essaya de le faire il y a quelques années, et comme on le propose encore aujourd'hui.

Toutes les fois que la vessie ne contient pas une quantité d'urine suffisante, l'injection devient une nécessité; elle rend la manœuvre plus facile, plus sûre, et surtout moins douloureuse; elle écarte les dangers.

Les chirurgiens qui renoncent aux injections préalables prescrivent aux malades de ne pas uriner en attendant le chirurgien; il y en a peu qui puissent résister à des besoins pressants, et même alors ils se placent dans un état d'agitation qui n'est pas favorable à l'opération.

Si la vessie est vide au moment où le chirurgien arrive, celui-ci attendra que les reins aient envoyé assez d'urine pour écarter les parois vésicales, ou il opérera à sec; mais la manœuvre est longue, difficile et pénible alors, elle peut aussi devenir dangereuse.

En insistant sur l'emploi des injections, je suppose qu'on se conforme pour les pratiquer aux exigences de chaque cas. Le liquide doit être introduit avec lenteur, sans secousse; l'injection doit être suspendue dès que le besoin d'uriner se manifeste. L'opération est simple, facile; mais elle demande beaucoup de précautions.

Si l'on agit autrement, surtout dans les cas de contractilité de la vessie, de manière à distendre brusquement les parois vésicales, le malade souffrira, surtout si l'on ne tient pas compte de ses sensations et si l'on veut injecter une quantité de liquide plus grande que la capacité de la vessie.

J'ai cité dans le *Traité pratique*, p. 44, deux cas de ces injections forcées, qui ont entraîné la mort. Toutes les fois que la vessie se contracte avec force, il faut redoubler de précautions.

Au moment où la sonde franchit le col vésical, on adapte la seringue à la sonde; et l'on pousse l'injection avec une grande lenteur, pour que l'urine qui est dans la vessie ne sorte pas. Dès que le besoin d'uriner se fait sentir, on s'arrête.

Dans certains cas plus graves, ces précautions ne suffisent point. L'injection est rejetée ainsi que l'urine; la surface vésicale vient s'appliquer avec force sur le bec de la sonde et sur la pierre; et le moindre mouvement devient douloureux. Il faut s'arrêter, en attendant qu'une nouvelle exploration puisse être pratiquée, si toutefois le chirurgien n'a pas reconnu la possibilité d'opérer par la lithotritie.

Ces cas, sur lesquels j'ai insisté dans un autre ouvrage (1), sont quelquefois des plus embarrassants.

Pour peu que le chirurgien manque d'expérience, il fera bien de renoncer à la lithotritie et de recourir à la taille, dont l'application n'exige pas des connaissances préalables aussi précises.

---

(1) Voir *Traité de la Lithotritie*, p. 47.

Quand la vessie est inerte et d'une grande capacité, il faut laisser l'urine s'écouler par la sonde ; on introduit ensuite une quantité déterminée d'eau, de manière à connaître l'exacte capacité de l'organe. Il est évident que la capacité de la vessie ne peut être connue, lorsqu'on opère sans injection ; car on ne sait pas au juste la quantité d'urine que l'organe contient ou peut contenir. (Voir les *Applications de la Lithotritie aux cas d'inertie de la vessie.*)

MORCELLEMENT DE LA PIERRE DANS LA VESSIE PAR L'URÈTHRE

Le morcellement de la pierre dans la vessie par les instruments lithotriteurs est l'un des temps les plus faciles et les moins douloureux de l'opération. Comme la mécanique et la chirurgie interviennent également ici, les moyens ont été multipliés et variés à l'infini, mais d'après une méthode vicieuse. Je me bornerai à mentionner les instruments de M. Heurteloup, dont j'ai indiqué les principaux dans deux endroits de ce livre (*Choix des moyens* et *Catalogue*, compartiments n°s 1 et 2). Je rappellerai seulement les principaux de ceux dont on se sert.

Mais je dois, auparavant, présenter quelques considérations préliminaires.

Il ne faut pas perdre de vue qu'au moyen du trilabe la pierre ne peut être morcelée que par le procédé de l'écrasement, précédé ou non de la perforation, et que je n'ai jamais opéré d'une autre manière.

En 1828, M. Heurteloup mit sous les yeux de l'Académie des sciences une collection d'instruments soi-disant perfectionnés, qui devaient nous « faire connaître toute la puissance de l'art pour le broiement de la pierre, renverser tout ce qui avait été fait en lithotritie, établir cette belle opération sur de nouvelles bases, et conduire à de brillants résultats. »

L'auteur de tous ces perfectionnements faisait admirer le mandrin à virgule, la pince servante, la maîtresse pince, les forets à couteau, le brise-coque, et surtout l'évideur, par l'emploi duquel une grosse pierre devait être réduite en poudre en une séance.

Ces promesses n'eurent point d'effet. Les moyens nouveaux, dont on faisait mystère, ne supportèrent point l'épreuve de la pratique ; le prestige s'évanouit, et, finalement, le bénéfice net de toutes ces découvertes fut une somme d'argent accordée à l'auteur. Les prôneurs de ces nouveautés, emportés par un zèle indiscret, furent victimes d'une mystification (1).

(1) *Voir* mes remarques sur le rapport de la Commission du prix Montyon pour 1828. *Revue médicale*, juillet 1828. — Les *Troisième et Cinquième Lettre sur la Lithotritie*, p. 82. — *Traité de la Lithotritie*, p. 448, 449.

On peut rapprocher de ce fait ce qui s'était passé en Angleterre en 1793. Aussi bien s'agit-il, dans les deux cas, d'un moyen de détruire la pierre. Une demoiselle anglaise croyait être arrivée à dissoudre la pierre dans la vessie, par un remède dont elle faisait mystère. Elle s'adressa au Parlement pour obtenir une récompense. M. Heurteloup, qui était en possession d'instruments d'une puissance infaillible pour le broiement de la pierre, les présenta à l'Institut de France pour avoir aussi une récompense. Le Parlement anglais désigna vingt-deux commissaires pour examiner le remède de mademoiselle Stephens ; l'Institut n'en donna que neuf à M. Heurteloup. Dans les deux cas, la récompense fut décernée avec éclat : mademoiselle Stephens obtint 500 livres sterling ; M. Heurteloup reçut 5,000 francs. Le remède de la demoiselle anglaise eut un sort analogue à celui des instruments du chirurgien français : la lumière du grand jour lui fut fatale. Grand fut l'enthousiasme des commissaires de l'Institut ; mais il n'égala point celui des prôneurs de mademoiselle Stephens : « Aucun calcul, dit Percy, ne devait méconnaître la puissance des remèdes Stephens. Ils eurent pour apologistes les premiers médecins de France et d'Angleterre, et ils en trouvèrent jusque parmi les lithotomistes les plus accrédités ; ce qui fait l'éloge de leur cœur et non de leur raison. Avec quel plaisir, avec quel confiance on buvait le merveilleux dissolvant, qui n'était, comme on sait, qu'une eau de chaux préparée ! Au moindre flocon, à la moindre mucosité un peu concrète que charriait l'urine, on criait au

En 1832, M. Heurteloup proposa le système de la percussion. En le présentant à l'Académie des sciences, un habile physiologiste ne trouvait pas d'expressions pour payer à l'auteur de ce système un juste tribut d'éloges. Mais on n'avait pas oublié qu'un enthousiasme analogue s'était produit en 1828, au sujet d'un autre travail de l'auteur ; la réflexion vint, et Dupuytren lui-même crut devoir tempérer le zèle de son collègue : « Je ne vous cache pas, écrivait-il à M. Heurteloup, que cette raison est celle qui m'empêche de me décider tout à fait en faveur de cette manière d'opérer. Si vous pouvez trouver le moyen de substituer à la *percussion,* qui exige tout cet appareil d'instruments, une force de pression qui pût en dispenser... je proposerai immédiatement à la commission de vous décerner le grand prix (1). »

L'auteur ne trouva point cette force de percussion, et reçut un prix ordinaire. Il s'est tenu à la percussion jusqu'à sa dernière heure.

Sans doute la percussion peut être appliquée dans certains cas rares ; mais les successeurs de Dupuytren, plus confiants que ce chirurgien célèbre, ont aveuglément adopté le percuteur et ses accessoires, non sans tomber dans des exagéra-

---

miracle ; c'était la pierre qui se fondait, c'étaient ses débris qui s'en allaient ; et tel fut l'incroyable engouement des gens du monde, et même de quelques hommes de l'art, que les instruments consacrés à la lithotomie furent proclamés désormais inutiles et mis en interdit ; qu'on leur fit dérisoirement leur procès, et que par une sentence, moitié comique, moitié sérieuse, il leur fut enjoint de se cacher pour toujours. » *Rapp. à l'Acad. roy. des Sciences sur le nouveau moyen du docteur Civiale,* etc. Paris, 1824, in-8, p. 10, 11.

L'enthousiasme qu'inspira le mandrin à virgule de M. Heurteloup ne fut pas moindre. Le spirituel chansonnier Désaugiers, sur lequel on en fit l'essai, fredonnait, dit-on, des airs de vaudeville pendant l'opération ; il est vrai que peu de jours après Désaugiers subissait la taille et y succombait.

(1) *Voir* mon *Traité de la Lithotritie,* p. 69.

tions qui ont eu pour effet de faire rétrograder l'art de broyer la pierre (1).

Mais il est resté le procédé imaginé par M. Heurteloup pour saisir la pierre en la forçant à venir se placer d'elle-même dans l'instrument, procédé dont j'ai fait connaître les vices en traitant de la préhension des pierres moyennes. (Voyez cet article dans la première partie.)

Je ne saurais trop redire combien ce procédé, qu'on a su rendre séduisant, a été nuisible à l'art de broyer la pierre. Or, nous avons vu que, même en 1855, les chirurgiens les plus habiles, le docteur Velpeau et quelques autres, s'y sont laissé prendre en présentant les procédés de M. Heurteloup comme généralement adoptés dans la pratique.

Dans la majorité des cas, les auteurs, en proposant des moyens nouveaux pour broyer la pierre, ont pensé qu'ils réussiraient à diminuer la durée du traitement, et à détruire la pierre en une séance. Mais ils n'ont pas vu que, dans les conditions où ils le posaient, le problème était insoluble.

Dans toute application régulière de la lithotritie, la pierre est broyée en une séance, lorsqu'elle est petite, au début de l'affection, bref, dans les cas les plus simples. La manœuvre est aussi prompte que facile, la guérison instantanée. Mais ces succès, qui sont le triomphe de l'art, ne peuvent se produire que dans les cas où le calcul est d'un petit volume et d'une médiocre consistance. On peut alors le détruire en quelques minutes.

Chercher un pareil résultat, lorsque, par suite de son volume et de sa dureté, la destruction de la pierre exige un temps

(1) *Voir* l'Introduction de cet ouvrage. — Les travaux de M. Heurteloup, je parle surtout de ceux dont l'utilité est le plus contestable, ont trouvé accueil dans la presse médicale, en France et en Angleterre. Ainsi s'explique la propagation rapide des opinions de ce chirurgien.

plus long, c'est dépasser les limites qu'impose l'expérience aux entreprises de l'art. Un praticien prudent et expérimenté n'excédera point ces limites. Et d'ailleurs, fût-on en possession d'agents assez puissants pour morceler et broyer une grosse pierre en une séance, quel est le chirurgien qui voudrait les employer ? Les essais qu'on a faits jusqu'ici ne sont pas encourageants.

Les séances prolongées donnent lieu, on le sait, aux plus graves désordres qui aient été signalés. D'autre part, l'accumulation dans la vessie, plus ou moins contractile, d'une masse pierreuse a des inconvénients non moins graves, puisqu'on est parfois obligé de recourir à la taille sans retard. Beaucoup d'opérés en sont morts.

Tous ces procédés, dont on a vanté l'utilité, sont des plus dangereux dans la pratique ; il n'est pas étonnant que tant de moyens successivement proposés aient été abandonnés. Ce n'est point la peine de s'arrêter à ces vaines combinaisons de la théorie et de la mécanique dont M. Heurteloup nous présenta les prémices en 1828, ainsi qu'on vient de le voir. C'est de la pratique qu'il s'agit ici ; eh bien, la pratique n'a puisé jusqu'à présent ses ressources que dans les moyens propres à exercer la pression.

On ne brise les calculs dans la vessie que sous l'effort de la pression ; les autres procédés admis dans la pratique, tels que la percussion et la perforation préalables sont accessoires ; ils n'interviennent que pour faciliter la pression, la rendre plus efficace ou possible, lorsque le calcul est à la fois très-volumineux et très-dur. L'écrasement est le procédé essentiel de la lithotritie ; avant de pulvériser la pierre, il la faut écraser. Ce procédé, je l'ai constamment employé.

$$V$$

LA LITHOTRITIE APPLIQUÉE AUX ENFANTS CALCULEUX (1)

L'art de broyer la pierre n'est pas encore appliqué à l'enfance d'une manière aussi générale qu'aux autres âges de la vie. Des chirurgiens très-habiles, entre autres, déclarent n'avoir jamais appliqué cette méthode avant l'âge de la puberté, s'appuyant sur ce que l'opération de la taille réussissant très-bien chez les enfants, il n'y a pas lieu de changer de système, et que les jeunes calculeux ne sont généralement pas dans des conditions favorables à la nouvelle méthode.

Le succès de la cystotomie, chez les enfants de 1 à 14 ans, succès sur lesquels on ne cesse de s'appuyer pour assurer qu'il n'y a pas de raison de recourir à la nouvelle méthode, sont-ils réellement aussi décisifs que le disent quelques modernes, en réunissant de petites séries de cas de choix, procédé auquel on a trop souvent recours, bien qu'il trompe toujours ?

J'ai extrait de mes recherches statistiques un tableau indiquant les résultats de la taille à cet âge. Sur 540 malades dont l'âge est parfaitement indiqué, et qui réunissent toutes

(1) La pierre est très-commune chez les enfants, ainsi que le constate un tableau de statistique. Dans un grand nombre de cas, les signes de la pierre manquent, et l'on ne s'occupe, en général, que des troubles de la miction et de l'incontinence d'urine. Trop souvent on laisse prendre à la pierre un développement considérable.

les conditions désirables d'authenticité (il s'agit de faits recueillis de 1820 à 1830 dans les localités que j'ai fait connaître), sur 540 cas, je trouve 396 guérisons complètes, 19
fistules, 14 incontinences d'urine, 2 récidives et 109 morts ;
proportion bien différente, comme on le voit, de celle qu'on
a cherché à établir par des faits incomplets, recueillis autrefois dans les pays lointains, et jetés, pour ainsi dire, au hasard dans quelques tables d'observations que le docteur Dolbeau a réunies.

Dans un relevé que publie le *Moniteur des sciences*, 13 septembre 1860, on voit que sur 42 opérés par M. Guersant à
l'hôpital des Enfants de Paris, on compte 34 guérisons, dont
2 avec persistance d'une fistule ; 8 morts, dont 4 par suite de
l'opération, et 4 de maladies intercurrentes.

D'après les chiffres donnés par M. Crosse, on trouve 271
opérés de 1 à 10 ans ; 252 guéris, 19 morts, sans compter les
infirmités. Durée du traitement, 34 jours.

Ce qui frappe surtout dans ces relevés, ce sont les suites
de l'opération chez les malades qui ont survécu.

On dit que l'indocilité des enfants et la petitesse de l'urèthre sont des conditions qui doivent faire renoncer à la
lithotritie.

J'ai démontré, depuis longtemps (1), que ces obstacles ne
sont pas sérieux et qu'on s'en est considérablement exagéré
la portée. Les faits pratiques dont j'ai publié les détails et
ceux en plus grand nombre qu'on a observés depuis, prouvent
qu'on opère aisément les enfants les plus indociles, et que
l'urèthre, quelque petit qu'il soit, est assez dilatable pour
admettre les instruments déliés dont nous nous servons, et

(1) *Traité de la Lithotritie*, p. 266 et suiv.; *Troisième Lettre sur la
Lithotritie*, in-8, 1831.

qui suffisent pour morceler la pierre. Si ces instruments n'ont pas une grande puissance, il ne faut pas perdre de vue que les calculs sont en général très-petits, et qu'il ne faut pas un grand effort pour les morceler.

Ainsi, quoi qu'on dise, la lithotritie est applicable aux enfants et doit être préférée à la taille lorsque le calcul est très-petit.

On le voit, les objections sont détruites par le raisonnement et l'expérience; mais elles ont acquis une certaine valeur sous des plumes autorisées. Je me contenterai de faire observer qu'il ne serait ni humain ni raisonnable de vouloir priver cette classe intéressante de calculeux des bienfaits de la lithotritie, sous prétexte de quelques difficultés d'application et de quelques circonstances dont on s'exagère évidemment la portée. La question est d'ailleurs jugée.

Depuis 1826, j'ai opéré un très-grand nombre de calculeux, de trois ans et au-dessus, et de plusieurs desquels j'ai publié l'observation dans ma troisième lettre ne 1831, et dans le *Traité de la lithotritie*, en 1847, pages 276 et suivantes; et j'ai presque toujours réussi, ce qu'il faut attribuer à ce que je n'applique cette méthode qu'aux cas de petite pierre, et aux précautions que j'ai fait connaître, afin d'empêcher l'accumulation et le séjour des débris pierreux dans l'urèthre.

L'un des opérés, âgé de trois ans et demi, portait une pierre d'acide urique, de structure lamellée, très-compacte, de 3 centimètres de long sur 2 centimètres et demi de large et 2 centimètres d'épaisseur. La vessie se contractait avec tant de force, que chaque émission d'urine était accompagnée de la chute du rectum et de douleurs tellement vives que l'existence de l'enfant devenait insupportable.

Cette pierre ne devait pas être attaquée par les procédés de la lithotritie.

Avant d'entreprendre l'opération, je détermine avec soin le volume du calcul. S'il ne peut pas être détruit en trois ou quatre séances très-courtes, je pratique la taille, et j'agis de la même manière s'il y en a plusieurs.

On ne connaît pas exactement le résultat de toutes les opérations de lithotritie dans cette classe de malades. Voici, d'après M. Dolbeau, les résultats de la pratique de M. Guersant: 21 opérations, 18 garçons et 3 filles, 12 guérisons, *six* morts, *deux* de l'opération, *quatre* de maladie intestinale, 3 qui ont été taillés.

On ne peut rien conclure de faits présentés de la sorte. L'opinion du chirurgien lui-même n'est pas arrêtée. D'abord, il disait qu'il ne fallait lithotritier que les malades dont l'opération serait terminée en une séance. Depuis 1849, il paraît qu'il a étendu de beaucoup le cercle de ces opérations, sur les remarques de M. Dolbeau qui a lithotritié lui-même à l'hôpital des Enfants, et avec beaucoup de succès, un enfant de sept ans.

Ces résultats contrastent d'une manière si notable avec ceux que j'ai observés, qu'il doit y avoir une erreur. Aussi, je n'indique ces faits qu'à titre de renseignements.

Sous le rapport de l'application, la pratique de M. Guersant à l'hôpital ne paraît pas tout à fait irréprochable; c'est ce que prouverait au besoin la série des accidents qu'il a accolés à la lithotritie.

On a successivement présenté une infinité de motifs pour et contre l'application de la lithotritie aux enfants; les uns et les autres ont peu de valeur, ainsi que je l'ai démontré dans mon *Traité de la lithotritie,* p. 266 et suiv.

Ce qu'il y a de parfaitement établi, c'est que la lithotritie est applicable aux enfants, et comme elle donne, toutes choses égales d'ailleurs, plus de certitude de guérir que la cystotomie, c'est à elle qu'il faut d'abord recourir. Elle réussit d'autant mieux que la pierre est plus petite.

1° La petite capacité de l'urèthre est le point sur lequel on s'est le plus arrêté, mais avec exagération. Ce qui est vrai, c'est que les petits instruments qui doivent être employés ne peuvent détruire qu'une petite quantité de la pierre à chaque séance, ce qui rend l'opération beaucoup trop longue.

2° Lorsque la vessie est inerte, les fragments de pierre, au lieu d'être expulsés avec l'urine, comme cela a lieu ordinairement, restent dans le viscère ; il faut les retirer par les procédés de l'art, ce qui présente des difficultés sérieuses, et prolonge le traitement au delà des limites ordinaires.

3° L'urèthre de l'homme n'est pas également large et dilatable dans toutes ses régions ; l'élasticité de ses parois varie surtout suivant l'âge des individus. Il est constaté que chez les enfants le col vésical et la partie profonde de l'urèthre peuvent se dilater considérablement et admettre des calculs entiers ou morcelés, que les autres parties du canal ne laisseront pas sortir, ce qui constitue l'arrêt du fragment de pierre dans l'urèthre, accident quelquefois très-grave par ses effets immédiats et surtout parce qu'il est le point de départ d'une série de désordres, et il est d'autant plus à redouter, que la vessie se contracte avec force.

Danger de la méthode (1). — Il est prescrit d'appliquer l'art de broyer la pierre aux enfants lorsque la pierre est petite et peut être détruite en une ou deux séances ; à ces conditions, la méthode réussit parfaitement ; je l'ai souvent appliquée et avec succès.

(1) Voy. ma *Troisième Lettre* et mon *Traité de la Lithotritie*, p. 340, où ces faits sont exposés, ainsi que les procédés à mettre en usage.

Chercher à détruire une grosse pierre par ce procédé chez les eunes enfants, c'est s'exposer aux plus graves mécomptes. La question principale de la pratique est de savoir où il faut s'arrêter.

Cette question, dont on s'est exagéré les difficultés, est en réalité fort simple lorsqu'on procède régulièrement à l'emploi des ressources dont l'art dispose.

On sait que les moyens ordinaires d'exploration pour la vessie ne suffisent pas, en général, pour déterminer avec précision le volume et la dureté des pierres vésicales, et qu'il faut nécessairement recourir à d'autres procédés dont l'utilité est aujourd'hui reconnue.

J'ai indiqué la manière de procéder pour la détermination des cas dans le compte rendu de 1862.

VI

NOTE SUR UN NOUVEAU BRISE-PIERRE (1).

De tous les temps, les cystotomistes se sont préoccupés avec une grande sollicitude d'une éventualité qui n'est malheureusement point rare et qui peut compromettre la vie du malade et la réputation de l'opérateur : je veux parler des difficultés, de l'impossibilité même d'extraire une grosse pierre par l'ouverture trop souvent insuffisante que l'on pratique au périnée ou à l'hypogastre. C'est là un des grands malheurs qui se présentent souvent dans la pratique chirurgicale, et qu'on a observés tout récemment à Paris. Afin de le prévenir, on a proposé divers moyens : les uns sont les tenettes elles-mêmes, plus ou moins modifiées, auxquelles on a ajouté de grosses dents ou des coupants propres à diviser, à écraser la pierre par la pression qu'on exerce avec la main seule ou armée d'une puissance accessoire; les autres, compliqués, sont de véritables machines plus ou moins ingénieuses, mais d'une application généralement impossible. On a renoncé aux uns et aux autres.

En 1824 et en 1835, je fis exécuter deux appareils particuliers, sur les modèles des instruments lithotriteurs droits

(1) Communiquée au conseil d'administration de l'Académie de médecine, et paraphée par son président, **M. Robinet**, le 29 octobre 1861.

et courbes. Ils m'ont servi à faire quelques expériences : j'y ai renoncé.

Cependant, il m'a toujours paru possible de combler cette lacune de la pratique chirurgicale ; tel est le but de l'appareil que j'ai l'honneur de mettre sous les yeux de l'Académie. Il m'a satisfait au point de vue mécanique, mais c'est à la pratique à le juger définitivement.

Dans des expériences variées, j'ai réussi à saisir et à morceler des pierres d'un volume et d'une dureté variables, et j'ai reconnu que celles d'une forme ovoïde ou sphéroïdale sont les plus favorables.

Cet appareil est composé de deux parties, dont l'une suffit quelquefois pour terminer l'opération. C'est une tenette un peu différente de celles dont on se sert généralement.

L'extrémité libre de chaque branche forme crochet, et la partie courbe de l'une se place au devant de l'autre lorsqu'on les rapproche. Cette disposition, qu'on trouve dans mes trilabes et mon premier brise-pierre (1), offre l'avantage de fixer très-solidement la pierre sans s'exposer à forcer ou à briser l'instrument.

Ici, tout l'effort de la manœuvre est supporté par le crochet des branches, qui résiste toujours, même avec les petites tenettes applicables aux enfants.

A la portion extra-vésicale, un peu en avant de la jonction, les branches de la tenette présentent une légère courbure pour les besoins de la manœuvre ; mais elle ne nuit en rien pour saisir la pierre. Sur la concavité, le bouton de jonction fait une saillie de 8 à 10 millimètres, servant de support à une douille mobile.

Depuis le bouton jusqu'aux anneaux, les branches sont aplaties et beaucoup plus fortes que dans les tenettes ordi-

(1) *De la Lithotritie,* 1827, pl. V.

naires, ce qui fait paraître l'instrument plus volumineux ; mais, à ne voir que la portion qui pénètre dans la vessie, il n'y a pas de différence notable.

Par l'emploi des nouvelles tenettes, les divers temps de la manœuvre pour saisir la pierre ne diffèrent pas de ce qu'on fait avec les tenettes anciennes ; et tout chirurgien qui connaît la cystotomie peut, sans études préalables, se servir des unes et des autres avec la même facilité.

Les crochets des branches ne s'opposent pas à ce que la pierre soit saisie ; ce n'est jamais par l'ouverture antérieure qu'elle pénètre dans l'instrument. Mais, je répète, qu'une fois saisie, la pierre est plus solidement fixée avec les nouvelles tenettes qu'avec les anciennes.

Il n'y a pas de raison pour que les douleurs de la manœuvre diffèrent dans l'un et l'autre cas.

L'immense avantage que présentent les nouvelles tenettes, c'est qu'on peut leur adapter un appareil qui fournit le moyen de morceler la pierre lorsque l'extraction en est difficile ou impossible. Cet important résultat est obtenu par l'emploi de la deuxième partie de mon appareil, qu'on ajoute à la tenette pendant l'opération, au moment où les difficultés se présentent, sans rien changer, sans lâcher la pierre, et sans une grande perte de temps.

Cette partie accessoire est formée de plusieurs pièces : d'abord une forte tige plate, allongée, avec des croisillons qui embrassent et maintiennent les branches de la tenette ; et le tout est solidement fixé au moyen d'une forte vis de pression en arrière ; cette tige est courbée en haut en forme de crochet, et cette portion recourbée est percée d'une large ouverture arrondie, pour l'introduction des perforateurs. Sur les côtés de cette ouverture est placé un écrou brisé qui fonctionne ou reste muet, suivant le besoin ; on y a recours seulement lorsqu'on se sert du foret à vis conique.

A la même extrémité et à sa face inférieure, est adaptée une petite pièce, présentant une ouverture carrée, dans laquelle s'engage la tige d'un support pour la perforation avec l'archet. Cette tige est fixée au moyen d'une vis de pression.

Il y a deux perforateurs : un simple, se terminant par une pointe acérée ; à l'autre extrémité est fixée une poulie qui limite au point voulu l'introduction de l'instrument et reçoit la corde de l'archet. L'emploi de cet instrument exige un support spécial dont j'ai parlé, et auquel sont ajoutés un pivot et un poussoir dont l'action est réglée au moyen d'une vis.

Le perforateur à vis conique se termine intérieurement par une poignée qui en limite aussi l'introduction, et la portion de la tige qui seule est taraudée dans l'étendue de douze centimètres. C'est sur ce taraud que fonctionne l'écrou brisé.

La vis conique suffit pour faire éclater immédiatement les pierres ovoïdes ou sphéroïdales d'une dureté moyenne ; mais il est généralement préférable, surtout dans les cas de pierre plate, de pratiquer d'abord une perforation dans laquelle on engage ensuite la vis conique.

Qu'on se serve de l'un ou de l'autre perforateur, il faut, en commençant, que la pointe du foret agisse faiblement et lentement sur la pierre ; c'est le moyen le plus sûr de ne pas s'éloigner du point central et d'obtenir un morcellement plus complet.

Mais lorsque l'instrument a pénétré dans la pierre de quelques millimètres, on peut, surtout lorsque le calcul est très-dur, faire agir fortement le poussoir, et la perforation devient très-rapide.

Après les détails qui précèdent, il est très-facile, lorsqu'on

a l'appareil sous les yeux, de se rendre compte de la manœuvre. Le chirurgien introduit la tenette, et, après avoir
saisi la pierre, il rapproche les branches de l'instrument, il
place le croisillon et le lève à lui, et dès qu'il cesse de che-
miner sur les branches, il le fixe au moyen de la vis de pression ; puis, à l'aide de la main gauche, il prend et fixe l'appareil ; au besoin il est aidé par un assistant.

De la main droite il prend le perforateur, l'introduit jusqu'à la pierre, et suivant qu'il veut la faire éclater immédiatement ou pratiquer une perforation préalable, il se sert de
l'archet ou de l'écrou brisé, en procédant comme je viens de
le dire.

Lorsque la pierre est très-dure, le chirurgien doit employer beaucoup de force pour faire avancer la vis conique.
Par le seul fait de la manœuvre, la pierre est poussée en
avant et tend à s'échapper. Afin de la mieux fixer et de pro-
portionner la résistance de la tenette à la force qui pousse le
calcul, on desserre la vis du croisillon, et comme celui-ci est
fortement attiré en arrière par l'action de l'écrou, ses agrafes
coulent sur les branches et tendent à les rapprocher de plus
en plus.

Vient le moment où la pierre éclate ; le chirurgien en est
averti par un manque de résistance, quelquefois il entend un
bruit de bris ; mais il ne sait pas de quelle manière et dans
quelle proportion s'est opéré le morcellement. Il se débar-
rasse de l'appareil accessoire, et dès que la tenette est libre,
il reconnaît à l'écartement que la pierre est encore trop
grosse pour sortir. Il faut recommencer une et même plusieurs fois, jusqu'à ce que l'extraction devienne facile ; il faut
ensuite retirer les fragments. L'opération se prolonge comme
dans les cas de calculs très-nombreux ; mais le chirurgien et
le malade sont préservés, l'un des fatigues, et l'autre des

désordres qu'entraîne presque toujours l'extraction forcée
d'une grosse pierre (1).

(1) C'est ce cas qui m'a déterminé à reprendre mes recherches sur le
casse-pierre.

Le cas dont nous devons rendre compte est du petit nombre de ceux
que la pratique offre de loin en loin, et qui sont le sujet d'un haut enseignement pratique.

M. le comte D., sexagénaire, souffrait de la pierre depuis un grand
nombre d'années; mais, ignorant la cause de ses souffrances, il avait eu
recours à un grand nombre de médications plus ou moins sédatives, qui
avaient procuré du soulagement, mais pour quelques jours seulement.

Fatigué de ces oscillations et du retour opiniâtre des douleurs, M. le
comte se rappelant que M. Rayer, qu'il avait consulté il y a trois ans, lui
avait conseillé de se faire sonder, réclama les soins d'un praticien habile
qui ne découvrit pas de corps étranger dans la vessie ; il constata seulement, par le conduit anal, que la prostate était tuméfiée. Il prescrivit un
traitement basé sur cette donnée. Le traitement, longtemps continué,
n'ayant pas apporté de soulagement, M. le comte s'adressa au docteur
Civiale. Ce chirurgien soupçonna l'existence d'un calcul vésical qui fut en
effet reconnu à la première visite.

Après un traitement préparatoire de quelques jours, M. Civiale fit une
exploration plus complète qui lui fit connaître que la capacité vésicale
était entièrement remplie par une pierre énorme qui envoyait un prolongement dans le col vésical et jusqu'à la partie menbraneuse de l'urèthre.
Ce prolongement fut saisi à l'aide d'un instrument fenêtré, et des éclats de
la pierre, détachés de sa couche la plus superficielle, furent expulsés ensuite, et l'on constata qu'ils étaient de phosphate ammoniaco-magnésien.

Cette exploration fut douloureuse; cependant le malade la supporta
très-bien; il n'y eut même pas de fièvre à la suite, ce qui détermina
M. Civiale à faire une séance de lithotritie; mais il rencontra la même
difficulté pour saisir la pierre, et le malade éprouva la même douleur;
mais, cette fois encore, il ne survint pas d'accidents. Le malade était toujours sans fièvre, sans plus de souffrance qu'auparavant et demandant
toujours à être délivré du calcul par la lithotritie.

Alors M. Civiale, mieux éclairé par la tentative qu'il venait de faire et
qui avait amené l'expulsion d'autres fragments même plus volumineux
que les précédents, déclara à la famille que sa méthode n'était pas applicable ; il proposa la taille.

Cependant, ne voulant pas assumer sur lui la responsabilité d'une détermination qui lui paraissait des plus graves, il demanda une consultation; on lui adjoignit MM. Rayer et Michon, auxquels M. Civiale fit part de ses impressions, résultant de ce qu'il avait appris du malade, de ses propres observations et des explorations auxquelles il s'était livré. Pour lui il s'agissait d'une pierre très-ancienne, remplissant la capacité de la vessie, au point que le malade était obligé d'uriner toutes les cinq minutes, la vessie ne pouvant pas contenir plus d'une petite cuillerée de liquide.

A l'extrémité inférieure de cette pierre s'étaient formés consécutivement des dépôts phosphatiques au devant desquels le col vésical et même la partie membraneuse de l'urèthre s'étaient dilatés au point que ce prolongement pierreux avait acquis un volume considérable; le tout formait une masse remplissant le corps et le col de la vessie et une partie de la portion membraneuse.

M. Civiale ajouta que la lithotritie ne lui paraissait pas applicable, parce qu'il fallait opérer à sec, et que la manœuvre, pour saisir une pierre aussi grosse, serait constamment très-douloureuse, et que le volume présumé de la pierre obligerait de répéter l'opération un grand nombre de fois, d'autant plus que la pierre étant morcelée, la vessie ne conservant pas de liquide, on ne pouvait pas compter sur les flots de l'urine pour faciliter l'extraction des éclats.

Ce malade, dit encore M. Civiale, me paraît devoir être soumis à la cystotomie sous-pubienne, malgré les difficultés inusitées qu'elle pourra rencontrer.

Les consultants adoptèrent pleinement les vues de M. Civiale, et l'opération, dont il demeura chargée, fut arrêtée et conclue avec l'assistance de MM. Rayer, Michon, Richard, Casado et Giraldès, chirurgiens de l'hôpital de Malaga, de M. Dacosta, de Rio de Janeiro, et d'un autre médecin.

Les préliminaires et les premiers temps de l'opération ne présentèrent rien d'inusité. M. Civiale employa un procédé qui lui est familier dans sa pratique, et qu'il a décrit dans le *Parallèle* des divers moyens de traiter les calculeux, p. 192, 1836.

On éprouva quelques difficultés à placer le cathéter dans la vessie, entre la pierre et la face inférieure de ce viscère. Dès que la tige du lithotome fut parvenue à la vessie dans la rainure du cathéter, celui-ci fut retiré, non sans peine, et l'incision fut faite avec toute la précision désirable.

C'est dans l'extraction de la pierre que M. Civiale s'attendait à trouver toutes les difficultés. On sentait le corps étranger avec le doigt introduit par la plaie, le gorgeret et la tenette la rencontraient de même avant de pénétrer dans la vessie. Quelques efforts pour la refouler en arrière furent inutiles; il fallait ouvrir la tenette dans le trajet même de la plaie, en avant de la pierre qui était seulement pincée, écornée, mais non saisie. Heureusement, cette portion du calcul était friable ; une grande quantité de débris furent détachés et extraits, et par la diminution de la masse, et probablement aussi par le relâchement du col et l'agrandissement, au moyen d'un bistouri boutonné, de l'ouverture première, les tenettes parvinrent dans la cavité vésicale et saisirent une grosse pierre, mais en travers ; l'extraction en fut impossible. Une seconde tentative eut le même résultat ; mais, à la troisième, la pierre saisie le plus favorablement possible fut amenée.

La pierre a plusieurs fois échappé des tenettes, surtout par suite de la séparation de la couche la plus extérieure, dont chaque sortie de la tenette amenait des débris et même de petites masses ; de sorte qu'il n'y avait pas, à proprement parler, de temps complétement perdu dans l'opération, mais elle se prolongeait, le malade et le chirurgien se fatiguaient par les efforts d'extraction. Cependant l'idée ne me vint pas, dit M. Civiale, de cesser les tentatives. Quelques personnes penchent vers ce sentiment quand les manœuvres se prolongent et que la disproportion entre le volume de la pierre et l'ouverture pratiquée est trop grande.

Earle, B. Bell, Sam. Cooper, Covillard, se sont arrêtés avec une sorte de prédilection sur les inconvénients et les dangers de ces tailles graves, trop bien constatées par un long martyrologe. Quand on est simple spectateur, vivement impressionné par le triste spectacle qui frappe les yeux, on comprend que le premier mouvement, l'impulsion spontanée, soit de remettre la fin à un autre jour, et déjà on parle de la taille en deux temps.

Mais l'opérateur, qui a calculé avec un peu plus de maturité les conséquences de l'une et l'autre méthode.

(Cette observation est restée incomplète.)

III

CONFÉRENCES A L'HOPITAL NECKER

I

Utilité des revers. — Observation. — Exploration. — Cas compliqué. — Opération. — État de la vessie. — Autopsie. — Remarques au sujet de cette observation. — Calculs uréthro-vésicaux. — Pierre uréthrale.

Utilité des revers. — La série de succès que nous avons obtenus depuis le commencement de l'année, tant par la taille que par la lithotritie, vient d'être brusquement interrompue. Comme les revers, en thérapeutique chirurgical surtout, sont généralement plus instructifs que les succès, je veux appeler votre attention sur la dernière opération de cystotomie que j'ai pratiquée le 7 de ce mois. Avant d'entrer dans les détails, il importe de noter que l'observation qui servira de texte à nos réflexions appartient à une catégorie de cas peu étudiés et dont j'ai déjà signalé l'importance aux praticiens.

Observation. — Un homme de trente-neuf ans, jardinier à Choux (Loiret), entre dans notre service, et déclare avoir beaucoup souffert depuis dix-huit mois. Il est aisé de reconnaître que son affection remonte pour le moins à dix ans. Cependant l'état général semble satisfaisant; et la vie serait encore supportable sans la nécessité où se trouve le malade d'uriner chaque demi-heure avec d'atroces douleurs.

Exploration. — La première exploration a été faite le 30 avril. La sonde est arrêtée à la portion membraneusede l'urèthre par une pierre à surface rugueuse, du volume d'une petite noix. J'ai vainement tenté de la déloger. Solidement fixée, elle résistait à la sonde et présentait un obstacle insurmontable. Le doigt introduit dans le rectum constatait, à la face antérieure de cet intestin, une tumeur allongée, s'étendant aussi loin que le doigt pouvait atteindre. Fort douloureuse à la pression, cette tumeur n'offrait pas partout une égale dureté. C'est par le toucher hypogastrique que j'ai reconnu que la pierre n'avait pas l'énorme volume qu'on observe quelquefois dans les cas analogues. Je ne la sentais pas derrière le pubis. Un nouvel examen par l'urèthre et le rectum ne m'apprit rien de plus.

Cas compliqué. — Il fallait pourtant se décider. Le malade, à bout de patience, réclamait l'opération de la taille, la seule praticable. Mais bien des élements manquaient à mon diagnostic pour risquer l'opération.

Le cathéter ne pouvant pénétrer dans la vessie, il fallait diviser sur la pierre même les tissus profonds de l'urèthre et du col vésical ; puis dégager la pierre, l'écorner, la morceler et l'extraire par fragments. Quoique le périnée eût peu d'épaisseur, je savais par expérience toutes les difficultés de ces manœuvres.

Dans le cas où la pierre serait partie dans l'urèthre, partie dans la vessie, il fallait agrandir l'ouverture périnéale et la prolonger au besoin afin de livrer passage au calcul, ou pratiquer immédiatement la cystotomie sus-pubienne.

Il fallait enfin songer à briser la pierre, si l'on ne réussissait pas à la retirer entière. Avant l'opération, je vous ai communiqué toutes mes incertitudes et fait pressentir les difficultés peut-être insurmontables que je m'attendais à rencontrer. J'avais néanmoins l'espoir d'écarter les obstacles en déplaçant la pierre au moment de l'opération, comme j'y ai réussi dans deux cas analogues, de façon à me ménager un espace pour le passage du cathéter et du lithotome.

Opération. — Le malade attaché, ayant respiré quelques vapeurs de chloroforme, un gros coussin soulevait le sacrum ; les lombes portaient à faux. Un gros cathéter porté jusqu'à la pierre s'est engagé, après quelques tentatives, entre elle et la face supérieure de la région prostatique, jusque dans la vessie ; de sorte que la pierre se trouvait entre la convexité du cathéther et le rectum. J'ai introduit le lithotome double et droit, dont je me sers habituellement, et l'ai ouvert de façon à ne pratiquer que des incisions superficielles : précaution indispensable à cause de la pierre qui obligeait de tenir l'instrument dans le col vésical, plus éloigné de sa face inférieure qu'il n'est prescrit.

Les tissus divisés, le doigt introduit dans la plaie constate la présence de la pierre en avant du col vésical, dans une excavation inférieure, près du rectum. Après quelques tentatives, j'ai réussi à la déloger, à la pousser en arrière, où elle a été saisie aisément au moyen d'une tenette ordinaire, et extraite sans effort. Ainsi s'est terminée cette manœuvre.

Etat de la vessie. — Comme le périnée avait peu d'é-paisseur, il était facile d'explorer avec le doigt tous les points de la surface de la cavité, où l'on percevait des inégalités, des saillies, des enfoncements. On eût dit d'une espèce de vessie à colonnes relâchées.

Près du bord supérieur de cette cavité, était une ouverture à contour résistant, dans laquelle le doigt s'engageait sans pénétrer toutefois bien avant, les tissus cédant à la moindre pression. Le bouton explorateur qui nous sert pour l'opération de la taille fut porté par cette ouverture dans une grande cavité à surface lisse et à parois résistantes. C'était la vessie, qui fut explorée avec grand soin ; elle ne contenait pas de pierre.

Toutes ces explorations furent répétées par MM. les docteurs Michon, Désormeaux et Debout, qui avaient bien voulu m'assister dans cette grave circonstance. L'autopsie devait bientôt nous révéler l'état des organes intéressés, et confirmer l'exactitude de notre exploration.

Autopsie. — La famille s'est opposée à ce que l'autopsie fût faite ; on a seulement extrait la pierre et examiné l'état de la vessie.

A l'ouverture du corps, notre attention s'est portée tout d'abord sur la cavité qui servait de réceptacle à la pierre, et qui, avant l'extraction de celle-ci, livrait à grand'peine passage au lithotome et au cathéter. Les instruments se trouvaient serrés entre la paroi supérieure du canal de l'urèthre et du col de la vessie et la surface correspondante de la pierre. Après la mort, la cavité a paru plus grande qu'elle n'était en réalité, par suite des manœuvres réitérées, des explorations et de l'extraction du calcul : tout cela n'a pu se faire sans tirailler et distendre les parois de la poche où était logé le

calcul. Le plus grand diamètre de ce dernier était de 2 centimètres 3/4 ; et les autres diamètres de 2 centimètres 1/2
seulement. Le dessin représente la cavité, contenant
la pierre ; le volume de la pierre remplissait à peu près
la capacité de la poche.

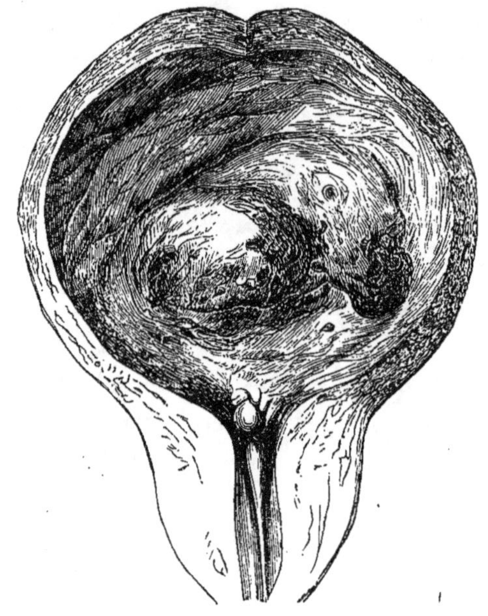

Fig. 38.

Ce que la figure ne rend pas exactement, ce sont les rapports de la poche avec la face antérieure du rectum et surtout avec le col de la vessie. A voir le col vésical, tel qu'il
est dans la figure, on pourrait croire qu'il s'agit d'un cas ordinaire ; tandis que si la figure représentait d'après nature
la cavité anomale, contiguë à la cavité vésicale, avant la
division de la face supérieure du col, on verrait cette poche formant une sorte de vestibule, et la pierre remplissant

la poche et maintenue par une bride, jetée sur elle comme
un pont. C'est de cette disposition très-rare que résulte la
singularité du cas.

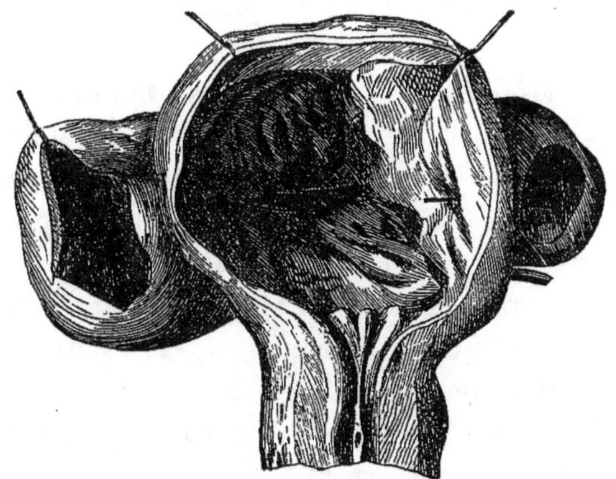

Fig. 39.

Le malade est mort deux jours après, sans aucun des accidents qu'on aurait pu attribuer à l'opération.

Six heures après l'opération, il se manifesta une agitation
extraordinaire, avec des douleurs vagues, notamment dans
le dos et aux extrémités inférieures. Plus tard, l'hypogastre
devint douloureux au toucher, mais légèrement. A l'autopsie, on aperçut des traces de péritonite générale.

Comme il n'est pas facile de se rendre compte de la mort
de ce malade, je dois rappeler ici une particularité qu'on a
tort de négliger, et qui peut servir à expliquer le résultat fa-
tal de l'opération. Les malades qui ont beaucoup souffert du
col de la vessie supportent mal la taille ; et il n'est pas rare
d'observer à l'ouverture du corps des ramollissements, des
ulcérations, en peu de mots, des altérations profondes de la
prostate. On trouvera des cas de ce genre fort intéressants
dans les observations de Sr. B. Brodie. De trois calculeux placés
cés dans des conditions analogues et en proie à d'horribles

souffrances, deux furent taillés et succombèrent, l'un immédiatement, l'autre deux heures après l'opération, dans un
état comateux. Le troisième ne fut pas opéré et mourut trois
jours après son admission à l'hôpital.

Remarques au sujet de cette observation. — Les
calculs engagés ou arrêtés au col de la vessie et dans la partie profonde de l'urèthre ont fixé l'attention des praticiens,
comme des cas très-curieux et très-compliqués, soit à cause
des dispositions que présentent les parties et des difficultés
du traitement, soit à cause des altérations et lésions pathologiques. Le diagnostic différentiel de ces cas divers est de la
dernière importance dans la pratique.

Il ne peut être ici question de calculs prostatiques, qui forment une catégorie à part. Ne rentrent pas non plus dans
cette série les gros calculs que les contractions intermitten-
tes ou permanentes de la vessie tiennent appliquées contre
l'orifice interne de l'urèthre, de façon à empêcher l'introduction de la sonde dans la cavité vésicale.

La profondeur qu'atteint la sonde avant de rencontrer le
calcul, la possibilité de refouler celui-ci en arrière et de faire
une petite injection, le toucher anal et hypogastrique fournissent le plus souvent les notions indispensables pour le
diagnostic.

Calculs urèthro-vésicaux. — Dans une vessie hypertrophiée, supposons une grosse pierre longtemps en contact
avec le col vésical : le cas n'est pas grave. Loin de se tumé-
fier, la prostate se ramollit, s'atrophie ; les tissus qui concourent à former le col vésical se relâchent, se flétrissent
d'avant en arrière et progressivement la pierre s'avance
dans le canal et s'y développe. Le col s'évase de plus en
plus : de là des pierres conoïdes, pyriformes, à mamelon al-

longé, qui arrête la sonde, presque aussitôt qu'elle a franchi
la courbure de l'urèthre. Dans quelques cas, ce mamelon qui
se prolonge hors de la vessie a un volume considérable. Devant ce corps étranger qui grossit sans cesse, le col de la vessie et la partie profonde de l'urèthre se retirent, pour ainsi
dire, se dilatent démesurément, et, chose extraordinaire, cette
dilatation énorme s'effectue sans désordres sensibles. Ce n'est
qu'à une période très-avancée de cet état anomal du col de
la vessie qu'apparaît la phlegmasie, avec son cortége de symptômes alarmants.

Chez quelques calculeux, les tissus du col de la vessie résistent, de sorte que le prolongement du calcul se moule sur
les parois qui l'entourent. Comme la partie membraneuse de
l'urèthre est de toutes la plus dilatable, la pierre grossit,
s'arrondit davantage dans cette portion du canal ; de là ces
calculs à renflements, en forme de calebasse, dont on a
tant d'exemples, et qui offrent le plus souvent des difficultés
insurmontables au diagnostic aussi bien qu'au traitement, à
cause de la configuration des calculs et des changements qui
en résultent dans la disposition des parties.

Quelques-uns de ces calculs sont remarquables par l'exi-
guïté du prolongement intermédiaire ou partie moyenne, qui
sépare le calcul vésical du calcul uréthral. Dans ces cas particuliers, le col vésical est fortement contracté sur ce prolongement filiforme. Macgill avait noté cette particularité.

Dans l'une des pièces de ma collection, le pédicule est très-
court : les deux masses dont il forme le trait d'union ne sont
éloignées que d'un centimètre à leur base. Dans la grande
majorité des cas, le col vésical et l'urèthre se dilatent à proportion, et l'on ne remarque entre les deux masses vésicale et
uréthrale qu'une sorte d'étranglement.

Pierre uréthrale. — A côté de ces calculs uréthro-vésicaux, il en est d'autres en grand nombre, qui occupent les parties prostatique et membraneuse de l'urèthre, ou l'une seulement de ces parties. Ces cas varient d'après le nombre, le volume, la configuration des calculs, les désordres organiques et les changements dans la disposition des parties, notamment dans l'urèthre (1).

C'est à cette catégorie de cas particuliers qu'appartient le calculeux que nous avons opéré devant vous. Quelques remarques au sujet de ce cas, qui a ses caractères distinctifs.

Le calcul, réputé de date assez ancienne, peut exister, sans qu'on observe ni troubles fonctionnels de quelque conséquence, ni lésions organiques.

Le plus souvent, les surfaces en contact avec la pierre, agacées, irritées par ce contact, se contractent sur la masse pierreuse, de manière que celle-ci, comprimée et repoussée, se place sur le point qui offre le moins de résistance, s'y creuse une cavité où elle se loge et se développe considérablement. A mesure qu'elle augmente de volume, il se produit des altérations, à l'endroit même où la pierre s'est fixée, en avant sur le canal, en arrière ou par côté, sur le col de la vessie. Toutes ces altérations compliquent d'autant l'affection calculeuse, et il faut en tenir grand compte dans le choix aussi bien que dans l'application des moyens curatifs.

Quel que soit le cas qui se présente, il importe avant tout de savoir si un cathéter peut pénétrer dans la cavité vésicale. Lersque le cathéter est arrêté par la pierre, la pratique se fait à l'aventure, sans prévision et sans règles.

Les explorations par l'anus, réputées infaillibles, en théorie, laissent le plus souvent le chirurgien incertain sur le vo·

____

(1) Voy. *Traité de l'affection calculeuse*, 1838, in-8, p. 380 et seq. — *Traité pratique* (3e édit.), t. I; et la *Troisième Lettre sur la Lithotritie.*

lume réel de la pierre, sa forme, ses dispositions et ses rapports avec les tissus qui l'entourent, et qui se trouvent relâchés, distendus, tiraillés ou déformés. En un mot, l'explorateur n'acquiert aucune de ces notions qui sont indispensables pour opérer selon les règles.

Il faut agir cependant, l'opération étant l'unique ressource, en tenant compte des résultats obtenus dans les cas analogues par les opérateurs les plus habiles. Il est vrai que la plupart de ces résultats n'ont fait que mettre en évidence l'impuissance de l'art ; et l'on est forcé de reconnaître que les relations de pareils faits n'ont pas été faites de manière à présenter quelque utilité pour la pratique ; car on n'en a pu tirer que de faibles lumières. D'un autre côté, l'opérateur peut espérer quelques chances de succès de l'insuffisance même du diagnostic. Il se pourrait, en effet, que les difficultés fussent plus apparentes que réelles. Le chirurgien ne saurait d'ailleurs refuser les secours de son art au malade qui les réclame avec instance. Tout ce qu'il peut faire pour rester dans son devoir, c'est de s'entourer, dans ces cas désespérés, de toutes les précautions que commande la prudence.

Observation. — Opération. — Extraction ; difficultés. — Taille en deux
temps. — Réflexions sur ce fait. — Contractions énergiques de la vessie.
— Cellules vésicales. — Pierres enkystées. — Exemple. — Réflexions.
— Déformations de la vessie. — Autre exemple de taille périnéale en
deux temps.

Observation. — Le fait suivant est des plus instructifs.
Il prouve qu'on ne saurait mettre trop d'exactitude dans l'exposition et l'interprétation des circonstances particulières
qui se présentent dans certains cas.

Un homme d'une bonne constitution souffrait de la pierre
depuis huit ou dix ans ; les douleurs étaient plus vives depuis
deux années environ. Le malade se trouvait un peu affaibli.
Dès le premier cathétérisme, je constatai que la pierre était
trop grosse pour être broyée. Comme les organes étaient dans
de bonnes conditions, je proposai la taille, et l'opération fut
acceptée.

Opération. — Admis dans le service des calculeux de l'hôpital Necker, le malade fut opéré, après les préparations d'u-
sage, le 4 février 1865.

La division des tissus, l'introduction des instruments, la
préhension de la pierre, furent pratiquées sans difficulté.
La pierre étant trop grosse pour se prêter à l'extraction
par la plaie, j'eus recours à la vis conique, et la perfo-

ration fut pratiquée aisément. Je retirai les fragments et les éclats sans difficulté. Le malade, qui avait souffert lors de la préhension de la pierre, se ressentit à peine de la manœuvre du morcellement ; il rendait bon compte de ses sensations, n'ayant pas été soumis aux inhalations de chloroforme.

Extraction. — Difficultés. — La perforation et le morcellement n'avaient attaqué qu'une partie de la pierre ; la portion la plus considérable restait encore dans la vessie. J'introduisis de nouveau la tenette à crochet, et je m'assurai que la pierre était derrière le col vésical, à droite. Les mors de la tenette étant écartés pour la saisir, le malade se plaint, et la pierre reste à la même place. Les branches du forceps produisaient sur la pierre cette espèce de frottement que l'on observe, lorsque le volume du calcul excède le degré d'écartement des branches. J'augmentai cet écartement sans aucun résultat ; je ne réussis pas davantage en manœuvrant avec une tenette ordinaire ; j'essayai en vain de pousser la pierre en arrière au moyen d'un bouton. La grosse tenette ayant été introduite de nouveau, la pierre fut pincée plutôt que saisie ; elle était mal placée entre les branches, et se dérobait à la moindre tentative de perforation. Je ne fus pas plus heureux en donnant un plus grand écart aux branches de l'instrument, de manière à laisser un plus grand intervalle entre les mors. Les mors glissaient sur la surface de la pierre ; et chaque nouvelle tentative produisait le même résultat.

Que fallait-il faire ?

La taille hypogastrique est quelquefois indiquée, elle a même été faite plusieurs fois, lorsque la pierre est trop volumineuse pour passer par l'ouverture pratiquée au périnée. D'ailleurs, dans le cas que je rapporte, il n'y avait aucune probabilité pour que la pierre fût saisie plus facilement par une entaille sus-pubienne. Avant de risquer ce moyen suspect et périlleux, je me réservai de faire de nouvelles tentatives d'extraction par le périnée. Tout bien considéré, et eu égard à la fatigue de l'opérateur et à l'épuisement du malade, à l'exemple de Bouquot, de Lapeyronnie, de Chopart, de Deschamps (p. 230), je jugeai imprudent de poursuivre l'opération séance tenante, et je me décidai pour la taille en deux temps.

Taille en deux temps. — Le malade fut remis dans son lit, et il eut aussitôt quelques envies de vomir. Mais le calme ne tarda pas à se rétablir. Il était assez bien, à la visite du lendemain; l'urine sortait par la plaie; je remis en place la sonde qui s'était dérangée, et aussitôt l'urine s'écoula par cette voie; elle était légèrement sanguinolente. L'hypogastre présentait un point sensible, du côté droit, à l'endroit précisément où se trouvait la pierre. Dans la soirée, le malade était agité; la fièvre survint; elle fut suivie d'un état d'angoisse; et la mort eut lieu dans la nuit, quarante heures après l'opération; l'autopsie n'ayant pu être faite, on se contenta d'extraire la pierre.

Réflexions sur ce fait. — Sachons maintenant d'où venaient les difficultés dans ce cas en apparence si simple. S'agissait-il d'une pierre adhérente, enkystée? La cavité vésicale présentait-elle des dispositions particulières, des productions morbides, des lésions organiques, en un mot, quelque obstacle qui mettait la deuxième partie de la pierre hors de la portée des tenettes? Toutes ces questions sont difficiles.

Les grosses pierres ne contractent point d'adhérences avec les parois vésicales. Je n'en connais que deux espèces; encore ne s'agit-il pas d'une adhérence proprement dite, telle qu'on l'observe dans ces tumeurs vésicales dont les surfaces sont enduites d'une croûte de dépôts phosphatiques. L'adhérence dont je veux parler, ou plutôt l'adhésion, se produit dans les cas où les parois vésicales ayant acquis une grande épaisseur, se contractent énergiquement d'une manière continue sur une grosse pierre hérissée de pointes. Les aspérités de la pierre s'implantent dans les interstices des faisceaux fibreux. J'en ai observé plusieurs exemples, dont deux, très-remarquables, se trouvent dans mon *Traité de l'affection calculeuse* (p. 276.). La pierre, dans ces cas, se trouve comme clouée et fixée solidement aux parois de la vessie, sans être précisément adhérente. On se rend aisément compte des horribles douleurs qui se produisent dans ces cas où les contractions de la vessie sont assez fortes pour que la pierre se trouve saisie en quelque sorte et retenue par les faisceaux fibreux.

Contractions énergiques de la vessie. — Cette force de contraction se manifeste aussi dans certains cas de calculs multiples qui sont aplatis et rompus sous l'influence de ces contractions violentes. C'est encore à la puissance de contractilité des parois vésicales, considérablement épaissies, qu'il faut attribuer les formes bizarres que présentent les calculs vésicaux qui ont acquis un certain volume. Ce fait, peu étudié, mériterait d'attirer l'attention des observateurs.

Ces configurations extraordinaires ou étranges ne se remarquent que dans les calculs d'un gros volume, qui ont séjourné longtemps dans la vessie, et qui se sont développés au milieu des contractions vésicales. Les graviers et les calculs ne présentent point de ces configurations bizarres. Il faut excepter toutefois ceux qui ont séjourné dans les uretères ou dans l'urèthre ; on ne les rencontre pas non plus dans les gros calculs qui se sont développés dans une vessie inerte. Je ne parle pas des calculs granulés, dont les grains se réunissent aux aspérités les plus saillantes de la pierre.

Les calculs qui se développent autour d'un corps étranger, accidentellement introduit dans la vessie, prennent la forme de ce corps.

Cellules vésicales. — Au sujet de la lithotritie, je me suis occupé des cellules vésicales, très-fréquentes chez les calculeux, et des pierres qu'elles renferment. Il ne faut point confondre ces pierres avec celles qui se développent ou s'arrêtent à l'extrémité des uretères.

Les dispositions anomales de la vessie, dont l'influence n'est point à dédaigner, quand on opère par la lithotritie, ne méritent pas moins de fixer l'attention de l'opérateur, quand on applique la taille.

Les pierres enkystées ont été signalées par Franco. Depuis, la plupart des cystotomistes s'en sont occupés, et ils ont cité des faits très-intéressants. Ces faits se partagent en trois groupes : pierres enfermées dans des cellules ; pierres passant des cellules dans la vessie et réciproquement ; pierres retenues dans des cellules et faisant saillie dans la vessie.

Dans les cas où les cellules restent petites, et ne laissent point échapper les calculs qu'elles renferment, de même que lorsque ces cellules sont assez grosses pour recevoir les calculs, il arrive presque toujours que le malade taillé garde les calculs qui ne se trouvent point libres dans la vessie au moment de l'opération. Aux faits nombreux que citent les auteurs, on peut ajouter ceux qui se présentent tous les jours dans la pratique. J'en ai réuni de très-intéressants dans le

Parallèle des moyens de traiter les calculeux (1) et dans le *Traité de l'affection calculeuse* (2).

Pierres enkystées. — Dans quelques-uns de ces cas, les pierres, d'abord emprisonnées dans les cellules, grossissent bientôt, l'ouverture celluleuse s'agrandit, et le calcul fait saillie dans la vessie et s'y développe. On dit alors que la pierre est enkystée. J'ai cité l'observation du malade Boutin, que j'opérai par la lithotritie. La portion de pierre qui faisait saillie dans la vessie fut détruite; mais celle qui était engagée dans la cellule ne fut pas atteinte par le trilabe. Le malade fut soulagé pour quelque temps ; mais les douleurs reparurent; et je fis une nouvelle opération qui eut le même résultat.

Une femme était atteinte d'une fistule vésico-vaginale ; le vagin s'étant rétréci, il se forma entre cette coarctation et le col de la matrice une pierre qui envoya bientôt un prolongement dans la vessie. J'en détachai des fragments à l'aide d'un trilabe ; mais la portion principale, qui était engagée derrière la cloison vaginale, ne fut enlevée qu'avec difficulté, après la division de cette cloison.

Il arrive que la pierre contenue dans la cellule et son prolongement grandissent simultanément. Alors, la cavité celluleuse s'étend, son collet se dilate, s'amincit, disparaît ; la cellule se confond avec les parois voisines de la vessie. Dans ces cas, la pierre, en se développant, prend une forme allongée, presque toujours défavorable, et présente souvent au point qui correspondait au collet de la cellule ou une surface lisse ou une sorte d'étranglement. On dirait qu'un obstacle circu-

(1) Page 290.
(2) Page 279. *Voy.* aussi le *Traité de la Taille*, par Deschamps, t. I, p. 65.

laire a empêché la pierre de se développer en cet endroit. On a donné de ce fait d'autres explications (1).

Lorsque la pierre s'est développée en allant de l'urèthre vers la vessie, elle se présente sous la forme d'une calebasse ; l'étranglement correspond au col vésical, la grosse extrémité est dans la vessie et la petite dans l'urèthre.

Exemple. — Dans l'opération pratiquée le 4 février 1865, nous avions affaire à une pierre oblongue, dont la partie la plus petite était dans la cavité vésicale, et la plus grande dans la cellule agrandie, évasée, mais inaccessible aux branches de la tenette. Ce cas a été pour la taille ce qu'a été pour la lithotritie le cas du malade Boutin. Toutes les tentatives pour faire sortir la pierre de sa cellule ont été inutiles.

Réflexions. — Il est évident que, dans les cas de ce genre, les ressources de l'art sont insuffisantes. Ce n'est qu'au milieu de l'opération que l'opérateur soupçonne l'obstacle, et ce n'est qu'après la mort qu'il lui est donné de voir les choses telles qu'elles sont. Ici il n'y a point de règles ; de sorte qu'on est obligé de manœuvrer un peu au hasard. Le succès même dans ces cas ardus n'est qu'un pur hasard ; et c'est à tort qu'on mettrait en avant des manœuvres particulières ou des procédés exceptionnels. Vouloir amener la pierre à toute force, au risque d'entraîner en même temps la vessie, comme dit Tulpius, recourir à l'instrument tranchant pour dégager la pierre, me paraît contraire à tous les principes.

Les chirurgiens, en général, procéderont sans doute comme je l'ai fait. Ils chercheront à obtenir des ressources de l'art

(1) *Voy.* Deschamps, t. I, p. 70.

ce qu'elles peuvent produire : ils temporiseront, multiplieront les tentatives pour déloger la pierre, la saisir dans les cellules, l'en extraire sans sortir des limites de la prudence; et s'ils ne réussisent pas par le procédé de la lithotritie, ils s'abstiendront de recourir à la taille.

La possibilité de tenir les parois vésicales écartées pendant la manœuvre de la première de ces méthodes, offre des ressources qu'on ne retrouve point dans celle de la seconde.

Du reste, l'opérateur n'a d'autre guide que ce que lui apprennent ses sens au moment même où il opère; il n'y a pas de règle tracée d'avance.

Il faut se rappeler que des pierres qu'on ne pouvait extraire au moment de l'opération ont été retirées quelques jours après. Ledran cite un cas dans lequel il retira la pierre au bout de sept semaines. Les praticiens les plus expérimentés veulent, avec raison, qu'on ne multiplie pas les tentatives, et qu'on s'en remette au temps, en prenant les précautions nécessaires pour que la plaie reste ouverte.

Je disais en 1836 (1) : « L'expérience a mis dans le plus grand jour et l'inutilité et les dangers d'appliquer les procédés de l'art dans ces cas déplorables. Pour un succès, on compte vingt revers ; et ce succès est presque toujours incomplet; le plus souvent on ne retire qu'une partie de la pierre. L'essentiel est de s'assurer, avant d'entreprendre l'opération, que la pierre est réellement enkystée. Les anciens moyens d'exploration laissaient le chirurgien dans le doute. Aujourd'hui, toutes les fois que la pierre peut être saisie avec un forceps, on peut s'assurer d'une manière certaine qu'elle n'est pas libre dans la cavité vésicale. Il suffit de saisir la partie faisant saillie et d'exercer sur elle des mouvements de traction

____

(1) *Parallèle*, p. 298.

et de rotation. La pierre enkystée ne bouge pas, ne se déplace pas. »

Déformations de la vessie. — On a vu, d'après les nombreuses figures reproduites plus haut, que la cavité vésicale présente d'autres déformations qui deviennent des obstacles dans les opérations de taille ou de lithotritie (1).

Quelquefois, la vessie très-allongée s'élève jusqu'à l'ombilic (2) et présente un évasement dans lequel la pierre est saisie très-difficilement. Chez un malade opéré par Br. Cooper, la manœuvre dura plus de cinquante minutes.

On a vu la vessie fortement aplatie dans la cavité pelvienne, d'avant en arrière, et l'on a trouvé une pierre à l'une de ses extrémités. Sir B. Brodie parle d'abcès dans les parois vésicales ou dans le voisinage, qui peuvent aussi dévier la cavité vésicale.

La vessie contenant des calculs peut être déplacée dans les cas de hernie, ou par des lésions des organes voisins, notamment de la matrice. Des tumeurs osseuses ou de n'importe quelle nature, provenant des tissus environnants, peuvent faire saillie et altérer la capacité de la vessie. Rutty parle d'un homme dans la vessie duquel on avait trouvé la pierre ; on reconnut après la mort, que le prétendu calcul n'était qu'un amas d'excréments indurés dans le cœcum et refoulé contre la vessie.

Des tumeurs de la prostate ont empêché de découvrir et de saisir la pierre dans le bas-fond de la vessie. Je reviendrai sur d'autres déformations de la cavité vésicale qui font obstacle à l'opération. Je parle d'ailleurs de choses connues, et l'on n'ignore point les suites fâcheuses d'un grand nombre d'o-

(1) Voy. *Traité de l'affect. calc.*, p. 257.
(2) *Id.*, p. 259.

pérations pratiquées en de telles circonstances. Malheureusement l'opérateur ne soupçonne l'obstacle que lorsqu'il y est arrêté au milieu de sa manœuvre, et alors seulement il se met en quête de ce qui le gêne.

Les enseignements de la pratique en ce genre ne remontent pas bien loin ; nous les devons à Tolet, à Colot, à Covillard, à Housset, à Deschamps, qui s'est fait leur interprète.

Aujourd'hui, on se borne à signaler en passant ces faits extraordinaires qui sont d'une si grande importance pour les praticiens.

C'est dans le dessein de réparer autant qu'il est en moi une négligence regrettable, que j'ai cité le fait qui précède et que je reproduis un autre fait non moins intéressant, déjà publié dans le *Bulletin de thérapeutique* (1).

(1) 15 juin 1864, p. 497. — Ce fait est un de ceux qui ont été cités plus haut.

IV

CLINIQUE CHIRURGICALE

RÉSULTATS CLINIQUES DE LA LITHOTRITIE
PENDANT LES ANNÉES 1860-1864

Avant-propos. — Jusqu'en 1847, j'ai présenté les résultats de ma pratique en des tableaux où chaque fait, exposé avec les circonstances essentielles, pouvait être aisément vérifié. La discussion décisive qui eut lieu à cette époque à l'Académie de médecine a rendu inutile désormais cette méthode d'exposition. Dans les comptes rendus que j'ai présentés à l'Académie des sciences pour les cinq dernières années, les faits se trouvent simplement rangés par séries. Comme les résultats cliniques ont en chirurgie une importance incontestable, il m'a paru opportun de réunir ici des comptes rendus qui doivent servir à confirmer l'excellence d'une méthode bien établie et à élucider certains points de doctrine.

I

RÉSULTATS CLINIQUES
OBTENUS PAR LA LITHOTRITIE PENDANT
L'ANNÉE 1860 (1).

A. Malades de la pratique particulière. — **B.** Malades de l'hôpital.

L'intérêt que l'Académie a toujours porté à mes travaux sur l'art de broyer la pierre me fait espérer qu'elle accueillera avec bienveillance l'exposé des résultats que je continue d'obtenir par cette méthode. Je me bornerai à faire connaître aujourd'hui les cas qui se sont présentés à moi dans le cours de l'année 1860; ces faits ont un intérêt d'opportunité qui me détermine à ne pas en différer la publication.

J'ai traité, en 1860, 54 malades affectés de la pierre : 36 dans ma pratique particulière et 18 à l'hôpital.

A. Malades de la pratique particulière. — 26 de ces malades avaient la pierre pour la première fois; 10 avaient déjà été opérés par d'autres chirurgiens ou par moi; la pierre s'étant reproduite, de nouvelles opérations sont devenues nécessaires.

(1) Communiqué à l'Académie des sciences le 28 janvier 1861.

J'ai opéré 26 de ces malades par la lithotritie, 24 sont guéris ; chez les deux autres, j'ai dû renoncer à l'opération, qui paraissait aggraver l'état morbide de la vessie. L'un de ces malades a succombé ; l'autre continue de vivre avec la pierre.

Les calculeux les plus favorablement disposés, dont les organes étaient encore sains et la santé générale bonne, qui n'avaient d'autre maladie qu'une petite pierre, ont tous obtenu une guérison prompte et facile. Pour cette classe de calculeux, l'application de la lithotritie me parait avoir atteint la perfection désirable. En effet, la pierre est détruite en quelques minutes ; les débris en sont expulsés avec l'urine ; toute souffrance cesse, la santé renait et se soutient. C'est là tout ce qu'on peut demander au traitement de l'affection calculeuse.

Mais la lithotritie ne donne ces heureux résultats qu'à la condition d'en restreindre l'emploi aux cas favorables, dans lesquels la pierre n'a pas eu le temps de grossir et de produire, dans la vessie, des lésions propres à changer la forme et les dispositions naturelles de ce viscère. Je m'empresse d'ajouter que la proportion des cas favorables augmente chaque jour, et ils deviendront de plus en plus nombreux à mesure que les calculeux, éclairés sur leur position par leurs médecins, se feront opérer au début de la maladie.

10 de ceux que j'ai traités n'ont pas eu cette prudence : ils n'ont réclamé les secours de l'art que lorsque l'existence leur était devenue insupportable par des douleurs incessantes.

Chez 2 d'entre eux, le mauvais état des organes urinaires a mis obstacle à l'opération, et la mort est survenue par le progrès des désordres.

4 calculeux ayant de grosses pierres ont été opérés par la taille : un adulte a obtenu une guérison prompte et complète ;

le dixième jour la plaie était cicatrisée. Chez un autre, également adulte, la convalescence s'est prolongée et la guérison est restée incomplète. Deux vieillards ont succombé la deuxième semaine après l'opération.

2 malades sont encore en traitement : l'un sera opéré par la taille, et l'autre par la lithotritie.

Le traitement a été ajourné au printemps chez deux autres calculeux qui, se trouvant mal à Paris à l'entrée de l'hiver, sont retournés chez eux.

B. **Malades de l'hôpital.** — Parmi les 18 calculeux admis dans mon service, se trouvaient 3 femmes et 15 hommes adultes ou vieillards.

La première de ces femmes, souffrant depuis longtemps, était tellement épuisée que toute opération se trouvait contre-indiquée ; la malade est rentrée dans sa famille.

La deuxième était dans des conditions favorables sous le rapport de la santé générale ; mais le calcul était engagé dans l'urèthre où il était maintenu par les contractions énergiques de la vessie. Un débridement du canal a suffi pour en opérer l'extraction. Ce procédé m'a paru préférable à celui de l'écrasement qui eût été plus long et plus douloureux.

La malade a été promptement guérie.

La troisième femme, dont j'ai publié l'observation, présentait un de ces cas extraordinaires qu'on observe de loin en loin. La pierre, de nature phosphatique, s'était formée sur un amas de dents, d'osselets et de cheveux provenant d'un kyste pileux qui s'était ouvert dans la vessie. Tous ces corps et la pierre elle-même ont été extraits avec succès par les procédés de la lithotritie.

4 calculeux (hommes) n'étaient plus dans les conditions qu'exige l'application de la lithotritie. Deux ont été taillés :

l'un est guéri et l'autre conserve une fistule. Le troisième a refusé de se soumettre à la taille, qui offrait d'ailleurs peu de chances de succès. Il a succombé à une affection rénale. Le quatrième est en traitement.

Un autre malade avait en même temps une pierre moyenne et une hernie étranglée qu'il fallut opérer immédiatement; cette opération causa la mort. Les dix autres malades opérés par la lithotritie ont été délivrés de la pierre, sans cependant que la guérison soit complète. Dans tous les cas, deux de ces opérés conservent des douleurs et du trouble dans les fonctions de la vessie, provenant des lésions organiques de ce viscère, et contre lesquelles la lithotritie n'a pas plus d'action que la taille.

Les faits nouveaux observés à l'hôpital Necker offrent une particularité remarquable.

Les calculeux forment deux grandes classes. Dans l'une, qui embrasse les deux tiers des cas, les organes conservent leurs dispositions naturelles. Ce n'est même que de loin en loin, et surtout à la suite des exercices du corps, que la pierre provoque quelques troubles fonctionnels qui cessent par le repos. Ici la pierre formant à elle seule toute la maladie, il suffit de la détruire ou de l'extraire par les procédés de la chirurgie, pour que le malade obtienne une guérison prompte et complète.

Dans l'autre classe, les pierres de phosphate calcaire ou ammoniaco-magnésien se forment et se développent sous l'influence d'un état morbide de l'appareil urinaire. Il n'est pas rare que cet état persiste après l'opération, qu'il prive le malade du bienfait complet du traitement, et même qu'il favorise le développement d'une nouvelle pierre. Ces cas sont en majorité dans le relevé qui précède.

En résumé, de 54 calculeux dont je viens de présenter le tableau, 37 ont été traités par la lithotritie. Dans deux cas, j'ai dû renoncer au traitement : l'un des malades a succombé, l'autre garde la pierre.

Deux des opérés n'ont pas obtenu une guérison complète, parce que la pierre ne formait pas à elle seule toute la maladie ; mais ils ont été très-soulagés. Les autres sont guéris.

Sept ont été soumis à la taille, qui en a sauvé quatre ; mais dans deux cas la guérison est incomplète.

Dix n'ont pas été opérés ; trois sont morts par les progrès de la maladie, et un à la suite de l'opération de la hernie ; un autre continue de vivre avec la pierre. Trois sont en traitement, et seront opérés l'un par la lithotritie et les deux autres par la taille. Dans deux cas l'opération a été ajournée.

Ces faits prouvent de nouveau le danger de conserver longtemps la pierre et l'utilité de la lithotritie lorsqu'on l'applique au début de la maladie.

COMPTE RENDU des OPÉRATIONS de LITHOTRITIE PENDANT L'ANNÉE 1861 (1).

Le 28 janvier dernier, je présentais à l'Académie les résultats de mes opérations de lithotritie pendant l'année 1860.

Ces faits pratiques, réunis à ceux dont j'avais déjà publié les détails, prouvent une fois de plus que cette manière de traiter les personnes attaquées de la pierre réussit parfaitement, lorsqu'on observe les véritables principes de l'art et qu'on se renferme dans les limites raisonnables de son application.

Ils paraissent aussi avoir exercé une heureuse influence sur l'esprit des praticiens, surtout en Angleterre. Plusieurs chirurgiens des plus renommés de ce pays, Crampton, sir B. Brodie et autres, ayant étudié l'art de broyer la pierre d'une manière sérieuse, furent bientôt en état de l'appliquer avec sûreté dans la pratique, et ils ont réussi comme tous ceux qui suivent les règles tracées pour cette opération.

Il s'en est trouvé beaucoup d'autres qui ont voulu aussi

(1) Communiqué à l'Académie des sciences, le 17 février 1862.

appliquer cet art nouveau, mais sans études préalables, et en se servant d'instruments imparfaits, de procédés défectueux (1); ils ont été trompés dans les espérances qu'ils avaient conçues, et ce résultat ne saurait surprendre. On comprend, en effet, qu'un opérateur, quelque habile qu'il soit d'ailleurs, qui n'a d'autre guide que des combinaisons théoriques et ce qu'il a observé en assistant à des opérations faites par d'autres chirurgiens, est très-exposé à se méprendre sur ce qu'il convient de faire. Ne suffit-il pas de rappeler que la principale manœuvre de la lithotritie s'effectuant dans un organe profondément situé, les difficultés qui en sont inséparables échappent à l'observateur le plus attentif ?

Il n'est donc pas surprenant qu'en Angleterre aussi bien qu'ailleurs on n'ait pas obtenu de succès en procédant de cette manière, que les chirurgiens se soient découragés, et

(1) La rédaction de la *Gazette des hôpitaux*, en reproduisant ce compte rendu (numéro du mardi 25 février 1862), mit à cet endroit la note suivante :

« Cette observation de la part de M. Civiale est un véritable anachronisme, car, depuis longtemps déjà, l'art de la lithotritie a fait de tels progrès, qu'il est arrivé à être tout à fait usuel ; qu'à Paris on compte par douzaines des chirurgiens qui pratiquent la lithotritie avec le plus grand succès, et qu'il n'est pas en France de ville de quelque importance qui n'en compte plusieurs. »

En se faisant l'écho des opinions qui règnent dans la Faculté de Paris, la rédaction de cette feuille a propagé une erreur grave. Que la lithotritie ait fait de grands progrès depuis son origine, c'est ce que les adversaires mêmes de cette méthode n'osent plus contester. Mais qu'elle soit tout à fait usuelle et pratiquée avec le plus grand succès par un grand nombre de chirurgiens, tant à Paris que dans les départements, c'est une assertion gratuite, contre laquelle nous ne protesterions pas énergiquement, ainsi que nous l'avons fait et dans la *Gazette des hôpitaux* (2 février 1864) et dans notre opuscule sur la nécessité d'un service pour les calculeux, si l'expérience de tous les jours ne nous avait appris que la lithotritie est très-loin encore d'être exposée et appliquée comme il serait à désirer qu'elle le fût, dans l'enseignement officiel et dans la pratique générale.

qu'ils soient revenus aux procédés de la taille, auxquels la routine les avait habitués.

Deux publications faites à Londres, il y a peu de temps, me paraissent propres à appuyer ces remarques et surtout à faire ressortir la manière dont chacun procède à l'opération.

D'un côté, sir B. Brodie a communiqué à la Société médico-chirurgicale de Londres les détails de 115 opérations de lithotritie qu'il a pratiquées lui-même avec un grand succès.

D'autre part, un relevé des malades attaqués de la pierre et traités en Angleterre, dans l'espace d'un peu plus de trois ans, établit que sur 467 calculeux on n'en a opéré que 35 par la lithotritie, et qu'on en a sauvé 22 seulement.

Le tableau de mes opérations en 1860, mis en regard de ces faits, a fixé très-sérieusement l'attention des chirurgiens anglais, dont plusieurs sont venus récemment à Paris chercher des instructions et des instruments pour la lithotritie.

C'est surtout par les faits cliniques que sont résolues les questions qui nous occupent ; je demande donc à l'Académie la permission de mettre sous ses yeux les résultats nouveaux que j'ai obtenus pendant l'année qui vient de finir.

Dans le cours de cette année, j'ai traité 66 malades qui étaient affectés de la pierre : 52 pour la première fois ; chez les 14 autres le calcul s'était reproduit à la suite de traitements antérieurs.

49 sont de ma pratique particulière.

17, dont deux femmes, ont été traités à l'hôpital : c'est un de moins qu'en 1860 ; mais je n'ai pas compris dans cette liste deux hommes qu'on avait opérés par la lithotritie dans un autre hôpital et qui n'étaient pas guéris lorsqu'ils ont été admis dans mon service, où leur position a été améliorée.

61 de ces malades ont été opérés :

51 par la lithotritie ; l'opération a réussi dans 49 cas.

10 ont été taillés : 4 sont morts, 6 ont guéri.

5 n'ont pas été opérés parce que le calcul était trop gros et que les organes avaient trop souffert : 2 de ces malades sont morts et 3 continuent de vivre.

Ainsi, tous ceux qui sont affectés de la pierre ne se présentent point dans des conditions également favorables au traitement.

31 des plus heureusement placés, chez lesquels une petite pierre formait à elle seule toute la maladie, ont obtenu une guérison prompte et facile. Pour les calculeux de cette classe, la lithotritie a atteint une grande perfection. Au double point de vue du diagnostic et du traitement, elle peut être présentée aujourd'hui comme l'un des procédés les mieux réglés de la chirurgie ; on est certain du succès, si l'opération est faite en temps utile.

35 des nouveaux opérés n'ont pas eu cette prudence ; ayant gardé la pierre trop longtemps, il s'est formé dans les organes des états morbides que tous les praticiens connaissent, et qui agissent à des degrés divers sur l'exécution et le résultat de l'opération. Ces cas forment plusieurs catégories.

La première comprend ceux, en grand nombre, dans lesquels la perversion de la sensibilité et des désordres fonctionnels des organes urinaires forment la complication principale. La lithotritie est généralement possible alors, facile même, lorsque la pierre est petite ; mais les organes, déjà fatigués, épuisés, supportent difficilement la manœuvre, et le traitement exige des soins particuliers que j'ai fait connaître, et auxquels on doit rapporter finalement les résultats favorables qu'on obtient.

Dans la deuxième catégorie, on trouve une pierre dure et

volumineuse dans un organe dont la capacité normale, souvent réduite, est déformée par des tumeurs nées de son col ou de sa face interne.

La première et la principale difficulté porte sur le diagnostic. Il ne s'agit pas ici de constater la lésion morbide, il faut en déterminer l'étendue et le développement avec d'autant plus de précision que chez ces malades un degré de plus ou un degré de moins, tant pour le volume de la pierre que pour la gravité de la complication, fait que la nouvelle méthode est encore possible ou qu'elle doit être écartée. Si elle est possible, l'application en est difficile, douloureuse. Quelques opérés sont soulagés, mais non entièrement guéris ; ils conservent des troubles fonctionnels provenant de la lésion organique, ce qu'on observe, du reste, dans toutes les méthodes de traitement.

Lorsque la pierre est très-volumineuse et les lésions très-développées, l'espace manque pour exécuter dans la vessie les mouvements que la lithotritie exige ; la manœuvre devient très-incertaine, et l'opérateur n'a d'autre guide que ses sensations tactiles.

La nouvelle méthode ne doit être appliquée dans ces circonstances qu'avec une grande réserve ; voilà pourquoi j'ai soumis à la cystotomie à peu près le quart des calculeux qui ont réclamé mes soins. C'est, en effet, aujourd'hui la part qui est faite à cette opération. Les trois quarts des malades peuvent être utilement opérés par la lithotritie.

14 des malades dont je viens de présenter le tableau avaient été attaqués de la pierre à des époques plus ou moins éloignées, et ils avaient été opérés soit par la taille, soit par la lithotritie.

En ce qui concerne la formation des nouveaux calculs et les applications de la lithotritie, ces faits offrent un grand intérêt. Je me propose de les réunir plus tard et d'en présenter le résumé à l'Académie.

10 malades ont été opérés par la taille, les uns par nécessité, tout autre moyen se trouvant contre-indiqué, et les autres par préférence (1).

On sait que les deux méthodes de traiter ceux qui souffrent de la pierre ont chacune leurs exigences propres. Ainsi, des calculeux chez lesquels la lithotritie est difficile ou impossible deviennent des cas de choix pour la taille, les enfants, par exemple.

5 de mes opérés par la cystotomie avaient en même temps de grosses pierres et des tumeurs dans la vessie. Ces dernières sont plus gênantes pour la manœuvre de la lithotritie que pour la taille ; le volume extraordinaire du calcul m'a obligé de recourir à l'ancienne méthode chez deux de ces malades. L'un, âgé de soixante-dix ans, avait une pierre si grosse qu'il eût été impossible de l'extraire si je n'avais pas réussi à la briser avec des tenettes.

Chez le dernier opéré, j'aurais observé des difficultés semblables, sans l'emploi d'un casse-pierre spécial que j'ai fait construire pour ces éventualités.

L'année dernière, j'eus à signaler un de ces événements rares dans lesquels des tumeurs, des kystes formés dans la cavité abdominale, contractent avec les parois de la vessie des adhérences telles qu'il s'établit une communication entre la cavité vésicale et ces kystes. De là des corps de nature très-diverse trouvés dans la vessie, formant le noyau de calculs urinaires. J'eus donc à extraire de la vessie d'une femme une masse de cheveux, des osselets et des dents. Les

(1) Deux malades de l'hôpital ont été taillés dans une maison voisine, à cause d'une épidémie d'érysipèle qui existait alors dans nos salles.

détails de ce fait intéressant ont été publiés dans le *Bulletin de l'Académie de médecine* pour l'année 1860, p. 731 (1).

J'ai observé cette année à l'hôpital un cas moins rare, mais qui offre aussi de l'intérêt, surtout au point de vue de la lithotritie.

Une jeune femme, qui avait été traitée à l'Hôtel-Dieu, fut reçue à l'hôpital Necker présentant quelques-uns des signes rationnels de la pierre ; celle-ci fut en effet constatée, et quelques jours après je commençai le traitement.

La première pierre saisie avec un lithoclaste spécial était peu volumineuse ; j'en fis immédiatement l'extraction ; il suffisait de la voir pour reconnaître que cette femme l'avait introduite par l'urèthre dans la cavité vésicale. Je ne tins pas compte de la supercherie, et j'ai retiré de la vessie de cette femme les cailloux que je mets sous les yeux de l'Académie.

L'extraction de plusieurs d'entre eux a été fort douloureuse, surtout parce qu'ils s'étaient mal placés entre les branches de l'instrument ; mais tous ont été saisis avec une facilité et une promptitude qui étonnaient les assistants. On ne pouvait pas trouver un fait qui mît plus en évidence les ressources de l'art nouveau pour saisir dans la vessie les petits corps étrangers.

(1) L'histoire de ces productions, de leur dévoloppement, des adhérences qu'elles contractent avec les organes voisins, est pleine d'anomalies dont on se rend difficilement compte. On ne comprend pas davantage la présence dans leurs cavités des corps étrangers qu'on y découvre, mais ces faits sont constatés par les autopsies.

Les dents irrégulières et en quelque sorte contournées que j'ai extraites ne ressemblent pas à celles qu'on aurait ramassées et introduites par l'urèthre. Il en est de même des cheveux qui semblent appartenir au fœtus, et des osselets tellement irréguliers aussi qu'on ne saurait dire à quelle série ils ont appartenu.

Les faits qui précèdent, réunis à ceux que j'ai recueillis en 1860, font un total de 120 calculeux : 115 hommes et 5 femmes.

88 ont été opérés par la lithotritie : 3 sont morts, 79 sont guéris, 6 conservent des troubles fonctionnels qui ne dépendent ni de la pierre ni de l'opération.

17 ont été opérés par la taille : 8 sont guéris, 2 conservent des fistules, 7 sont morts.

15 n'ont pas subi d'opération : 6 sont morts, 9 continuent de vivre.

III

COMPTE RENDU du TRAITEMENT des CALCULEUX PENDANT L'ANNÉE 1862 (1).

I. Malades opérés par la lithotritie. — II. Malades opérés par la cystotomie. — III. Combinaison de la taille et de la lithotritie. — IV. Malades chez lesquels le traitement a été ajourné ou jugé impossible.

Dans le courant de l'année qui vient de finir, j'ai traité 69 personnes attaquées de la pierre : 66 hommes, 2 femmes et 1 enfant;

45 dans ma pratique particulière et 24 à l'hôpital.

61 avaient la pierre pour la première fois ; 8 avaient déjà subi des traitements pour cette affection.

58 de ces malades ont été opérés :

45 par la lithotritie, qui a réussi dans 44 cas; il y a 8 guérisons incomplètes (2) ;

(1) Communiqué à l'Académie des sciences, le 19 janvier 1863.

(2) Cette portion considérable de guérisons incomplètes est accidentelle et provient des complications de l'affection calculeuse.

Il en est de même des résultats de la taille : ici, la mortalité est trois fois plus grande qu'elle n'est ordinairement. C'est à tort que des chirurgiens anglais ont prétendu tirer de ces faits une règle de proportion. J'aurai occasion de revenir sur ce sujet.

10 par la taille ordinaire, qui en a guéri 3 et soulagé 2 ; 5 sont morts.

3 ont été opérés par la combinaison de la taille et de la lithotritie ; 2 sont guéris ; il reste au troisième une incontinence d'urine.

11 n'ont pas subi d'opération.

I. **Malades opérés par la lithotritie.** — Les divisions précédemment établies au sujet des calculeux opérés sont applicables aux cas dont je viens de présenter le tableau.

Dans ceux de la première série, au nombre de 20, qui sont les plus heureusement placés, le diagnostic et la thérapeutique présentent toute la précision et la sûreté désirables ; pour les besoins de l'un et de l'autre, l'art est en possession de moyens éprouvés, les règles de la manœuvre sont nettement tracées. Le succès de l'opération est d'autant plus facile que la pierre est plus petite.

On obtient des succès analogues chez les calculeux d'une autre classe, dont la pierre est également facile à détruire, mais chez lesquels on observe des troubles fonctionnels avec inertie, catarrhe de la vessie, et dépérissement de la santé générale.

Ces calculeux, qu'on redoutait de traiter par la lithotritie, il y a quelques années, guérissent presque tous aujourd'hui, au moyen de précautions dont l'expérience a prouvé l'utilité.

Toute pierre qui séjourne dans le corps de l'homme grossit et produit des désordres toujours nuisibles au traitement : ce sont les cas graves et les cas compliqués, dans plusieurs desquels l'art de broyer la pierre est encore applicable ; mais ses applications offrent des difficultés qui proviennent, les unes du volume et du nombre des pierres, et les autres des lésions organiques de la vessie et de ses annexes.

Trois de ces malades avaient de grosses pierres ; le traitement a réussi, mais le calcul remplissait la vessie, et l'espace manquait pour la manœuvre ; celle-ci a été difficile et douloureuse.

Sept autres avaient des pierres multiples dont la destruction a exigé un long traitement ; cependant les opérés ont obtenu une guérison complète. Il n'en a pas été ainsi des malades chez lesquels se trouvaient réunies de grosses pierres et des lésions organiques ; les difficultés sont doubles alors et d'autant plus embarrassantes pour l'opérateur, que le volume et le nombre des calculs, la nature et le développement des productions morbides, le mode et l'étendue de la déformation qu'a subie la cavité dans laquelle il doit agir, lui sont presque entièrement inconnus avant de commencer l'opération.

En de telles circonstances, il serait préférable de recourir à la taille ; mais elle n'est pas toujours acceptée par les malades ; elle a d'ailleurs ses difficultés propres et ses dangers. La lithotritie offrant plus de chances de guérison, c'est un devoir pour le chirurgien de l'appliquer sans se dissimuler que presque toujours il est réduit à procéder sans règles et sans autre guide que ses sensations tactiles, à la recherche des calculs entiers ou fragmentés, au milieu des tumeurs et des touffes fongueuses qui remplissent la vessie. D'après cela, on se rend facilement compte des difficultés de la manœuvre et de l'incertitude du résultat.

Dans ces cas exceptionnels, la lithotritie est une ressource plutôt qu'une méthode rationnelle. Alors même qu'on réussit à détruire la pierre, il n'est pas rare d'observer, après le traitement, des troubles fonctionnels, des incommodités, de véritables douleurs, que je désigne sous le nom de guérisons incomplètes, et qui ne doivent être confondues, ni avec les accidents produits par les éclats de pierre restés dans la vessie, ni avec certains désordres que les manœuvres opératoires, celles de la taille spécialement, peuvent occasionner.

Ces effets d'ailleurs ne sauraient surprendre, puisque la guérison des calculeux traités par les procédés chirurgicaux ne peut être complète en général que dans la série des cas simples où la pierre forme toute la maladie, et occasionne à elle seule tous les désordres.

Dans les cas graves et compliqués, la pierre ne forme, au contraire, qu'une partie de l'état morbide, et ce n'est pas la plus importante. Or, comme l'opération ne détruit que la pierre, les opérés conservent forcément la part de désordres dont je viens d'indiquer la source.

Deux de mes opérés, l'un par la taille, l'autre par la lithotritie, ont conservé des besoins trop fréquents d'uriner, parce que la vessie n'a pas recouvré sa capacité normale que la pierre lui avait fait perdre.

Trois autres, traités par la lithotritie pour des calculs moyens et friables, n'ont plus de pierre, mais l'inertie et le catharre de la vessie, qui avaient précédé la formation du corps étranger, n'ont pas entièrement cessé.

Trois malades opérés, un par la taille et deux par la lithotritie, qui avaient en même temps la pierre et des tumeurs dans la vessie, sont délivrés de la première; mais les tumeurs subsistent et produisent, suivant leur situation, leur nature et leur volume, de l'agacement, des difficultés d'uriner et même des douleurs presque continues.

Ces désordres à la suite des traitements par l'une ou par l'autre méthode sont regrettables assurément; mais ce n'est ni à l'art ni au chirurgien qu'on peut reprocher, ainsi que l'ont fait quelques malades, de n'avoir pas obtenu le bienfait complet de l'opération. La faute en est au médecin et surtout au malade lui-même qui n'a pas eu la prudence de se faire opérer en temps opportun, et avant que la pierre ait grossi et produit dans les organes ces mêmes désordres qui rendent la guérison incomplète.

On a dit que les calculeux peuvent ignorer la cause de leurs premières souffrances : cela est vrai, mais c'est rare ; d'ailleurs, si la méprise est possible à celui qui souffre, le médecin peut facilement l'éviter : c'est même pour lui un devoir de recourir aux moyens d'exploration dont l'art dispose aujourd'hui, afin d'être à l'abri de tout reproche.

Aussi longtemps que la taille fut la seule ressource des personnes attaquées de la pierre, les praticiens les plus éclairés ne conseillaient cette opération aux adultes, et surtout aux vieillards, que lorsque la vie était menacée et que les douleurs rendaient l'existence insupportable ; c'était pour eux le moment d'affronter les dangers de la cystotomie.

Cette règle n'est pas celle qu'on doit suivre à l'égard de la lithotritie ; il est même formellement prescrit de recourir à cette méthode au début de la maladie, avant qu'il existe des lésions organiques, pendant que le calculeux se trouve encore dans la catégorie des cas simples que je viens d'indiquer, et dans laquelle l'opération est toujours facile, sans violence sur les organes. Dans ces cas, lorsque la pierre est détruite, toute souffrance cesse, la santé renaît et se soutient.

En procédant à l'égard de la lithotritie comme on le fait pour la taille, d'après l'ancienne règle, le médecin manque de prudence. Sans doute il épargne au malade l'effroi d'un mal qu'il redoute ; il ne porte pas l'alarme dans sa famille ; mais il laisse prendre à la maladie un développement tel, qu'un moment arrive où l'art peut soulager, mais ne guérit point.

Je citerai un exemple remarquable observé depuis peu de temps. Un homme éprouve en voyage des douleurs qui se rattachent à la pierre et qui l'obligent de s'arrêter ; bientôt elles cessent, comme à l'ordinaire, par le repos et quelques moyens sédatifs.

De nouveaux accidents se produisent ensuite à des intervalles plus ou moins éloignés ; ils sont combattus de la même manière et avec le même succès.

Enfin, l'état du malade s'aggrave, sa vie paraît menacée, on réunit en consultation les praticiens les plus célèbres d'une grande cité ; ils constatent la nature du mal, et ils conseillent l'opération de la lithotritie.

Mais le moment opportun est passé : attaquer une masse pierreuse dans une vessie saignante, catarrhale, ratatinée et déformée par des lésions organiques, est toujours une entreprise pleine de difficultés et de périls. On a réussi cependant à morceler la pierre et à extraire ses débris ; mais les lésions organiques de la vessie subsistent, et avec elles les désordres fonctionnels qui s'y rattachent.

Ce traitement long et douloureux, qui laisse l'opéré dans un état de malaise et d'inquiétude, eût été, au début de la maladie, facile et de peu de durée ; le malade aurait recouvré immédiatement le libre exercice de ses fonctions, et il se serait épargné deux ans de souffrances (1).

Une question importante, qu'on néglige cependant, est celle de la récidive de l'affection calculeuse.

Huit des malades du tableau qui précède avaient été traités pour la pierre à des époques plus ou moins éloignées de celle du dernier traitement. Celui-ci a réussi dans tous les cas ; après l'extraction des derniers débris du corps étranger, la

(1) Si, dans les premières positions de la société un malade peut être exposé à ce qu'on méconnaisse ou qu'on lui cache son mal jusqu'à ce que les désordres compromettent son existence, à quoi ne sont pas exposés les calculeux moins favorablement placés ? Il y a un chapitre à faire sur les devoirs que la lithotritie impose aux médecins lorsqu'il s'agit de déterminer la cause des souffrances vésicales.

guérison a été complète, et elle se soutient ; mais il est probable qu'il se formera de nouveaux calculs, dans un espace de temps qu'on peut déterminer approximativement.

Au point de vue de la récidive, les calculeux forment deux grandes classes :

1° Dans la première se trouvent les pierres d'acide urique et ses composés d'oxalate calcaire et de cystine.

Si la pierre s'est développée lentement et sans produire de fortes douleurs, si, d'autre part, le malade a obtenu par l'opération une guérison prompte et complète, on est à peu près assuré que la guérison se soutiendra.

Lorsqu'au contraire les dépôts urinaires sont abondants et persistent sous forme de matière amorphe, de cristaux ou de graviers rendus avec l'urine, on ne peut guère espérer que l'extraction de la pierre, par l'une ou l'autre méthode, les fera cesser immédiatement, et qu'un organe qui aura produit, pendant des années, des masses de dépôts uriques en excès dans l'urine ne continuera pas à fonctionner de la même manière après l'opération. Aussi n'est-il pas rare que les malades soient opérés plusieurs fois, même à de courts intervalles : et le nombre en serait plus grand encore si les opérés ne finissaient par succomber.

La reproduction des calculs d'oxalate calcaire est rare, et je n'en ai pas observé pour ceux de cystine.

2° Ce sont les concrétions de phosphaste calcaire et ammoniaco-magnésien qui se reproduisent le plus fréquemment, et avec d'autant plus de promptitude qu'il existe des productions morbides dans l'appareil urinaire.

Après une opération de taille ou de lithotritie et sous l'influence d'un catarrhe vésical qui subsiste, on voit apparaître des masses de dépôts terreux dans l'urine ; mais, le plus souvent, cette matière amorphe s'agglomère dans la vessie et forme en peu de jours des pierres poreuses, grises, sans consistance, qu'on détruit avec facilité, mais qui se reproduisent avec la même promptitude. Ces cas sont très-nombreux et présentent un grand intérêt au double point de vue de la pratique de l'art et de la formation des calculs vésicaux.

Du reste, ces reproductions ne sauraient surprendre, puisque le traitement chirurgical employé dans ces cas n'a d'action directe que sur la pierre, et que les organes qui la retiennent sont, après l'opération, ce qu'ils étaient avant.

II. Malades opérés par la cystotomie. — L'un de ces malades, âgé de trois ans et demi, avait une pierre d'acide urique à structure lamellée, très-compacte, de 3 centimètres de long, de 2 centimètres et demi de large et de 2 centimètres d'épaisseur. La vessie se contractait avec tant de force, que chaque émission d'urine était accompagnée de chute du rectum et de douleurs tellement vives, que l'existence de l'enfant devenait insupportable.

Cette pierre ne devait pas être attaquée par les procédés de la lithotritie : je dirai à l'Académie les motifs qui m'ont déterminé à ne pas céder au vœu des parents, qui désiraient que leur fils fût opéré par la nouvelle méthode.

L'art de broyer la pierre n'est pas appliqué aux enfants d'une manière aussi générale qu'aux autres époques de la vie. J'ai fait connaître ailleurs les causes de cette différence. (*Traité de la lithotritie.*) Je noterai les trois principales :

1° Avec le petit instrument dont il faut se servir chez les enfants, on ne peut morceler qu'une très-petite quantité de pierre à chaque séance, ce qui prolonge la durée du traitement ;

2° Lorsque la vessie est inerte, les fragments calculeux ne sont pas expulsés, il faut les extraire par les procédés de l'art ; le petit diamètre du canal rend cette manœuvre longue et difficile ;

3° L'urèthre de l'homme n'est pas également large et dilatable dans toute sa longueur. Chez les enfants en particulier, le col de la vessie et la partie profonde de l'urèthre peuvent se dilater considérablement et admettre des calculs entiers ou fragmentés qui seront arrêtés dans le canal, ce qui constitue un accident grave par ses effets immédiats et surtout parce qu'il devient la source des plus grands désordres.

Il est prescrit de n'appliquer la lithotritie aux enfants très-jeunes, c'est-à-dire de deux à sept ans, que lorsque la pierre peut être réduite en une ou deux séances. A ces conditions, la méthode réussit parfaitement, tandis que chercher à détruire une grosse pierre dans ces circonstances, c'est s'exposer aux plus graves mécomptes. La question capitale est de savoir où il faut s'arrêter dans l'application de la nouvelle méthode. Cette question a paru embarrasser quelques chirurgiens ; cependant elle peut être résolue avec autant de facilité que de certitude, il suffit de suivre les préceptes de l'art.

Lorsqu'un enfant qu'on croit calculeux se présente, le chirurgien reconnaît la pierre. Afin d'en déterminer le volume et la configuration, il remplace la sonde par un lithoclaste avec lequel il s'assure en même temps que la vessie n'en contient pas d'autres.

Si le calcul est petit, il l'écrase sans désemparer, puis il saisit les éclats et les brise jusqu'à ce qu'ils soient réduits en poudre. Le lendemain, avec le même instrument, il s'assure que la vessie est entièrement débarrassée ; et ce qui ne devait être qu'un complément d'exploration préalable devient une opération définitive. Le malade est guéri. Je rappellerai, à ce sujet, un cas remarquable.

Chez un petit malade la cystotomie m'avait paru indiquée ; les médecins consultants et la famille paraissaient la désirer. Tout était préparé pour l'opération. En introduisant le cathéter, je trouvai la pierre au col de la vessie. Je quittai le cathéter pour pendre un petit lithoclaste; la pierre, repoussée dans la cavité vésicale, fut saisie et brisée instantanément. La guérison fut immédiate. On connaît divers cas semblables.

La pierre saisie par le lithoclaste est-elle assez volumineuse pour exiger un long traitement et un grand nombre d'opérations? Au lieu de l'attaquer et de chercher à la morceler, on la lâche, on retire l'instrument et l'on procède à la taille immédiatement, ce qui est préférable, ou le jour suivant, mais sans différer davantage.

Six des malades taillés avaient de grosses pierres dont l'extraction aurait présenté de grandes difficultés, sans un appareil particulier dont j'ai indiqué l'emploi à l'Académie dans mon dernier compte rendu, et qui m'a été très-utile dans ces circonstances.

III. **Combinaison de la taille et de la lithotritie.** — Trois malades ont été opérés par un procédé qui consiste à ouvrir la partie membraneuse de l'urèthre par une incision périnéale, et à porter par cette voie et le col vésical non divisé les instruments propres à pulvériser les pierres vésicales et à en faire l'extraction en une séance.

Le principal élément de succès de cette méthode est dans la dilatabilité du col de la vessie et de la partie profonde de l'urèthre, dilatabilité très-commune chez les jeunes malades. Cette disposition, nuisible à la lithotritie en ce qu'elle favorise l'arrêt des fragments dans le canal, facilite l'extraction de la pierre dans la cystotomie. Elle fait la base de la combinaison que je viens d'indiquer et qui n'est pas nouvelle. En 1828, j'en débattais les avantages contre Dupuytren, qui la repoussait. (Voir ma *Quatrième Lettre* et mon *Traité de la lithotritie*, p. 456 et suiv.)

Depuis cette époque, je l'ai souvent employée chez les enfants calculeux et dans les cas de contractilité exagérée de la vessie, et j'ai obtenu de beaux résultats (1).

IV. **Malades chez lesquels le traitement a été ajourné ou jugé impossible**. — Ces cas, au nombre de onze, forment plusieurs catégories (2) :

Deux hommes, épuisés par l'âge et les souffrances, étaient arrivés au plus haut degré de dépérissement. L'art ne pouvait intervenir que par l'emploi de quelques moyens propres à rendre plus supportables les derniers moments de la vie.

Un autre, déjà indiqué dans les précédents comptes rendus, continue de vivre avec une grosse pierre et des lésions organiques dans la vessie. La lithotritie est impossible. Je détourne ce malade, dont l'existence est très-supportable, de recourir à la taille; la réussite diminuerait peu ses souffrances, et l'opération pourrait causer la mort.

Un quatrième porte depuis longues années une grosse pierre qui cause aussi peu de douleur. Les fonctions en général sont à peine troublées, grâce aux précautions qui sont prescrites et rigoureusement observées.

Il n'est pas absolument rare de voir des calculeux dont les organes s'habituent, pour ainsi dire, au contact de la pierre, surtout lorsqu'elle se développe très-lentement. Souvent alors il n'y a ni catarrhe vésical, ni trouble dans la miction. Il ne

---

(1) En réunissant ces faits cliniques, les chirurgiens reconnaitront peut-être l'utilité de porter leurs regards en arrière et de s'assurer si le procédé de taille des anciens, connu sous le nom de *petit appareil*, avec les nouvelles ressources de l'art pour morceler les grosses pierres, ne réussirait pas plus sûrement que la méthode actuellement en usage.

(2) Dans le compte rendu de 1863-1864, j'ai indiqué d'une manière très-sommaire les motifs qui me déterminent à différer l'opération et à y renoncer au besoin.

faut pas perdre ces malades de vue, une opération peut devenir nécessaire au moment où l'on s'y attend le moins ; mais il serait au moins imprudent de troubler par anticipation le calme dont ils jouissent.

J'ai ajourné le traitement pour la pierre chez deux malades attaqués en même temps, l'un d'une lésion grave des téguments, l'autre de désordres dans les fonctions rénales.

Dans cinq cas, ce sont les malades eux-mêmes qui ont voulu différer l'opération en disant qu'ils ne souffraient pas assez pour s'y soumettre.

Deux d'entre eux cherchent même à se persuader qu'ils n'ont pas la pierre, et ils attribuent à des causes sans portée les dérangements qu'ils éprouvent. Jamais la peur ne fut une conseillère plus perfide.

A l'égard de la lithotritie, on ne saurait trop se hâter de recourir à l'opération.

Tout retard aggrave la position du malade, augmente les difficultés et les douleurs de la manœuvre, diminue les chances de succès et prolonge la vie de souffrances à laquelle les calculeux se condamnent en gardant leur pierre.

IV

COMPTE RENDU du TRAITEMENT des CALCULEUX PENDANT L'ANNÉE 1863

I. — Le nombre des calculeux que j'ai traités en 1862 est de 51, dont 32 dans ma pratique particulière, et 19 à l'hôpital Necker. Sur 43 malades opérés par la lithotritie, il y a eu trois morts et 40 guérisons. Une seule opération de taille, dont le résultat a été funeste. Dans 4 cas le traitement a été ajourné. Les désordres étaient si graves et si intenses chez 3 malades, que l'extraction de la pierre a été jugée inutile. Le traitement a été ajourné pour quatre malades, qui ont tous de grosses pierres et qui ne peuvent être traités que par la taille. Chez les hommes âgés, il faut, d'après un principe posé par de grands chirurgiens, différer l'opération tant que la vie est supportable, et chercher quelques soulagements aux souffrances. Parmi les malades opérés par la lithotritie, 16 se trouvaient dans les conditions les plus favorables, une pierre petite ou moyenne formant à elle seule toute la maladie, sans altération des organes ni de la santé générale. Chez les malades de cette classe, l'art de broyer la pierre par des moyens éprouvés et d'après des règles précises est d'une application facile et sûre. Je dirais volontiers avec S. Benjamin Brodie, qu'il suffit d'enregistrer les faits de cette espèce, en se bornant à noter les particularités.

Les autres malades, au nombre de 27, traités d'après la même méthode, appartenaient à la catégorie des cas compliqués. Dans ces cas, la pierre ne constitue qu'un élément de la maladie, et rarement le plus considérable.

Quatre malades avaient été opérés une première fois par la lithotritie. La pierre s'était reproduite chez le premier trois mois, chez le second cinq mois, chez le troisième trois ans, et chez le quatrième cinq ans après l'opération.

Un enfant de quatre ans portait une grosse pierre qui me semblait exiger la taille. J'ai essayé de la lithotritie pour donner satisfaction aux parents; et la manœuvre ayant été bien supportée, j'ai continué le traitement suivant la même méthode, jusqu'à complète guérison.

C'est sur ces cas diversement compliqués, que le chirurgien doit fixer son attention; ici les conditions générales de santé et l'état des organes de l'appareil urinaire présentent le plus souvent des obstacles à l'application régulière de la méthode. La connaissance des particularités qu'ils peuvent offrir est indispensable pour la direction du traitement. La complication peut tenir à l'état général de l'organisme, à la constitution même du sujet, ou être limitée aux organes de l'appareil urinaire. De là deux catégories. Il faut encore établir une autre distinction, suivant que l'état morbide qui donne la complication, a précédé ou suivi la formation du calcul. C'est ici le lieu de faire quelques remarques pratiques.

Il n'est pas rare de voir des individus plus ou moins épuisés par la souffrance, et dans la vessie desquels s'amassent des dépôts terreux amorphes, et se forment des concrétions calcaires ou ammoniaco-magnésiennes, qui grossissent rapidement et aggravent la position du malade, au point de rendre la vie intolérable. La lithotritie doit intervenir sans délai dans ces circonstances ; elle constitue même la principale ressource de l'art.

A ne considérer que la pierre, l'opération ne présente pas dans ces cas de difficulté sérieuse, à moins qu'il ne s'agisse d'une de ces énormes concrétions qui remplissent la vessie. Mais le plus souvent on a affaire à des concrétions poreuses, légères, d'une faible consistance et par conséquent peu résistantes, faciles à détruire à cause de leur petit volume. En général la manœuvre opératoire est peu douloureuse. Malheureusement, il faut compter avec la vessie, dont la surface est souvent tellement agacée, irritée et irritable, que la vitalité de l'organe se trouve profondément modifiée. Dans ce cas, la plus petite secousse pendant l'exploration, la moindre distension du col, en retirant le lithoclaste, une séance un peu longue, suffisent pour produire une forte perturbation. On voit des malades dont l'appareil urinaire est sous l'influence d'un état pathologique de longue date, succomber à la suite de ces légers accidents. Il n'y a pas longtemps qu'a succombé un malade qui présentait ces fâcheuses conditions, que j'avais visité, et qu'on avait cru pouvoir opérer par la lithotritie, sans prendre aucune des mesures et des précautions qu'exigeait son état. Encore un fois, il ne faut opérer les calculeux de cette catégorie qu'après un long traitement préparatoire, et en prenant ces précautions prescrites qui m'ont parfaitement aidé à guérir dans mon service de l'hôpital Necker un homme et une femme dont l'appareil urinaire offrait les conditions les moins favorables. Ces deux malades ont recouvré la santé sans avoir éprouvé aucun accident.

Dans une autre série de cas, l'atonie et le catarrhe de la

vessie augmentent par l'action de la pierre, et la santé se détériore. Au point de vue des lésions organiques, ces cas sont
moins graves que les précédents. En revanche, la pierre est
plus consistante ; souvent il y en a plusieurs, et elles sont
recouvertes d'une couche grise. Quatre des malades qui figurent dans ce relevé se trouvaient dans ces conditions, et ils ont
été traités avec succès.

Il n'est pas rare d'observer chez les calculeux dont la vessie est plus ou moins inerte, un état habituel de rigidité et
de contractilité exagérée du col vésical. Dans ces cas, la sortie de l'urine, l'introduction des intruments et l'expulsion
des débris deviennent difficiles, et l'opération peut être suivie
d'un état de malaise et d'angoisse qui persistent et prolongent la durée du traitement.

Ces phénomènes consécutifs à l'opération peuvent se produire d'abord sans que le col vésical soit le siége d'une production morbide. L'organisation de cette partie est des plus
compliquées. En cet endroit concourent la prostate, les tissus
propres du sphincter vésical, la terminaison des canaux défé-
rents et des conduits prostatiques, la crête uréthrale, l'orifice interne de l'urèthre. Cette région est en quelque sorte le
centre commun de plusieurs fonctions importantes. Ses con-
nexions intimes avec les organes les plus délicats rendent
parfaitement compte et des phénomènes de réaction et des
troubles fonctionnels qu'on observe à la suite des manœuvres
opératoires. Les mêmes circonstances qui expliquent ces désordres, expliquent aussi les précautions infinies qu'il faut
prendre toutes les fois qu'un instrument doit être mis en contact avec le col vésical.

Il y a trente ans que j'ai institué pour les malades de cette
classe un traitement qui se résume ainsi : prolonger la préparation préalable, éviter pendant la manœuvre, et surtout

en retirant l'instrument, toute distension du col ; surveiller très-attentivement la miction, et aider au besoin la vessie à se débarrasser de l'urine. Avec ces précautions on réussit ordinairement à prévenir les désordres. J'ai opéré en 1863, dans ma pratique particulière, quatre malades de cette classe qui sont tous guéris. Dans un cas seulement, la convalescence a été plus longue que de coutume, faute de n'avoir pas vidé la vessie en temps utile ; il est même survenu des désordres consécutifs dont les détails me sont inconnus. Le malade était en d'autres mains avant l'opération, il a reçu d'autres soins que les miens après l'opération. Je ne l'ai vu que pour l'opérer. Les calculeux de cette catégorie peuvent être rapprochés de ceux dont la sensibilité exagérée du col vésical a été produite par des causes autres que la pierre. Dans ces cas, les effets de cette surexcitation du col de la vessie peuvent mettre obstacle à l'opération.

Trois des malades opérés dans mon service, et deux autres malades dans ma pratique particulière, avaient été soumis à quelques essais de lithotritie, avant de recevoir mes soins. Le traitement, dans trois de ces cas, a présenté des difficultés extraordinaires ; non que la manœuvre fût plus difficile, mais uniquement par suite de l'état général et des conditions particulières des organes urinaires, qui étaient d'une irritabilité excessive. Le moindre contact provoquait des phénomènes de réaction. Dans deux cas même il a fallu renoncer à l'opération, et les malades ont succombé. Pour le premier, l'autopsie a montré un abcès périnéal et un calcul engagé dans l'uretère correspondant au côté où siégeait l'abcès. L'autre a présenté des kystes nombreux, disséminés dans les reins et à leur surface, un abcès de foie, gros comme le poing, un autre abcès dans le poumon, et un troisième dans le lobe moyen de la prostate. Dans le troisième cas, l'autopsie n'a pu être faite.

Indépendamment des états morbides que je viens d'indiquer, quelques calculeux présentent au col ou à la surface de la vessie des productions morbides qui changent les rapports, la disposition et la forme de ce viscère. Ces conditions sont les plus fâcheuses, d'autant que l'opérateur qui n'a point connaissance de ces altérations avant d'opérer n'est guidé que par ses sensations tactiles ; de sorte que c'est à tâtons et un peu au hasard qu'il cherche à saisir le cacul dans les anfractuosités de l'organe.

Sans doute on sait quel est le siége ordinaire de ces productions pathologiques, et on parvient souvent à déplacer le calcul, de façon à ne manœuvrer que sur la portion saine de la vessie, c'est-à-dire la face postérieure. Il n'est pas moins certain que dans les cas compliqués de tumeurs vésicales, la lithotritie est une des opérations les plus difficiles de la chirurgie, et à coup sûr une de celles qui demandent à être étudiées avec le plus grand soin.

Parmi les calculeux que j'ai opérés en 1863, six étaient dans ces conditions peu favorables, deux dans mon service et quatre dans ma pratique particulière. Deux de ces derniers étaient âgés, l'un de 68, l'autre de 82 ans.

Les deux premiers malades ont très-bien supporté l'opération ; le résultat a été aussi satisfaisant que possible. J'entrerai dans quelques détails au sujet du troisième, qui présente un intérêt tout particulier.

Ce malade fut opéré, il y a huit ans, par un chirurgien de Paris. Depuis cette opération, la pierre s'est reproduite tous les ans, jusqu'à deux et trois fois. Chaque fois qu'elle s'est reproduite, les douleurs ont été tellement vives qu'il a fallu opérer sans retard. Je vois ce malade depuis cinq ans. Il a subi onze traitements, tous très-difficiles et douloureux, uniquement parce qu'il existe au col de la vessie une tumeur qui en a changé la forme et la direction, de telle sorte que le passage des instruments n'est pas moins pénible et douloureux que la recherche des débris. Ce qu'il y a de plus fâcheux dans cette complication très-grave, c'est que la vessie n'expulsant ni l'urine ni les fragments du calcul, le malade est obligé de recourir à la sonde, et que, pour extraire les débris par les procédés de l'art, il faut multiplier à l'infini les manœuvres.

Rien de fâcheux néanmoins n'a été observé à la suite de ces traitements réitérés, non pas même un accès de fièvre. Après l'extraction des derniers débris du calcul, le malade rentre dans son état normal, et la santé se maintient pendant quatre ou cinq mois. Cet espace écoulé, les douleurs reparaissent et augmentent si vite, que le malade est obligé de revenir en toute hâte à Paris pour un nouveau traitement. Ainsi vit ce malade, et dans ces alternatives de bien-être et de souffrance, après tant de manœuvres opératoires, ses forces et son activité n'ont rien perdu.

A côté de ces faits très-curieux, il faut en citer deux autres, qui ne sont pas moins remarquables.

J'ai opéré dans mon service de l'hôpital Necker trois calculeux qui avaient simultanément la pierre et des tumeurs dans la vessie. Ces tumeurs étaient molles, dépressibles, à large base, mais douloureuses au toucher. Derrière ces tumeurs, situées près du col, se trouvaient des agglomérations de dépôts phosphatiques, très-difficiles à saisir, mais faciles à briser. J'ai réussi à les extraire en trois séances dans un cas et en huit dans l'autre. Chaque séance a duré tout au plus trois minutes ; les manœuvres n'ont occasionné aucun désordre, et les malades sont guéris.

Deux de ces malades étaient atteints de catarrhes de vessie purulents. Le dépôt terreux semblait adhérer à la tumeur, par une sorte d'incrustation. Ce cas n'est pas rare. La manœuvre a exigé dans ces deux cas de grandes précautions. La vessie d'ailleurs n'a pas souffert, et l'amélioration de la santé a commencé avec le traitement; après l'extraction des débris, on a eu soin de continuer longtemps les injections, suivant qu'il est prescrit de le faire à la fin du traitement, dans les cas de catarrhe.

Ici une explication doit trouver place.

Un homme, qui a simultanément une pierre et des tumeurs dans la vessie, est atteint de deux maladies distinctes, bien que dépendant le plus souvent l'une de l'autre. Que l'opération se fasse par la taille ou par la lithotritie, on n'agit jamais que sur la pierre. Celle-ci est broyée ou extraite; mais la tumeur reste dans la vessie, et après l'opération, les désordres ou les troubles occasionnés par sa présence persistent.

Voici du reste ce qu'on observe le plus souvent. Ce sont les tumeurs qui se forment d'abord; elles se développent et peuvent acquérir un volume considérable, sans produire de graves désordres. Quelquefois on observe seulement de légers troubles dans la miction et quelques indices de catarrhe. Mais qu'une pierre se forme dans ces circonstances, tout aussitôt les douleurs se manifestent, persistent, quoi qu'on fasse, et deviennent tellement intenses, surtout lorsque la vessie se contracte avec force, que le chirurgien doit intervenir sans délai. Si la vessie ne se contracte que faiblement, les douleurs sont vagues, peu accusées, et se traduisent parfois par un sentiment de malaise et d'angoisse. Les souffrances locales sont petites; mais les fonctions se troublent, la constitution se détériore, la santé générale s'altère et le malade dépérit. Ici encore le chirurgien doit intervenir; mais il arrive souvent trop tard. Dans les deux séries de cas, les douleurs cessent après l'extraction ou le broiement de la pierre, et le traitement terminé, le malade se trouve comme il était avant la formation du calcul. Si le calcul se reproduit, il faut recommencer le même traitement, hormis les cas où la tumeur vésicale est accessible aux ressources de l'art ; c'est là tout ce que peut faire la médecine opératoire. A ce sujet, l'Académie me permettra d'entrer dans quelques développements. Il s'agit des plus grandes misères dont l'homme puisse être affligé.

En 1829, je présentai à l'Académie le résultat de mes premières recherches sur les tumeurs de la vessie, recherches que je poursuivais depuis longtemps, tout en étudiant les applications de la lithotritie, et en vue de rendre ces applications plus sûres. Il s'agissait en effet d'amasser des observations pour éclairer les questions très-graves concernant les lésions pathologiques de la vessie, et de prescrire des règles et des limites à la nouvelle méthode. C'est ici qu'il importe de noter le caractère et les tendances des recherches dont la lithotritie a été le point de départ. Lorsqu'on ne pratiquait que la taille, l'anatomie se préoccupait avant tout de déterminer précisément la conformation, la structure et les rapports de la vessie et de ses annexes. Les recherches étaient purement anatomiques, car le chirurgien s'appliquait à étudier surtout la situation et les rapports des organes soit pour arriver à l'application de nouveaux procédés, soit pour éviter les difficultés et les accidents, notamment les hémorragies. La lithotritie ne devait pas négliger les études anatomiques ; mais elle leur donna une autre direction, en se préoccupant avant tout de l'état physiologique et pathologique, de la dimension et de la capacité des organes, de leurs dispositions intérieures, de leur souplesse, de leur extensibilité, en peu de mots, de leur manière d'être et de leur vitalité dans tous les modes et toutes les manifestations possibles. Ces notions essentiellement organiques intéressent particulièrement le chirurgien qui opère les calculs par la lithotritie.

Par une conséquence inévitable, ces études, uniquement entreprises d'abord en vue des applications de la nouvelle méthode, devaient conduire à l'étude des tumeurs de la vessie.

La connaissance de ces tumeurs s'acquiert par trois moyens : l'observation des symptômes, l'exploration directe, l'ouverture des cadavres. Le premier est sans valeur ; le dernier n'a qu'une utilité restreinte, l'observation des organes après la mort ne pouvant servir que pour les cas ultérieurs. Restent les explorations directes. Celles qu'on pratique par les procédés ordinaires, tel que le cathétérisme, ne fournissent que des notions insuffisantes ou illusoires. C'est avec les instruments et par les procédés inventés pour la lithotritie, qu'on est parvenu, toutes les fois du moins que la vessie offre un espace suffisant pour les manœuvres, à constater l'existence des tumeurs vésicales, à apprécier leurs dispositions et leurs rapports avec les organes urinaires, à suivre leurs progrès, à déterminer et circonscrire leurs limites.

Ces explorations directes satisfont à toutes les nécessités de la pratique, et c'est au moyen de ces explorations que j'ai pu pratiquer ces opérations compliquées dont je viens de citer quelques exemples. Les détails des procédés que j'emploie dans ces cas difficiles seraient ici déplacés. Je me bornerai seulement à signaler deux conditions essentielles au succès des nouvelles explorations et des opérations qui nous occupent.

1° Le succès est douteux, toutes les fois qu'une tumeur volumineuse ou une grosse pierre remplit la capacité de la vessie, l'espace manque pour la manœuvre. Dans ce cas, si la contractilité exagérée de l'organe expulse le liquide de l'injection, qui devait maintenir les parois écartées, toute tentative est imprudente. Il faut renoncer au traitement chirurgical des malades qui présentent ces conditions. Deux de nos calculeux se trouvaient dans cette catégorie, et ils n'ont pas été opérés. Quand les douleurs persistent avec intensité, le devoir du chirurgien est de donner satisfaction au malade en recourant à la taille. Mais il faut prévoir les plus grandes difficultés ; l'opération pourra n'être pas achevée en un seul temps, ou entraîner des accidents fâcheux, comme il est arrivé pour le malade dont j'ai indiqué la mort en commençant ce compte rendu.

2° En général, dans les cas dont je m'occupe, la tumeur interne est petite ; elle gêne et n'empêche pas les mouvements du lithoclaste ; de même pour la pierre : peu volumineuse et friable, elle est facilement détruite. C'est dans ces cas seulement qu'il faut opérer. La vessie offre un espace suffisant, et les parois en sont écartées par l'injection, de telle sorte que l'instrument se meut au milieu d'une masse liquide et ne touche que le col vésical et la production morbide.

Tous les chirurgiens qui connaissent l'art de broyer la pierre et la manœuvre des instruments lithotriteurs comprendront qu'on puisse, dans ces circonstances, exécuter les explorations nécessaires, sans produire de désordres. On ne crut pas d'abord à la possibilité de ce traitement ; mais il faut se rendre à la réalité ; ce traitement n'est pas difficile, et il sera tôt ou tard généralement admis dans la pratique.

II. — Les calculeux présentent des complications moins graves et dont l'influence est moindre, par conséquent, sur les applications de la lithotritie. Telles sont, entre autres, les coarctations ou rétrécissements de l'urèthre, qu'il faut détruire avant d'attaquer la pierre. La coarctation a pour effet de rendre difficile et même impossible l'introduction des instruments lithotriteurs, d'empêcher l'expulsion des débris après le broiement, et d'occasionner l'accumulation de ces débris dans le canal; ce qui constitue l'accident le plus grave.

On sait que les rétrécissements uréthraux sont très-communs, et qu'à un certain degré, ils peuvent devenir très-graves. Bien des moyens ont été mis en œuvre pour détruire les rétrécissements de l'urèthre, et pour rendre aux parois de ce canal la souplesse et la dilatabilité normales. La méthode la plus ancienne et la plus généralement suivie de nos jours est la dilatation; mais la dilatation n'est pas applicable à tous les cas, et quand elle l'est, les résultats ne sont pas toujours satisfaisants. On a cherché et imaginé d'autres moyens. Il y a plus de quarante ans que le célèbre Percy exposait dans cette Académie les efforts et les essais de deux chirurgiens qui croyaient qu'ils pouvaient régler les applications du caustique, de façon à rendre la cautérisation usuelle. Dans ses deux rapports, Percy avait fait des réserves, et le temps a prouvé qu'elles étaient fondées. La cautérisation des rétrécissements uréthraux, après avoir fait assez de bruit en Angleterre et en France, a été abandonnée, et il a fallu revenir à la dilatation, malgré son insuffisance.

Chez un homme affecté de rétrécissements uréthraux, la souplesse et l'élasticité des parois du canal n'existent plus. Or, ces conditions organiques sont essentielles pour les applications de la lithotritie. J'ai dû, en conséquence, m'occuper des moyens de les rétablir. J'ai commencé par étudier les rétrécissements comme une complication de l'affection calculeuse, et j'ai cherché le traitement le plus convenable qu'il fallait pour une lésion qui est un obstacle à l'opération de la lithotritie. L'observation d'un très-grand nombre de malades, des études et des expériences multipliées, dont j'ai exposé ailleurs les résultats, m'ont permis d'introduire quelques

améliorations dans cette partie de la thérapeutique chirurgicale (1).

Au moyen d'un instrument, l'uréthrotome à bascule,
dont l'emploi remonte à 1825, on divise instantanément avec
une grande précision les brides et les bandes fibreuses
qui constituent certaines coarctations (2).

A l'aide de cet uréthrotome, j'ai réussi, des milliers de
fois, à épargner de grandes souffrances aux calculeux qui ont
subi l'opération de la lithotritie, en abrégeant le traitement
préparatoire et en empêchant l'accumulation des débris à l'endroit de la coarctation. Mais ce procédé n'est applicable qu'à
l'orifice de l'urèthre et jusqu'à une profondeur de quatre centimètres en arrière. Pour les rétrécissements fibreux plus
profonds, l'art restait réduit à la méthode ordinaire de la dilatation

M. le docteur Reybard, qu'une mort prématurée a récemment enlevé, appliqua quelques années après ces mêmes procédés à la partie profonde de l'urèthre, la même opération
que je pratique tous les jours à la partie antérieure, c'est-à-
dire qu'il pratiqua des incisions longitudinales profondes pour
diviser les tissus morbides qui constituent les coarctations
non dilatables.

Cette opération hardie, pour laquelle l'auteur a reçu un
prix de l'Académie de médecine, n'a pas été accueillie sans
méfiance. Beaucoup de chirurgiens l'ont même repoussée, en
alléguant des accidents survenus chez quelques opérés. Mais
la méthode n'est point responsable de ces accidents, qui dépendent uniquement, je crois l'avoir mis hors de doute, des

(1) *Traité pratique*. 3e édition, t. I.
(2) *De la Lithotritie*, 1827, in-8, planche III.

procédés défectueux qui ont été suivis dans son application (1). L'uréthrotomie interne, d'arrière en avant appelée aussi la méthode des grandes incisions, successivement perfectionnée et modifiée, suivant les besoins, a été souvent et utilement appliquée à la guérison des rétrécissements et, par suite, les applications de la lithotritie sont devenues plus faciles.

Quant aux indications, elles sont si nettes et si précises, qu il ne peut y avoir de méprise. Un malade se présente avec un rétrécissement uréthral; on a recours à la méthode ordinaire de la dilatation, et l'on obtient d'abord un résultat satisfaisant. Mais, au bout de quelques jours, la bougie pénètre avec moins de facilité, la coarctation résiste, et si, à l'aide d'une bougie plus résistante, on force l'obstacle, le malade accuse de vives souffrances et la miction devient plus difficile et plus pénible. Il faut alors changer de système et diviser la couche fibreuse qui fait obstacle par l'uréthromanie. On reprend deux jours après la dilatation, qui est continuée jusqu'à ce que de nouvelles difficultés se présentent, et s'opère progressivement et sans résistance.

Si la bougie est difficilement introduite et retirée, le séjour de la bougie dans le canal produit une sensation de malaise : il faut inciser de nouveau avec un uréthrotome de plus fort calibre.

Sur la fin du traitement, lorsque les plus grosses bougies provoquent une douleur extraordinaire, il faut inciser encore avec l'uréthrotome, après avoir exactement constaté le point résistant. Il y a souvent lieu de débrider le méat urinaire. En divisant les fibres résistantes de la couche extérieure, le chirurgien doit mettre le plus grand soin à ne point dépasser la limite des tissus malades.

Comme l'incision occasionne peu de douleur, le malade s'y

(1) *Traité pratique,* 3ᵉ édit., t. I.

prêté volontiers, surtout lorsque l'expérience lui a appris que l'incision d'un rétrécissement fibreux est moins douloureuse que la dilatation. Que le chirurgien n'hésite donc pas à se servir de l'uréthrotome, toutes les fois que la bougie est arrêtée au passage ou que son séjour dans l'urèthre provoque une réaction intense. L'incision est le seul moyen de prévenir les accidents et d'abréger la durée du traitement.

Dans l'uréthrotomie, l'opérateur ne voit pas les tissus qu'il veut diviser ; mais ce n'est point une raison pour la rejeter. Dans la plupart des opérations qui se font dans la vessie, le toucher remplace la vue. Avant de pratiquer l'uréthrotomie, des procédés rigoureux et des instruments de précision instruisent le chirurgien du siége et de l'étendue du rétrécissement. Il sait donc à l'avance où l'incision doit commencer en arrière et finir en avant. Les méprises ne peuvent venir que de l'irrégularité des procédés opératoires.

La lame de l'uréthrotome n'agit point sur le canal comme le bistouri sur les téguments. La profondeur d'une incision avec le bistouri est en rapport avec la pression de la main de l'opérateur. Avec l'uréthrotome, on pratique une incision déterminée d'avance, proportionnée à la saillie que fait la lame de l'instrument hors de sa gaîne. Cette saillie étant réglée, il n'y a pas moyen de se méprendre sur la profondeur de l'incision dans l'uréthrotomie interne.

Je pratique tous les jours cette opération pour le traitement des rétrécissements uréthraux, dans le but spécial de faciliter la dilatation temporaire et d'en assurer les bons effets. Le plus difficile, c'est de faire saisir l'olive de l'uréthrotome derrière le point rétréci : il faut souvent beaucoup de temps et de patience pour franchir le détroit formé par la coarctation. Mais tout devient facile une fois que le passage est franchi ; et dans les cas difficiles, l'uréthrotomie est l'auxiliaire indispensable de la dilatation. Il faut combiner ces deux méthodes, en commençant le traitement par la dilatation, afin de préparer le canal à recevoir l'olive de l'uréthrotome. Aussitôt que l'olive a traversé l'endroit rétréci, on procède à l'incision, d'arrière en avant, en allant du périnée vers le méat urinaire. Je donne à cette première incision une profondeur de 2 millimètres. Il est très-rare que j'incise d'avant en arrière.

Chez les premiers opérés on observa des hémorrhagies, des ecchymoses, de la fièvre et des petits abcès au voisinage de la plaie. On reconnut bientôt que les deux premiers accidents tenaient à la profondeur de l'incision, et que pour ne pas dépasser la limite du mal, il suffisait d'inciser graduellement en plusieurs temps. Quant aux accès de fièvre, ils dépendent moins de l'incision que des violences exercées sur les parois pendant et surtout après l'opération. La preuve de cela, c'est que la fièvre se produit plus souvent pendant la dilatation que par l'incision.

Les désordres inflammatoires qui surviennent à la suite de l'uréthrotomie viennent surtout du contact de l'urine avec la surface de la plaie. On prévient ce contact fâcheux et très-cuisant, en maintenant à demeure dans le canal une sonde flexible qui pénètre jusqu'à la vessie et que le malade garde vingt-quatre heures. La sonde retirée, le malade urine presque sans douleur. Il souffre horriblement si la sonde ne reste pas dans le canal, au moins pendant quelques heures (1).

Depuis quarante ans environ, je divise profondément et dans toute leur longueur les rétrécissements fibreux, voisins de la fosse naviculaire, soit pour faciliter l'opération de la lithotritie, soit comme moyen direct de traiter les coarctations.

Depuis vingt-cinq ans et pour les mêmes fins, j'applique le

(1) Voy. *Traité pratique*, 3ᵉ édit., t. I.

même procédé aux corctations non dilatables de la portion pénienne de l'urèthre.

Comme les cas qui se sont présentés à mon observation s'élèvent à plusieurs milliers, j'ai pu apprécier les inconvénients et les avantages de cette méthode. Elle sera, j'en ai la confiance, généralement suivie, lorsque les chirurgiens l'auront étudiée, et en auront fait des applications régulières. J'en ai obtenu les meilleurs effets. Pour ne parler que de mes derniers opérés à l'hôpital, on trouvera dans mon relevé de 1862 . et 1863, soixante cas de rétrécissements fibreux, traités suivant la méthode indiquée, sans accidents notables, bien que plusieurs de ces cas fussent très-graves. Il ne s'agit que de rétrécissements fibreux. De ces rétrécissements, 5 étaient multiples, 6 compliqués de fistules, 3 d'abcès urineux, 6 d'incontinence d'urine, 3 de lésions graves de la prostate et du col vésical. Quatre de ces malades ont été opérés par l'uréthrotomie d'avant en arrière. Tous les autres ont été préparés par la dilatation et opérés par l'uréthrotomie d'arrière en avant; en un seul temps dans les cas simples, en trois ou quatre temps dans les cas graves.

Pendant la dilatation préalable, il y a eu des accès de fièvre chez 12 malades, des abcès urineux chez 3, des orchites chez 4.

Chez 6 de ces opérés, les accès de fièvre ont disparu sans intervention de l'art.

Quatre ont eu de petites hémorrhagies. Dans deux cas, le sang venait du méat urinaire,

Sept ont été obligés de suspendre le traitement; il a été repris plus tard.

Un a succombé à une pneumonie.

Les autres ont guéri complétement dans les cas simples; incomplétement dans les cas graves ou compliqués.

Dans un cas, par exemple, il y avait, outre le calcul, un rétrécissement fibreux, une solution de continuité à la paroi inférieure de l'urèthre, des fistules périnéales et une incontinence d'urine. Celle-ci a cessé ; plusieurs fistules se sont fermées, la pierre a été détruite et la santé générale rétablie. Le malade conserve deux fistules et une solution de continuité des parois de l'urèthre dans une étendue de 4 centimètres.

V

COMPTE RENDU du TRAITEMENT des CALCULEUX
PENDANT LES ANNÉES 1863 et 1864

1º Cas simples : première série, deuxième série. — 2º Cas compliqués.— Des rétrécissements uréthraux chez les calculeux.

Le nombre des calculeux que j'ai traités en 1863 et 1864 est de 122 : 49 à l'hôpital Necker et 73 dans ma pratique particulière ; 7 femmes et 115 hommes ; 7 enfants au-dessous de 10 ans et 50 au-dessus de 60 ans, 65, de 10 à 60 ans et 50 au-dessus de 60 ans. Sur 99 opérés, 90 l'ont été par la lithotritie, et 9 par la taille.

Le chiffre des non opérés est de 23 (1).

(1) On remarquera ici, comme dans les précédents comptes rendus, le nombre des calculeux non opérés.

Dans beaucoup de cas, nous avons jugé que l'opération était inopportune ou contre-indiquée, et, par suite, nos relevés présentent un chiffre d'opérés différent de celui des malades énumérés.

Expliquons les motifs qui nous ont déterminé à procéder de la sorte :

Quelques calculeux sont en proie à ces douleurs incessantes et cruelles, si vivement décrites par Montaigne. L'opération est urgente, même dans des conditions défavorables ; car il n'y a d'autre chance de salut que dans l'extraction immédiate de la pierre.

Ainsi que dans les précédents relevés, les résultats du traitement par la lithotritie diffèrent suivant les circonstances. Je signalerai les principales.

1° **Cas simples.** — *Première série.* — Un calcul petit ou moyen forme à lui seul toute la maladie ; il irrite la vessie, trouble momentanément ses fonctions, sans altérer l'organe. Dans ces conditions l'opération, peu douloureuse, est facile à tout âge. J'ai opéré récemment un enfant de 4 ans et un vieillard de 83 ans.

Pour les calculeux de cette classe, l'art est en possession de moyens éprouvés et sûrs.

Les faits de cet ordre constituent proprement la sphère d'action de la lithotritie, et il suffit de les énoncer simplement. Il serait superflu, dit sir B. Brodie, d'entrer dans des

Chez la plupart des calculeux, on n'observe pas ces atroces souffrances, provoquées par des contractions exagérées de la vessie. En général, le malade ne présente que des troubles fonctionnels graves ; il souffre surtout pendant la miction ; mais les douleurs qu'il ressent ne sont pas proprement celles de la pierre, et on parvient souvent à les calmer par un traitement médical qui améliore aussi l'état général.

Le plus communément, la vessie est inerte, elle ne se vide pas complétement, les parois vésicales ne s'appliquent point sur le corps étranger ; point de douleurs locales ; cependant les fonctions se troublent, les forces diminuent et l'embonpoint disparaît. Dans ces cas insidieux, l'extraction de la pierre est rarement un moyen utile ; loin de suspendre les désordres, l'opération ne fait qu'abréger la vie de l'opéré.

Dans les cas de cette espèce, un traitement judicieux peut produire, à la longue, une amélioration qui rende l'opération possible, et particulièrement la lithotritie. J'ai obtenu, par la temporisation, les plus heureux résultats. En ajournant l'opération pour les calculeux qui ne souffrent pas beaucoup, je me suis d'ailleurs conformé à une pratique consacrée par les maîtres de l'art. Scarpa renvoyait de l'hôpital de Pavie « les calculeux qui ne souffraient pas assez pour être taillés. » Un tel exemple ne doit pas être perdu ; et il faut se souvenir des grands cystotomistes qui disaient aux calculeux : « Votre pierre n'est pas encore mûre. »

détails pratiques, puisque l'opération n'a pas de mauvaises conséquences et que la guérison est complète et se soutient.

Deuxième série. — Les résultats sont analogues dans tous les cas de pierre petite et facile à détruire, lors même qu'un catarrhe de la vessie a profondément troublé la santé générale. Les calculeux qui se trouvent dans de pareilles conditions sont heureusement traités par cette méthode, moyennant des précautions indispensables, qui assurent l'efficacité de ce traitement.

Dans ces deux séries de cas la netteté des indications et la facilité de les remplir font de la lithotritie une opération facile et sûre.

Mais avec les progrès de la malad'e, les difficultés augmentent, et hors des cas simples, les applications de la méthode perdent à la fois de leur régularité et de leur importance.

Sans doute il est possible de broyer une grosse pierre, surtout lorsque la vessie est encore saine ; mais comme l'espace diminue en raison du volume de la pierre, la manœuvre est gênée, douloureuse, et la guérison ne se peut obtenir que par un long traitement. Quand un calculeux ne se fait pas opérer en temps utile, non-seulement la pierre grossit, mais elle produit en grossissant des désordres qui deviennent des obstacles graves à l'application de la lithotritie.

2° **Cas compliqués**. — Dans ces cas, la pierre ne constitue pas l'élément essentiel de la maladie. Ce sont les troubles fonctionnels généraux qui attirent l'attention du chirurgien. Dans mes précédents comptes rendus (1), j'ai insisté sur les complications de ce genre. Je me propose aujourd'hui de pré-

(1) 17 février 1862, 19 janvier 1863.

senter quelques remarques pratiques sur les coarctations uré-thrales.

Des rétrécissements uréthraux chez les calculeux. — La coexistence des rétrécissements de l'urèthre et de la pierre dans la vessie n'est pas rare. Cette complication doit nous préoccuper surtout par rapport au traitement des calculeux par la lithotritie.

A l'état normal, les instruments lithotriteurs pénètrent aisément dans la vessie par les voies naturelles. Mais, sous l'influence d'un état morbide, des obstacles se présentent, dont les principaux sont les coarctations de l'urèthre, si communes chez l'homme, et d'autant plus digne de fixer l'attention du praticien qu'on n'a pas encore trouvé le moyen de les guérir radicalement.

La dilatation est la méthode la plus ancienne et la plus généralement employée contre les rétrécissements uréthraux ; mais elle est insuffisante.

On a cru un moment que la cautérisation serait une ressource plus efficace. Il y a cinquante ans, Percy soutenait dans cette enceinte les efforts de deux chirurgiens qui cherchaient à rendre cette méthode usuelle, ou plutôt, à la remettre en honneur, car on sait que le roi Henri IV fut traité par la cautérisation. Dans les deux rapports qu'il présenta à l'Académie sur cette question, Percy fit ses réserves, non sans raison ; la méthode de la cautérisation est à peu près abandonnée.

Depuis 1824, je traite les rétrécissements uréthraux par une opération connue sous la dénomination de *débridement du méat urinaire* ; mais l'action de cet instrument dont je me sers (1) ne s'étend pas au delà de 4 centimètres de l'orifice uréthral.

(1) *De la Lithotritie*, 1827, in-8, pl. III.

Pour les rétrécissements plus profonds, nous n'avions que des ressources insuffisantes, lorsque M. Reybard, prématurément enlevé à la science, proposa une opération qui devait écarter définitivement les derniers obstacles que l'urèthre rétréci opposait à la lithotritie.

Le procédé de M. Reybard, dont l'Académie a récompensé les travaux, consiste à atteindre par des incisions longues et profondes, les rétrécissements fibreux de la partie profonde de l'urèthre.

Bien que cette opération ait ouvert des voies nouvelles à la thérapeutique, elle n'a pas été généralement adoptée. Des chirurgiens très-habiles l'ont même rejetée. Leur opposition tient à deux causes principales :

1° En général, les premières applications d'une méthode ou d'un procédé opératoire laissent beaucoup à désirer. L'ouvrage de M. Reybard en est la preuve : instruments défectueux, procédés irréguliers, applications aventurées, accidents formidables et quelques succès, on y trouve de tout cela ; et c'est sur ces premiers essais qu'a été jugée la méthode de l'uréthrotomie profonde; mais il y a dans le travail du docteur lyonnais une idée neuve. M. Reybard a démontré expérimentalemeut que, même dans les circonstances défavorables où il se trouvait, son opération peut être pratiquée et donner des résultats qu'il serait impossible d'obtenir autrement.

Nous avons cherché, sans prévention ni enthousiasme, à régler les applications de cette méthode opératoire, en nous attachant à perfectionner les instruments et les procédés de manière à satisfaire aux besoins de la pratique, sans exposer les opérés à des dangers qu'on croyait inévitables. (V. mon *Traité pratique*, 3ᵉ édit., chap. I, *Uréthrotomie interne*.)

2° Signalons des obstacles plus sérieux à la propagation de l'uréthrotomie interne. Cette méthode appartient, ainsi que

la lithotritie, au groupe de ces opérations nouvelles qui constituent la chirurgie interne des voies urinaires, et qui diffèrent essentiellement de celles qu'on pratique sur les autres
régions du corps. Dans ces dernières opérations, le chirurgien
mesure de l'œil le siége et l'étendue du mal, il sait quels
points il faut atteindre ou respecter, et il choisit en conséquence la manœuvre opératoire.

Quand il s'agit d'opérer dans l'intérieur des organes, la
vue ne fournit que des notions confuses. Pour se reconnaître
dans la vessie, par exemple, le chirurgien n'a qu'un long instrument, qu'il tient du bout des doigts, et dont l'extrémité
libre, explorant la cavité vésicale, doit lui fournir toutes les
indications indispensables. C'est à l'aide du toucher médiat,
pratiqué de la sorte, qu'il établit le diagnostic, avant d'exécuter dans cet organe invisible toute une série de mouvements précis et d'une délicatesse extrême. Telle est l'unique
ressource du praticien pour des opérations aussi difficiles que
l'uréthrotomie profonde, la lithotritie, l'extraction des corps
étrangers accidentellement introduits dans la vessie. C'est
par le toucher médiat qu'il parvient à instituer le traitement
et à régler la manœuvre. C'est à l'aide de ce procédé dans la
lithotritie, qu'il découvre et saisit pour les broyer ou pour
les extraire, les petits calculs et les débris pierreux, et qu'il
reconnaît, dans le traitement des fongus, les tumeurs qui
naissent du col ou du corps de la vessie, de manière à les distinguer, d'après les caractères les plus saillants, et à les ex-
tirper, quand il y a lieu, sans léser les tissus sains. A la face
interne de l'urèthre, les difficultés sont moindres ; mais c'est
toujours par le toucher médiat qu'on réussit à établir le diagnostic et à diriger le traitement.

Mais le sens du toucher n'est pas également développé
chez tous les hommes, et le toucher médiat en particulier
n'acquiert toute sa finesse qu'après de longs exercices. Il

n'est pas étonnant que les chirurgiens qui n'ont pas compris la nécessité de ces exercices ne se soient pas rendu compte des difficultés inhérentes à ces opérations nouvelles ; et il est tout simple qu'ils n'aient pas réussi à pratiquer avec succès des manœuvres opératoires qui exigent une grande dextérité. Ils ont négligé de se perfectionner la main.

Si le toucher est susceptible d'acquérir, par l'exercice, une précision et une délicatesse qu'on admire dans les arts, et même dans quelques professions manuelles, pourquoi des chirurgiens dont les sens ont été suffisamment exercés ne réussiraient-ils pas à pratiquer avec aisance et sûreté des opérations difficiles sans doute, mais dont on ne saurait contester désormais la possibilité ?

Des changements utiles se sont donc opérés dans cette partie de la chirurgie et je dois signaler, en terminant, la part qui revient à la nouvelle clinique des calculeux dans ces divers perfectionnements.

Lorsque le Conseil des hôpitaux de Paris créa, en 1829, un service spécial pour les calculeux, il se proposait à la fois de faire participer les malades indigents aux avantages de la lithotritie, et de propager en même temps la connaissance pratique de cette méthode.

L'institution d'un enseignement clinique régulier était le moyen le plus sûr de perfectionner l'art de broyer la pierre et de mettre en évidence l'utilité des services qu'il peut rendre.

Les faits cliniques éclairent les observateurs, ils soulèvent les doutes ou affermissent les convictions. C'est l'épreuve clinique qui décide de la valeur d'une méthode thérapeutique : telle est l'utilité d'un service public dans un hôpital.

Aussi est-ce à l'hôpital surtout que nous avons poursuivi pendant des années nos études sur les principales lésions de l'urèthre et de la vessie, et plus particulièrement sur les opérations de la chirurgie interne.

En dehors de la lithotritie, les principales améliorations introduites dans la pratique se rapportent au traitement chirurgical des fongus de la vessie et des fistules urinaires.

La cystotomie elle-même a reçu quelques perfectionnements. Le plus important consiste à briser, au moyen d'instruments appropriés, les pierres trop volumineuses pour passer par l'ouverture pratiquée soit au périnée, soit à l'hypogastre. J'ai eu déjà l'occasion d'entretenir l'Académie des applications de cette méthode, qui associe les procédés de la lithotritie à ceux de la taille (1). L'uréthrotomie interne, enfin, a trouvé un refuge à l'hôpital Necker, où ses applications ont été régularisées de telle sorte, qu'elle constitue désormais une méthode sûre de traitement pour les coarctations de l'urèthre, réfractaires à d'autres moyens (2).

En résumé, voilà trente-cinq ans que la clinique spéciale de l'hôpital Necker existe. Ses commencements furent diffi-

(1) Compte rendu de 1862-1863.

(2) Depuis 1840, j'ai souvent opéré par l'uréthrotomie interne, d'arrière en avant, les rétrécissements fibreux, noueux, non dilatables, ou élastiques, sans tenir exactement note de ces faits. En 1862 seulement, et pour satisfaire au désir de quelques jeunes confrères, j'ai fait faire un relevé des malades opérés dans mon service. Les cas se distribuent ainsi :

1862, 31; 1863, 30; 1864, 40; soit un total de 101 pour trois ans.

Le nombre de ces cas, dans ma pratique particulière, est à peu près égal. En réduisant les uns et les autres à une moyenne de 50 par an, on arriverait à un chiffre au-dessus de 1000.

J'ai indiqué ailleurs (*Traité pratique;* 3e édit., t. I, p. 465) les procédés de cette opération, les accidents possibles, leurs causes, et la manière de les prévenir et de les traiter. Sans revenir sur tout cela, je remarquerai que, dans les faits recueillis en dernier lieu, les accidents sont moins fréquents et surtout moins graves. Nous faisons aujourd'hui des incisions répétées, plutôt que des incisions profondes; et nous procédons avec beaucoup de douceur aux dilatations consécutives. Les résultats plus heureux doivent être attribués à cette pratique plus rationnelle.

ciles. Nous n'avions d'abord que douze lits, et bien des obstacles ont été successivement écartés. Le service régulier, tel qu'il fonctionne aujourd'hui, date à peine de dix ans.

Si l'on considère le nombre de malades traités et les résultats obtenus, on reconnaîtra que l'institution a rempli les vues des fondateurs, par son caractère d'utilité publique et par son influence sur les progrès de l'art. Quatre des principales méthodes de la chirurgie moderne ont reçu dans ce service spécial la consécration de l'expérience.

J'ai traité en 1863 et 1864 123 calculeux ; 49 dans mon service de l'hôpital Necker et 73 dans ma pratique particulière ; 7 femmes et 115 hommes, dont 65 de 10 à 60 ans, 50 au-dessus de 60 ans et 10 au-dessous de 10 ans,

Sur 99 opérés, 90 ont été soumis à la lithotritie, et 9 à la taille ; 123 n'ont pas subi d'opération.

Comme dans les précédents relevés, nous distinguerons ici diverses catégories.

Dans les cas simples, la pierre, petite ou moyenne, forme à elle seule toute la maladie. La vessie conserve à peu près sa forme et sa capacité normales, de sorte que ses parois étant écartées par une injection, la manœuvre opératoire s'exécute aisément et sans léser les tissus. Le malade, une fois débarrassé du calcul, rentre dans le plein exercice de ses fonctions.

Dans les cas de cette classe, d'autant plus nombreux que les malades réclament plus tôt les secours de l'art, l'opération est facile et applicable à tous les âges. On trouvera dans nos relevés un enfant de 4 ans et un vieillard de 83 ans, très-heureusement traités par la lithotritie.

Les applications de la lithotritie aux malades de cette catégorie ne laissent rien à désirer pour ce qui est de la précision et de la sûreté que comporte la médecine opératoire.

Les cas de ce genre constituent proprement la sphère d'action
de la méthode, à cause de la netteté des indications et de la
facilité qu'on éprouve à les remplir. Les difficultés qui se présentent proviennent uniquement du mode d'application ; ce
n'est que par exception que l'opération, pratiquée selon les
règles, échoue dans les cas simples.

Plus on s'écarte de ce cercle, plus la lithotritie perd de ses
avantages ; il y a des cas où elle est absolument inapplicable.

Sans doute, il est possible de briser la pierre, lorsqu'elle
est plus grosse et plus dure que dans les cas favorables ; mais
le traitement est douloureux, et faute d'espace pour la manœuvre, et par les réactions graves et même mortelles qui
peuvent se déclarer.

Si le malade a tardé beaucoup à réclamer les secours de
l'art, le chirurgien est obligé d'opérer dans des conditions
fàcheuses. Le plus souvent l'opération est difficile et périlleuse ; le traitement se prolonge, et il faut finalement recourir à la taille.

Quoique dans la plupart de ces cas, le diagnostic reste incomplet, il fournit aux chirurgiens des notions suffisantes,
soit pour se diriger au début du traitement, soit pour aviser
aux moyens les plus convenables, lorsqu'il faut substituer la
cystototomie à la lithotritie.

Il en est autrement dans les cas compliqués, où la pierre
ne forme pas l'élément essentiel de la maladie. Dans les cas
de ce genre, les difficultés de la manœuvre et les accidents
consécutifs résultent surtout des conditions de l'état général
du malade et des désordres qui affectent la vessie ou le canal
de l'urèthre. Le diagnostic, toujours incertain, est quelquefois impossible. De là les grandes difficultés du traitement ;
il n'y a point de lumières pour la thérapeutique, point de règles pour la manœuvre ; l'opérateur n'est guidé que par ses

sensations tactiles, au milieu des productions morbides, dont il ignore la disposition, la forme et souvent l'existence, avant l'opération. Ici l'art tâtonne, et pour les progrès de l'art, on ne saurait trop recommander aux chirurgiens l'étude attentive de ces cas graves et très-variés.

Dans de telles conditions, la lithotritie présente, à la vérité, moins de dangers que la taille; mais ses applications échappent aux règles qui en font une méthode précise. En effet, la manœuvre s'exécute dans une vessie à capacité réduite, dont le col est dévié, et dont la surface est hérissée de tumeurs fongueuses ou d'autres productions morbides. Or, c'est dans cette cavité déformée et dont il ignore le contenu, que le chirurgien doit introduire un instrument pour saisir la pierre et ses débris, au milieu de tous les obstacles qui entravent la manœuvre.

A ne considérer que la théorie, et en présence des pièces pathologiques, il semble impossible d'opérer dans de pareilles conditions. La pratique prouve cependant que, même dans ces cas compliqués, la lithrotitie peut donner d'heureux résultats. C'est que, dans ces circonstances, la pierre est presque toujours constituée par des dépôts terreux amorphes, qui cèdent au moindre effort. Il est rare d'ailleurs, qu'on ne puisse injecter dans la vessie trois ou quatre cuillerées de liquide; l'écartement des parois est alors suffisant pour permettre l'exécution des manœuvres opératoires, sans frottement douloureux. On comprend toutefois que l'opération est toujours laborieuse, et qu'elle demande de grandes précautions. Ce n'est point d'après les cas de ce genre qu'il faut juger l'art de broyer la pierre.

Dans ce relevé, comme dans les précédents, le nombre de malades qui n'ont pas été opérés paraîtra peut-être extraordinaire; d'autant plus que dans le compte rendu de certaines cliniques, le chiffre des opérations est égal à celui des malades reçus. Sans rechercher les causes de cette différence, je motiverai brièvement mon abstention.

Les malades que je refuse d'opérer ou dont j'ajourne le traitement forment plusieurs catégories. Dans certains cas, l'opération n'offre point de difficultés majeures ; mais le succès est douteux. Dans d'autres cas, la lithotritie est inapplicable, et il faut recourir à la cystotomie, mais celle-ci n'est urgente que lorsque les accidents et les douleurs en particulier sont provoqués par la seule présence de la pierre. Dans ce cas, il faut se hâter de délivrer le malade du corps étranger qui est la cause du mal, surtout lorsque la pierre est volumineuse, et la vessie hypertrophiée et excessivement contractile. Le plus souvent, les obstacles à l'opération, quelle que soit la méthode adoptée, résultent des progrès de la maladie et des productions morbides qui en sont la conséquence.

Quand la vessie est inerte, la pierre ne provoque presque point de douleur ; mais, en revanche, les fonctions sont troublées et le malade se trouve épuisé. Dans de pareilles conditions, l'extraction de la pierre, pratiquée d'emblée, ne fait point cesser les désordres, dont la cause subsiste, et l'ébranlement produit par la manœuvre opératoire hâte la fin des opérés.

C'est dans ces cas graves surtout, que l'on a tout avantage à ajourner l'opération : on arrive ainsi à obtenir un diagnostic plus précis, et quelquefois on parvient à améliorer l'état local et la santé générale du malade, de façon à rendre l'opération possible. En 1863, je renvoyai chez lui un calculeux qui ne se présentait pas dans des conditions favorables : il suivit mes conseils, et son état s'étant amélioré sous l'influence du régime que je lui avais prescrit, il rentra dans mon service l'année suivante, et fut parfaitement guéri par l'opération.

Dans les cas les plus graves, lorsque les désordres fonctionnels persistent et augmentent, quoi qu'on fasse, on a du
moins épargné au malade une opération qui n'aurait eu d'autre résultat que d'abréger ses jours.

Ce n'est pas ici le lieu d'énumérer toutes les circonstances
dans lesquelles l'opération de la taille peut et doit être ajournée, au profit du malade. Le célèbre Scarpa renvoyait de
l'hôpital les calculeux qui ne souffraient pas assez pour être
opérés. Cet exemple ne doit pas être perdu pour les praticiens ; il a été donné d'ailleurs par de grands cystotomistes ;
on sait que des chuirurgiens renommés pour l'opération de la
taille disaient à certains calculeux : « Votre pierre n'est pas
encore assez mûre. »

II. — Il y a des complications moins graves, contre lesquelles l'art possède des ressources efficaces. Notons en première ligne les rétrécissements de l'urèthre, si fréquents chez
l'homme, et qui font obstacle au traitement de la pierre par
la lithotritie.

Les coarctations du canal de l'urèthre changent les dispositions normales d'après lesquelles le volume des instruments et la manière de les introduire ont été déterminés.
Pour faciliter l'introduction des instruments, il est indispensable de détruire l'obstacle qui s'oppose à leur passage. Les
moyens imaginés sont en grand nombre. La méthode la plus
ancienne et la plus usitée est celle de la dilatation temporaire ou permanente. Mais cette méthode est insuffisante et
d'une application difficile. On a proposé, pour la remplacer,
la méthode de la cautérisation, qui a eu ses partisans et ses
adversaires. On crut un moment en avoir réglé l'emploi, et
dans cette Académie, le célèbre Percy rendait compte, il y
a plus de 40 ans, des travaux de deux jeunes chirurgiens qui
croyaient avoir atteint le but. Percy fit ses réserves, et le

temps lui a donné raison ; on a renoncé à la cautérisation des rétrécissements uréthraux.

Cependant l'usage de la lithotritie réclamait des moyens efficaces contre les rétrécissements de l'urèthre. Pour les instruments lithotriteurs, le principal obstacle se trouve le plus souvent à l'orifice externe, derrière la fosse naviculaire. Une incision pratiquée d'arrière en avant et de dedans en dehors ouvre un passage facile. Cette pratique, grâce à laquelle des milliers de malades ont été traités par la lithotritie, date de 1825 (1).

Pour les coarctations plus profondes, c'est-à-dire situées au delà de 4 ou 5 centimètres de l'orifice externe (longueur de l'uréthrotome à bascule), il n'y avait d'autre moyen que la dilatation, à moins d'employer des instruments d'un volume proportionné.

Le docteur Reybard, enlevé prématurément à la science, proposa de pratiquer des incisions contre les rétrécissements profonds de l'urèthre, suivant la méthode adoptée pour les coarctations voisines du méat urinaire.

Cette opération hardie, qui constitue un progrès véritable, a valu à M. Reybard un prix de l'Académie impériale de médecine ; mais elle n'a pas été généralement adoptée, et beaucoup de chirurgiens distingués l'ont rejetée. Il est vrai que les instruments et les procédés proposés d'abord par le médecin lyonnais sont très-défectueux, et que ceux qu'on a proposés par la suite ne répondent pas mieux aux besoins de la pratique. De plus, les premières applications d'une méthode nouvelle présentent ordinairement des difficultés imprévues, et occasionnent des accidents ou des désordres inattendus. Il est probable que les opérateurs qui ont repoussé

____

(1) *De la Lithotritie*, 1827, 1 vol. in-8, avec planches. Voy. l'*Uréthrotome à bascule*, pl. III.

l'uréthrotomie interne n'ont pas compté sur la possibilité de
modifier avantageusement les instruments de ce chirurgien
et de prévenir les désordres produits par l'opération, telle
qu'il la pratiquait. Peut-être ont-ils pensé que la méthode
des incisions profondes, telle qu'elle fut présentée d'abord ou
modifiée depuis d'après des vues théoriques, était inapplicable, et ils l'ont rejetée sans autre examen. On ne procéda pas
autrement contre la lithotritie, à sa naissance. Ajoutons enfin, et c'est la raison capitale, que l'uréthrotomie interne appartient à un groupe d'opérations nouvelles qui constituent
ce que j'appelle la chirurgie interne des voies urinaires. Ces
opérations présentent des difficultés particulières et exigent
des instruments appropriés et des conditions spéciales. Ce qui
les distingue des autres opérations, c'est que le chirurgien
les pratique sans y voir, guidé seulement par le toucher médiat. Or, le toucher, qui est un sens précieux, et susceptible
d'une grande précision, ne se perfectionne que par de longs
exercices ; encore faut-il remarquer que l'opérateur le plus
exercé ne peut procéder qu'en tâtonnant, quand la vue ne
vient pas au secours du toucher. Dans la pratique ordinaire,
le chirurgien voit d'un coup d'œil le siége et l'étendue du
mal, les points qu'il faut respecter, il détermine en un mot,
sans hésitation, la manœuvre opératoire. Dans ces opérations
pratiquées à l'intérieur des organes, il n'a d'autre guide que
le toucher, et le toucher médiat, à l'aide d'un long instrument, tenu du bout des doigts, et qui sert d'explorateur pour
les parties profondes. C'est de la sorte qu'il doit constater le
mal, en déterminer la nature et les limites, avec assez de
précision pour arriver à un traitement rationnel et efficace.
Il s'agit, en autres termes, tant pour le diagnostic que pour
la thérapeutique, d'exécuter à une grande profondeur une
série de mouvements précis, mesurés, réglés, d'une délicatesse extrême.

On voit combien diffèrent les deux pratiques, et l'on conçoit que des chirurgiens très-éclairés aient contesté même la possibilité d'opérer sûrement sans le secours des yeux. C'est cependant ce qui se fait tous les jours dans le traitement chirurgical des fongus de la vessie et des barrières uréthro-vésicales, le broiement de la pierre par la lithotritie et dans l'extraction des corps étrangers contenus dans la vessie ou dans l'urèthre et finalement dans l'uréthrotomie. Ici la pratique a réalisé ce que n'osait concevoir la théorie ; et tandis que celle-ci disserte sur les difficultés et les inconvénients de ces opérations internes, l'autre les pratique hardiment, mais sûrement et avec précision. C'est dans le service spécial des calculeux, à l'hôpital Necker, que les principales méthodes de traiter les maladies des organes urinaires ont été appliquées, perfectionnées et définitivement sanctionnées par l'expérience. Or, il faut, à moins de nier la vérité démontrée tous les jours par une exposition et des applications publiques, il faut se rendre à l'évidence.

Aujourd'hui les faits pratiques sont trop nombreux pour que le doute persiste encore, et d'ailleurs le scepticisme ne peut tenir contre la réalité.

L'uréthrotomie interne comble une grande lacune dans la médecine opératoire, et elle doit être admise en conséquence parmi ces opérations nouvelles que la chirurgie applique au traitement des maladies des voies urinaires.

Je les pratique souvent et avec de grands avantages. Pour ne citer que des faits empruntés au service de l'hôpital, j'ai opéré depuis 1860 beaucoup de malades affectés de rétrécissements fibreux, avec ou sans pierre, et presque tous ont éprouvé une amélioration que n'avaient pu leur procurer les autres méthodes de traitement.

Il est bon de rappeler que l'uréthrotomie interne n'intervient qu'afin de rendre dilatables ceux des rétrécissements uréthraux qui résistent à l'action des bougies. L'incision n'est en réalité qu'un moyen de faciliter la dilatation.

Quant aux indications, il est facile de les remplir. Dans toute pratique rationnelle, on commence le traitement par l'introduction des bougies; tant que ce moyen agit, il faut en continuer l'emploi. Dans les cas simples, c'est là tout le traitement; il n'y a pas lieu de recourir à l'instrument tranchant. Si les bougies ne peuvent rien contre la coarctation, on a recours à l'uréthrotomie en temps opportun.

Les bougies produisent de bons effets au commencement; on obtient souvent en peu de jours une amélioration notable, surtout lorsqu'on procède avec de grands ménagements; mais au bout de quelques jours, la dilatation ne fait plus de progrès, les bougies passent moins bien et occasionnent du malaise. Il faut alors diviser les tissus résistants, après en avoir déterminé de nouveau le siége et l'étendue. Après l'incision, une sonde flexible est placée dans le canal, pour 24 heures. Le volume de la bougie sert à déterminer la grosseur de l'uréthrotome. L'olive du plus petit uréthrotome n'est pas plus grosse qu'une bougie n° 3 (filière 12). Si la lumière du point rétréci ne laisse pas passer l'olive, on place à demeure dans le canal une petite sonde, et l'on pratique l'uréthrotomie le lendemain ou le surlendemain.

Deux jours après l'opération, l'usage des bougies est repris; et l'on obtient ainsi la cicatrisation des lèvres de la plaie et une dilatation graduelle. Si, avant la fin du traitement, le canal présente des points résistants, on renouvelle les incisions, toujours en vue de faciliter la dilatation temporaire, méthode essentielle dans le traitement des coarctations uréthrales. En somme, on commence par la dilatation, et quand il se présente des obstacles, au lieu de les forcer et de provoquer des désordres, on divise les tissus indurés, et l'on rend ainsi la dilatation possible. C'est par la combinaison de ces deux méthodes qu'on parvient à assouplir les parois de l'urèthre et à rétablir le calibre de ce canal. Là est le progrès. L'uréthrotomie interne, servant d'auxiliaire à la dilatation, assure le succès du traitement et en abrége la durée.

FIN

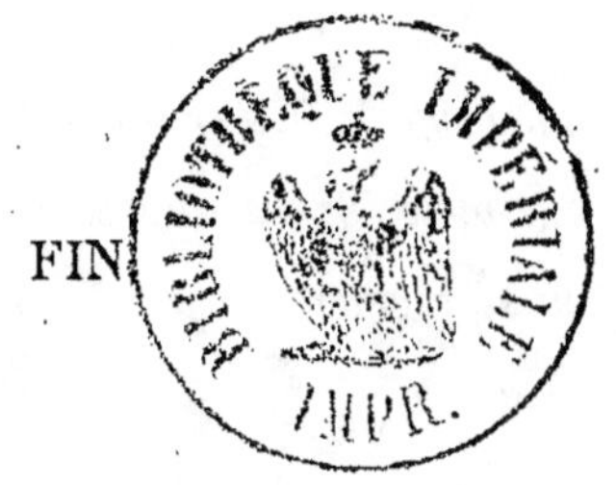

EXTRAIT DU TESTAMENT DU DOCTEUR CIVIALE

Déposé chez M⁰ LEFEBVRE, Notaire, rue Tronchet, n⁰ 34.

« Je charge M. Guardia, bibliothécaire à l'École de Méde-
« cine, rue des Saints-Pères, de mettre mes papiers en ordre,
« de classer ceux qui doivent être conservés et de détruire
« le reste.

« Il publiera, après révision et correction d'épreuves, le
« livre que j'ai préparé, pour servir de guide aux chirur-
« giens dans le traitement des voies urinaires. »

Fai à Paris, le 14 septembre 1866.

Revu pour les additions et les corrections
ci-contre, 22 avril 1867.

Signé : CIVIALE.

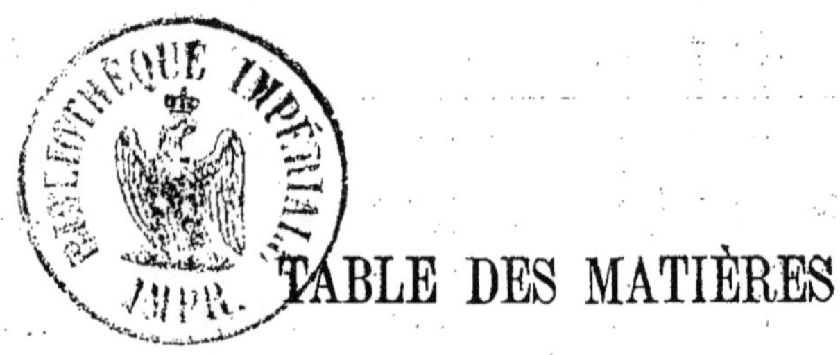

TABLE DES MATIÈRES

PREMIÈRE PARTIE
DE LA LITHOTRITIE
CHAPITRE PREMIER

INSTRUMENTS LITHOTRITEURS.

CHAPITRE II

DIAGNOSTIC.

CHAPITRE III

PRÉPARATION DES MALADES.

CHAPITRE IV

APPLICATIONS DE LA LITHOTRITIE.

CHAPITRE V

MORCELLEMENT DE LA PIERRE DANS LA LITHOTRITIE.

CHAPITRE VI

APPLICATION DE LA LITHOTRITIE AUX CAS INTERMÉDIAIRES.

CHAPITRE VII

RÉSUMÉ DE LA PREMIÈRE SECTION.

DEUXIÈME SECTION

CHAPITRE PREMIER

APPLICATION DE LA LITHOTRITIE AUX CAS
COMPLIQUÉS.

CHAPITRE II

APPLICATION DE LA LITHOTRITIE AUX CAS QUI PRÉCÈDENT.

CHAPITRE III

APPLICATION DE LA LITHOTRITIE AUX PIERRES VOLUMINEUSES.

CHAPITRE IV

APPLICATION DE LA LITHOTRITIE AUX CAS DE PIERRES MULTIPLES.

CHAPITRE V

APPLICATION DE LA LITHOTRITIE AUX CAS DANS LESQUELS LE DIAGNOSTIC FAIT DÉFAUT.

CHAPITRE VI

EFFETS DES INSTRUMENTS LITHOTRITEURS SUR LES ORGANES. — ACCIDENTS.

CHAPITRE VII

DE LA LITHOTRITIE CHEZ LA FEMME ET CHEZ L'ENFANT.

CHAPITRE VIII

LA LITHOTRITIE PRATIQUÉE RAR UNE VOIE ARTIFICIELLE.

CHAPITRE IX

RÉCIDIVES DE L'AFFECTION CALCULEUSE.

CHAPITRE X

LA LITHOTRITIE PEUT-ELLE OCCASIONNER LA MORT?

CHAPITRE XI

OBSERVATION CURIEUSE.

DEUXIÈME PARTIE.

—

DE LA CYSTOTOMIE.

CHAPITRE PREMIER

CYSTOTOMIE SUS-PUBIENNE.

CHAPITRE II

CYSTOTOMIE MÉDIO-BILATERALE.

CHAPITRE III

PRÉHENSION DE LA PIERRE.

CHAPITRE IV

EXTRACTION DE LA PIERRE.

CHAPITRE V

DERNIERS TEMPS DE L'OPÉRATION, SOINS CONSÉCUTIFS.

CHAPITRE VI

CYSTOTOMIE PÉRINÉALE. — ACCIDENTS.

CHAPITRE VII

DE LA TAILLE PRÉRECTALE.

CHAPITRE VIII

DU MORCELLEMENT DES GROSSES PIERRES DANS LA CYSTOTOMIE.

CHAPITRE IX

MANŒUVRE OPÉRATOIRE PAR LE PROCÉDÉ MIXTE.

CHAPITRE X

NOUVELLES OPÉRATIONS DE LA TAILLE PAR LA MÉTHODE MIXTE.

CHAPITRE XI

REMARQUES SUR CES FAITS.

CHAPITRE XII

CHOIX D'UNE MÉTHODE POUR TRAITER LES CALCULEUX.

APPENDICES.

I

FISTULES URINAIRES.

ARTICLE PREMIER

REMARQUES PRATIQUES SUR CE SUJET.

ARTICLE II

FISTULES URINAIRES SOUS-PUBIENNES.

II

NOTES COMPLÉMENTAIRES SUR LA LITHOTRITIE.

I

RÉFLEXIONS COMPLÉMENTAIRES SUR LES QUATRE PREMIÈRES SÉRIES DE CAS SIMPLES.

II

ACCIDENTS DE LA LITHOTRITIE.

III

INJECTIONS PRÉALABLES.

IV

MORCELLEMENT DE LA PIERRE DANS LA VESSIE PAR L'URÈTHRE.

V

LA LITHOTRITIE APPLIQUÉE AUX ENFANTS CALCULEUX.

VI

NOTE SUR UN NOUVEAU BRISE-PIERRE.

III

CONFÉRENCES A L'HOPITAL NECKER.

I

II

IV

CLINIQUE CHIRURGICALE.

RÉSULTATS CLINIQUES DE LA LITHOTRIE PENDANT LES ANNÉES 1860-1864.

I

RÉSULTATS CLINIQUES OBTENUS PAR LA LITHOTRITIE PENDANT L'ÀNNÉE 1860.

II

COMPTE RENDU DES OPÉRATIONS DE LITHOTRITIE PENDANT L'ANNÉE 1861.

III

COMPTE RENDU DU TRAITEMENT DES CALCULEUX PENDANT L'ANNÉE 1862.

IV

COMPTE RENDU DES CALCULEUX PENDANT L'ANNÉE 1863.

V

COMPTE RENDU DU TRAITEMENT DES CALCULEUX PENDANT LES ANNÉES 1863-1864.

FIN DE LA TABLE DES MATIÈRES.

J. ROTHSCHILD, Éditeur, 43, Rue Saint-André-des-Arts, Paris.

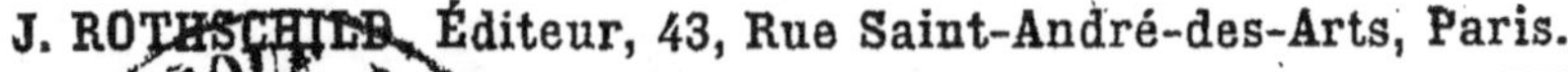

— VIENT DE PARAITRE —

LES OISEAUX UTILES

ET

LES OISEAUX NUISIBLES

AUX FORÊTS, AUX CHAMPS, AUX JARDINS, AUX VIGNES, ETC.

Utilité, Ravages, Mœurs et Classement populaire

PAR H. DE LA BLANCHÈRE

Un beau volume in-18 de 400 pages, avec 110 vignettes
PRIX BROCHÉ OU RELIÉ : 2 fr. 50 cent.

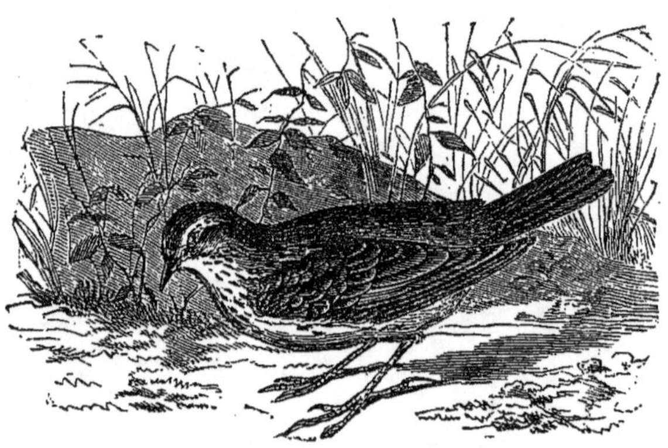

Aujourd'hui que l'on se préoccupe de la disparition croissante de ces utiles auxiliaires, et des moyens d'y remédier, ce livre est indispensable à tous : hommes de ville ou de campagne, cultivateurs, forestiers, vignerons, jardiniers, etc. Les dames et les jeunes enfants y trouveront eux-mêmes un aliment à leur curiosité et une quantité de révélations intéressantes. On peut l'appeler un vrai livre de famille.

Pour mieux faire apprécier le contenu de ce joli volume, nous citons le classement populaire que l'auteur a adopté :

Première Partie :

OISEAUX DES BOIS

Chap. Ier. — Habitants des grands massifs.
— II. — Habitants des lisières.
— III. — Eplucheurs de troncs.

Deuxième Partie :

OISEAUX DES CHAMPS

Chap. IV. — Habitants des haies et des buissons.
— V. — Hôtes des sillons et des plaines.
— VI. — Chasseurs d'insectes au vol.

Troisième Partie :

OISEAUX DES JARDINS

Chap. VII. — Mangeurs de fruits.
— VIII. — Voleurs de graines.
— IX. — Chercheurs d'insectes.
— X. — Chasseurs de nuit.

Quatrième Partie :

OISEAUX DES RIVIÈRES

Chap. XI. — Oiseaux de marais.
— XII. — Oiseaux des rivages.
— XIII. — Oiseaux des grandes eaux.

Cinquième Partie :

OISEAUX DES VIGNES

Chap. XIV. — Mangeurs de raisins.
— XV. — Mangeurs d'insectes.

J. ROTHSCHILD, Éditeur, 43, rue Saint-André-des-Arts, Paris

OUVRAGE COMPLET EN 2 VOLUMES AVEC 156 CHROMOTYPOGRAPHIES.

LES FOUGÈRES ET LES SÉLAGINELLES

CHOIX DES ESPÈCES LES PLUS REMARQUABLES

POUR LA

Décoration des Serres, Parcs, Jardins et Salons

PRÉCÉDÉ DE

LEUR HISTOIRE BOTANIQUE, PITTORESQUE ET HORTICOLE

PAR

A. RIVIÈRE | **E. ANDRÉ**
Jardinier en chef du Luxembourg | Jardinier principal de la Ville de Paris

E. ROZE
Vice-Secrétaire de la Société Botanique de France

SUPERBE OUVRAGE, COMPLET EN DEUX FORTS VOLUMES GRAND IN-8°

AVEC **600** PAGES DE TEXTE

Orné de **156** planches en Chromotypographie et de **239** gravures sur bois, dessinées par RIOCREUX
FAGUET, POTEAU et YAN' DARGENT

Prix des 2 volumes : broché, **60** fr.; en demi-chagrin, tranches dorées, **70** fr.

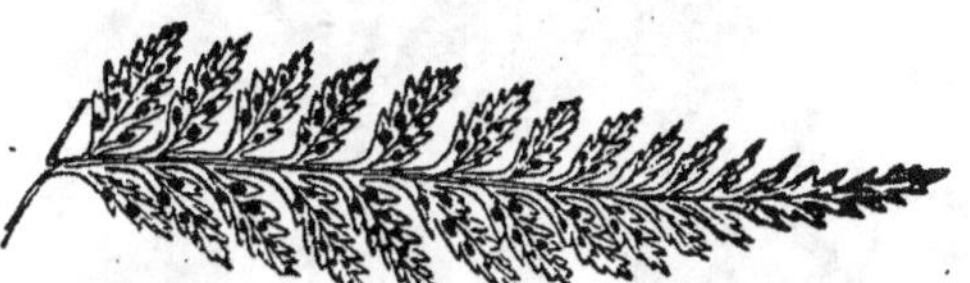

Aucun ouvrage n'a été publié sur cette intéressante branche de l'Horticulture, et nous sommes heureux d'éditer, sous l'inspiration bienveillante de **M. DE**CAISNE, le savant Professeur du Muséum, et sous le haut patronage de **M. BRONGNIART**, un ouvrage dont les noms des auteurs sont la meilleure garantie de succès.

Nous avons rompu tout ordre systématique et rassemblé artificiellement les espèces en trois groupes, d'après la température qu'exige leur entretien; M. Rivière a bien voulu se charger de la culture des Fougères, M. André a rendu dans un tableau brillant leur effet ornemental dans la nature et leur emploi pittoresque dans les parcs et les jardins, et M. Roze a su exposer avec clarté les secrets de leur multiplication, inconnus jusqu'à ce jour aux Botanistes, aux Amateurs et aux Horticulteurs.

LES PENSÉES

Histoire — Culture
Multiplication — Emploi décoratif
Par J. BARILLET
Jardinier en chef de la ville de Paris
Ouvrage de Luxe in-4°
orné de 27 vignettes
et de 25 Chromolithographies tirées
sur papier teinté
D'APRÈS LES SPÉCIMENS DE
F. LESEMANN
Jardinier en chef à Hietzing, près Vienne

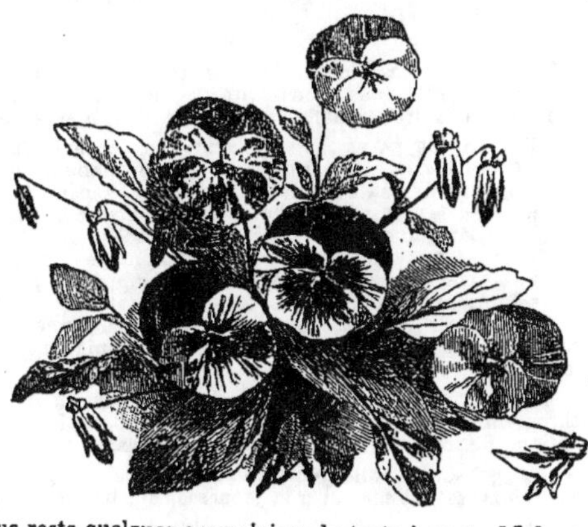

PRIX DU VOLUME GR. IN-4°
IMPRIMÉ AVEC LE PLUS GRAND LUXE
Broché, **35** fr.; dem-rel. maroq., **40** fr
reliure de luxe et à coins, **45** fr.

Les Chromolithographies de cet ouvrage n'étant tirées qu'à **200** exemplaires, il nous reste quelques exemplaires du texte à part : **15** francs.

J. ROTHSCHILD, Éditeur, 43, Rue Saint-André-des-Arts, Paris.

— VIENT DE PARAITRE : —

LES CHAMPIGNONS

DE LA FRANCE

HISTOIRE — DESCRIPTION — CULTURES — USAGES

des espèces comestibles, suspectes, vénéneuses et employées dans les arts, l'industrie
l'économie domestique et la médecine

PAR S. F. CORDIER

Docteur en médecine, membre de plusieurs sociétés savantes

Superbe volume
grand in - 8º jésus,
orné de vignettes
sur bois et de 60
Chromolithographies
représentant les es-
pèces les plus re-
marquables.

—

DESSINS

d'après nature, par
A.-E. CORDIER.

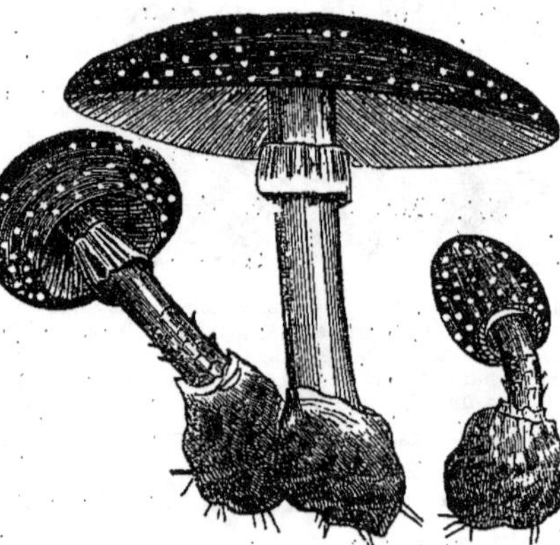

PRIX, BROCHÉ .
30 fr.;
en demi-reliure cha-
grin, plats toile,
tranches dorées,
35 francs.

—

DESSINS

d'après nature, par
A.-E. CORDIER.

L'étude de ces plantes est généralement négligée, les livres étant trop scientifiques ou d'un prix trop élevé. Nous avons évité ces écueils, et pour bien faire apprécier la variété des sujets que l'auteur a traités dans cette publication, nous énumérons les titres des principaux chapitres :

DIVISION DE LA PREMIÈRE PARTIE : De l'organisation ;— géographie des champignons ;— de l'influence de la saison, du climat, du sol, de l'habitat, de la culture ; — des moyens de distinguer les champignons alimentaires des champignons vénéneux ; — de la composition chimique des champignons, — de la possibilité d'enlever aux champignons vénéneux leur principe toxique ; — de l'emploi des champignons dans l'industrie et l'économie domestique ; — dommages causés par les champignons, — de la récolte des champignons ; — de la culture des champignons ; — culture de la truffe ; — moyens de conservation des champignons ; — de l'emploi alimentaire des champignons ; — de la préparation culinaire des champignons ; — de l'effet des champignons vénéneux sur l'économie animale, — des symptômes de l'empoisonnement par les champignons, — des moyens de remédier aux accidents produits par les champignons délétères ; — de l'emploi des champignons en médecine.

CONTENU DE LA DEUXIÈME PARTIE : Description de tous les champignons, avec leurs figures en chromolithographie ; — glossaire ; — bibliographie ; — table des noms vulgaires ; — table alphabétique de tous les noms cités dans l'ouvrage.

Cette belle publication s'adresse aux gens du monde, aux industriels, aux botanistes, aux chimistes, et surtout à la jeunesse, qui trouve goût à l'étude de la nature.

J. ROTHSCHILD, Éditeur, 43, Rue Saint-André-des-Arts, Paris.

VIENT DE PARAITRE

PRAIRIES
ET
PLANTES FOURRAGÈRES
Par ED. VIANNE
Directeur du *Journal d'Agriculture progressive*.

Magnifique volume in-8° imprimé avec luxe et orné de **170** gravures, dont **30** de page entière.
Prix **8** fr ; en 1/2 reliure chagrin, tranches dorées, prix : **12** fr

Plus que jamais la question de **l'élève du bétail** est à l'ordre du jour, et cela avec d'autant plus de raison qu'elle

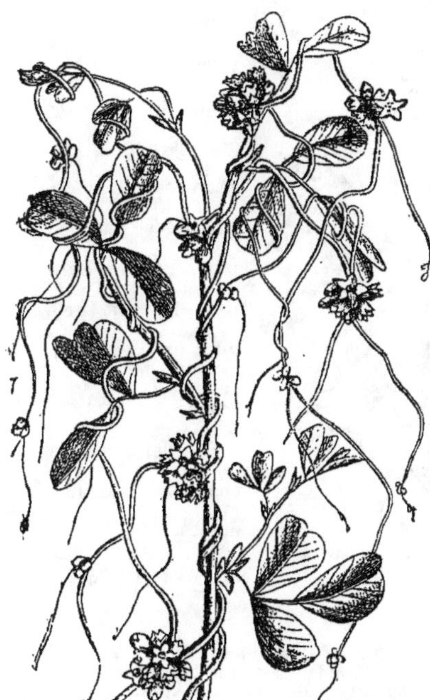

intéresse non-seulement le cultivateur, mais la population en général. Or, il résulte de toutes les enquêtes que la France n'en produit même pas suffisamment pour sa consommation. Ce fait déplorable et tout à fait anormal est dû à l'état de dépérissement dans lequel se trouvent la plupart des prairies naturelles et la culture fourragère en général. Un ouvrage complet sur la culture des prairies a donc sa raison d'être, et nous croyons avoir rempli une lacune en publiant une étude complète sur les cultures fourragères.

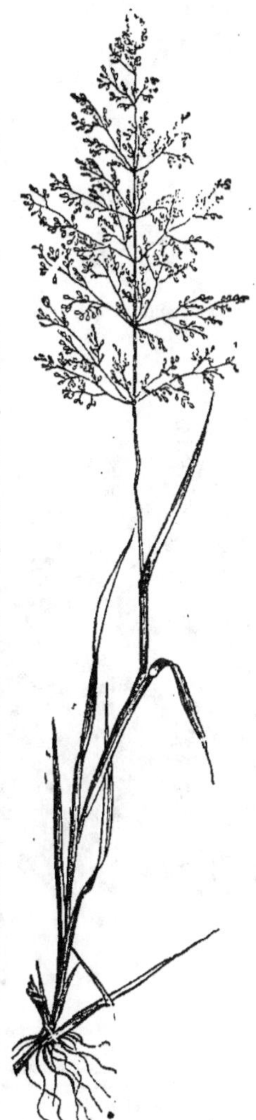

Cet ouvrage est non-seulement destiné aux agriculteurs, éleveurs, engraisseurs et aux propriétaires, mais encore aux professeurs, aux instituteurs et à la jeunesse studieuse.

RÉSUMÉ DES PRINCIPAUX CHAPITRES : — *Considérations générales*. —*Tableau analytique de la flore des prés.*— *Description des plantes et figures.*— *Régénération et entretien des prairies.* — Irrigations. — *Création des prairies,* ensemencement, choix des graines, mélanges. — Récolte des prairies, conservation des fourrages, etc., etc.

J. ROTHSCHILD, Éditeur, 43, Rue Saint-André-des-Arts, Paris.

VIENT DE PARAITRE. — PUBLICATION DE GRAND LUXE AVEC 480 GRAVURES

LE MONDE DES FLEURS

BOTANIQUE PITTORESQUE

PAR HENRI LECOQ

Correspondant de l'Institut, Professeur de la Faculté des Sciences, etc., etc.

Spécimen des
VINGT-SIX LETTRES ORNÉES
qui commencent chaque tableau.

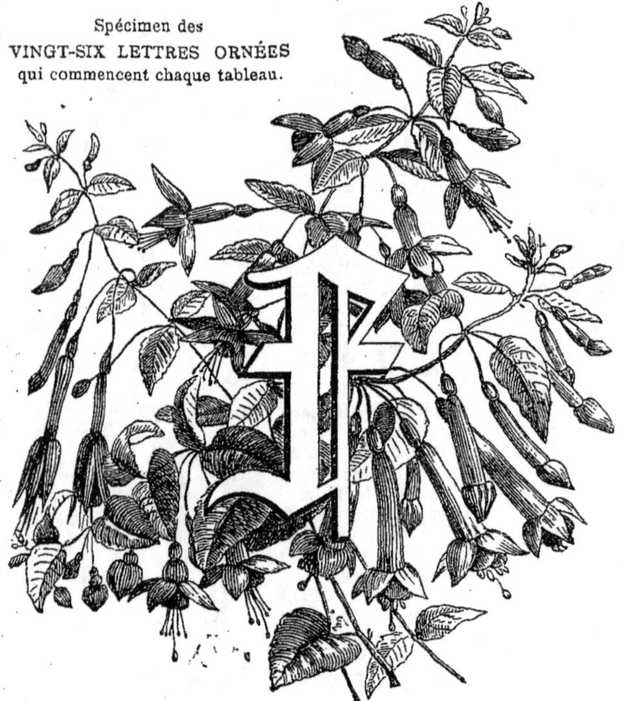

Un joli volume gr. in-8° jésus, imprimé sur très-beau papier avec caractères elzéviriens, orné de 480 vignettes sur bois et gravures sur acier, exécutées par les plus habiles artistes français, anglais et allemands.

Prix : **25** francs.

En demi-reliure chagrin , tranches dorées,

Prix : **30** francs.

Si, parmi les nombreuses personnes qui désirent s'initier à *la Science des Fleurs*, il en était quelques-unes qui fussent retenues par la crainte des termes techniques ou par les difficultés de l'étude, nous pouvons les rassurer complétement en leur offrant LE MONDE DES FLEURS. Toute la botanique y est abordée en style simple et élégant, et l'auteur a montré la plus belle des sciences sous la forme de 26 tableaux enrichis de nombreux dessins. Impossible de trouver de plus charmantes étrennes et un livre qui puisse mieux inspirer le goût des beautés de la nature.

Les 480 dessins qui ornent cet ouvrage sont exécutés par les premiers artistes français, anglais et allemands, et certes on n'a jamais publié jusqu'à ce jour un livre plus riche, plus varié et plus artistique au point de vue de l'illustration. Soixante et huit des plus belles vignettes sont tirées hors texte sur papier teinté, et plusieurs gravures sur acier augmentent le luxe de cette *Botanique pittoresque et populaire*.

J. ROTHSCHILD, Éditeur, 43, Rue Saint-André-des-Arts, Paris.

LES PROMENADES DE PARIS

BOIS DE BOULOGNE ET DE VINCENNES

Parcs — Squares — Boulevards

PAR A. ALPHAND

Ingénieur en Chef au Corps impérial des Ponts et Chaussées, Directeur de la Voie publique
et des Promenades de la Ville de Paris

Ouvrage illustré de Gravures sur acier, de Chromolithographies et de Gravures sur bois

DESSINÉES PAR MM. G. DAVIOUD, Architecte en chef; — HOCHEREAU, Architecte; — A. DE BAR,
LANCELOT, — CLERGET, — GRANDSIRE, — WEBER, — J. GAILDREAU, — FAGUET,
LAMBOTTE, — FREEMAN, — PIZETTA, etc., etc.

Conditions de la vente : L'ouvrage paraîtra en **45** livraisons environ; le prix de la livraison
est de **5** francs; des exemplaires de luxe, tirés sur papier de Hollande, se vendent au prix de **10** francs
la livraison. — **1** franc en sus pour l'envoi *franco* en France, en Belgique et en Suisse. — **30** livraisons sont en vente.

☞ La *Monographie du Bois de Boulogne*, qui est terminée, contient 45 feuilles de texte
ornées de 207 vignettes, 2 grands plans, 19 gravures sur acier, 8 gravures sur bois tirées à part,
et 9 chromolithographies.

Prix : **150** fr. — *On peut recevoir la publication par Monographies.*

Cette publication n'est pas seulement une description illustrée des Promenades de
la ville de Paris et des ouvrages d'architecture qui les décorent ; c'est un traité complet,
théorique et pratique, de *l'Art des Jardins publics*, branche spéciale et en grande partie
nouvelle de l'horticulture d'agrément. Elle a pour but d'initier les **Propriétaires
de Parcs et Jardins**, les **Ingénieurs**, les **Entrepreneurs**, les **Architectes**,
les **Fabricants** des diverses branches de l'Horticulture, les **Horticulteurs**, et
surtout les **Administrations publiques** des villes, à tous les procédés et à tous
les détails d'exécution de la transformation mémorable de la ville de Paris.

L'ouvrage comprendra les types des nouveaux boulevards, les plantations, kiosques,
appareils d'éclairage et les fontaines qui les décorent; les égouts, les conduites d'eaux,
les instruments d'arrosage et de nettoyage qui servent à leur entretien. Il indiquera le
chiffre exact des frais de premier établissement et d'entretien des boulevards et des
jardins publics de la capitale, et le budget complet des bois de Boulogne et de Vincennes, des parcs de Monceaux et des Buttes Chaumont. Aux plans généraux, très-
exacts, des bois et des parcs, seront annexés les détails de la construction des routes,
des lacs, des grottes et des ponceaux, suivis des dessins des cafés-restaurants, abris,
maisons de gardes, kiosques.

Il contiendra un chapitre très-détaillé sur les jardins, les petits parcs et les squares,
accompagné de plans, de dessins, de profils et de vues à vol d'oiseau ; les détails des
grilles de clôture, les dessins des grottes, des pavillons, et ceux des siéges, des bancs,
des candélabres, etc.

Sous le titre : *Le Fleuriste de la ville de Paris*, un chapitre très-détaillé est
consacré à la description d'un grand nombre de plantes, d'arbres et d'arbustes récemment acclimatés qui figurent dans l'ornementation végétale des promenades. Le tout
est accompagné de nombreuses vignettes et de gravures en Chromolithographie, représentant les plantes les plus remarquables.

Enfin, l'introduction sera une Monographie de l'**Art des Jardins**, publiée par
M. ALPHAND, l'éminent ingénieur qui, depuis l'origine, a conçu les plans et dirigé
l'exécution des Promenades de la ville de Paris.

J. ROTHSCHILD, Éditeur, 43, Rue Saint-André-des-Arts, Paris.

VIENT DE PARAÎTRE

CHAMPFLEURY LES CHATS ÉDITION DE LUXE

HISTOIRE, MŒURS, OBSERVATIONS, ANECDOTES

5e Édition (de luxe),

Très-beau volume petit in-4° orné de 80 dessins

Par MM. Viollet-le-Duc, Mérimée, Manet, Ribot, Breughel, Mind, Eugène Delacroix, Prisse d'Avenne, etc

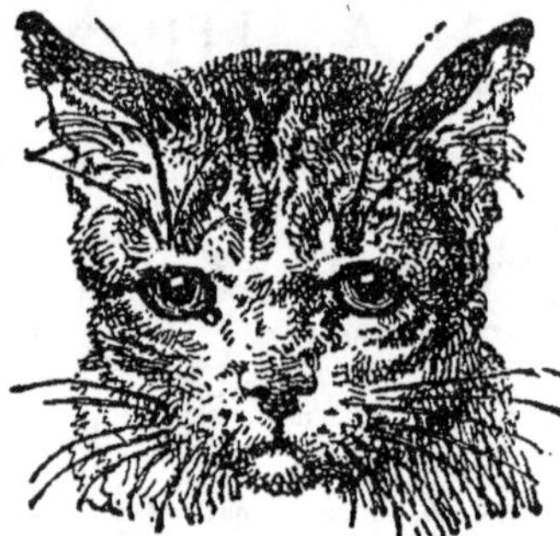

Et de Planches en couleur et d'Eaux-fortes.

PRIX : BROCHÉ **8** FR.,

EN DEMI-RELIURE CHAGRIN, TRANCHE DORÉE, PRIX : **10** FRANCS.

—

Édit. ordinaire, format in-18. PRIX **5** FR.

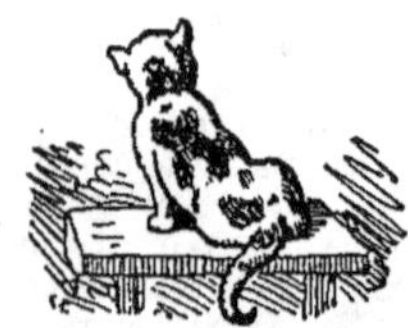

L'auteur de cet ouvrage y a fait preuve d'une érudition très-complète sur le sujet qu'il avait choisi. Chats en Égypte, chats chez les Grecs et les Romains, chats en Orient, chats devant les tribunaux, etc....., ce livre retrace l'histoire minutieuse des destinées de la race féline dans ses rapports avec la vie domestique, la religion et l'art. Un des mérites de cette publication est le choix presque toujours excellent des vignettes dont elle est ornée. Il y a là des *fac-simile* de dessins japonais qui respirent une grâce très-spirituelle et des esquisses d'Eugène Delacroix d'un sentiment pittoresque, vigoureux et juste qui suffiraient à faire aimer le livre. (*Revue des Deux Mondes*).

— VIENT DE PARAITRE —

DICTIONNAIRE VÉTÉRINAIRE

A L'USAGE DES CULTIVATEURS ET DES GENS DU MONDE

Hygiène — Médecine — Pharmacie — Chirurgie — Multiplication — Perfectionnement des Animaux domestiques

Par **L. FÉLIZET**, vétérinaire.

Un très-fort volume de 500 pages, format in-18. — Prix, broché ou relié : 2 fr. 50.

Cet ouvrage est à la portée des fermiers, sportmen, vétérinaires, etc., et a été rédigé sous forme de dictionnaire pour rendre plus faciles et plus promptes les recherches que nécessitent trop souvent les maladies et les accidents subits chez les animaux domestiques. Le fermier, grâce à ce traité pratique, trouvera de suite les premiers soins à donner à ses bestiaux et pourra, dans bien des cas, prévenir des affections que le moindre retard rendrait peut-être mortelles Ce dictionnaire-manuel est donc d'un usage pratique à tous moments, et chacun pourra y puiser avec confiance les renseignements nécessaires à l'hygiène des animaux domestiques.

J. ROTHSCHILD, Éditeur, 43, Rue Saint-André-des-Arts, Paris.

— VIENT DE PARAITRE — *DEUXIÈME ÉDITION* —

CONNAISSANCE PRATIQUE DU CHEVAL
TRAITÉ D'HIPPOLOGIE

A l'usage des sportsmen, officiers de cavalerie, vétérinaires, marchands de chevaux,
éleveurs, cultivateurs, etc., etc.

PAR A.-A. VIAL

Ancien élève de l'École impériale de cavalerie de Saumur.

PRÉFACE PAR VICTOR BORIE

Un volume in-8° jésus, orné de 73 gravures sur acier et sur bois. Prix : **7** fr. 50.

L'auteur montre par une méthode simple, précise et claire comment distinguer les qualités qu
rendent le cheval apte à faire un bon service, les défauts de conformation ou d'usure qui l'en empêchent, les soins hygiéniques à pratiquer pour conserver le cheval en parfaite santé et ceux à lui
donner en cas de maladie.

Tout dans ce livre s'explique au moyen de gravures placées en regard du texte. On y voit les
âges, les aplombs réguliers et irréguliers, les proportions que les diverses parties du corps doivent
conserver entre elles, les tares molles et osseuses, les membres sains, les fers et la ferrure, les différents types de nos races chevalines; enfin on y trouve également un aperçu du grand système de la
vie, etc., l'amélioration des races et l'élevage.

L'ANATOMIE DU CHEVAL
DANS SON APPLICATION PRATIQUE A L'ÉTUDE DES FORMES EXTÉRIEURES
DE

L'ANIMAL VIVANT

Dessiné et décrit par LÉOPOLD WENTZ

Auteur de l'ouvrage « *le Cheval* », publication couronnée au concours régional de Strasbourg

Traduction par Jules KOPP, vétérinaire de la ville de Strasbourg

Publié avec l'approbation du Conseil médical supérieur et sous les auspices du Ministère
du commerce du Grand-Duché de Bade.

Magnifique ouvrage grand in-folio avec 7 planches en chromolithographie
Prix : **15** francs.

Cet ouvrage a pour but de permettre aux sportsmen, aux officiers, aux cavaliers, aux
éleveurs, aux marchands de chevaux et à tous les amateurs, de pouvoir étudier facilement
l'anatomie du cheval, et d'offrir aux vétérinaires un précieux memento de l'anatomie descriptive.

La section vétérinaire du Conseil médical supérieur du grand-duché de Bade recommande
vivement dans son rapport cette publication de luxe, en s'exprimant ainsi .

« Cet ouvrage, si original et si parfait dans son exécution, sera certainement accueilli avec
« faveur par tous les connaisseurs. Ceux-ci sauront reconnaître les difficultés que l'auteur a dû
« surmonter pour présenter les dessins qui ne laissaient rien à désirer, tant sous le rapport de l'art
« que sous celui de l'exactitude, de manière que toute personne même non initiée à l'anatomie
« pourra facilement s'instruire. »

J. ROTHSCHILD, Éditeur, 43, Rue Saint-André-des-Arts, Paris.

— VIENT DE PARAITRE —

LES OISEAUX-CHANTEURS
DES BOIS ET DES PLAINES
IMITÉ DE L'ALLEMAND
INTRODUCTION PAR CHAMPFLEURY

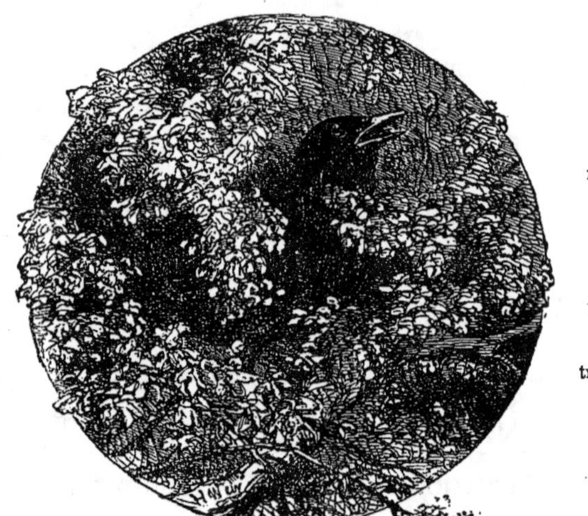

VIGNETTES
tirées
HORS TEXTE
sur
papier teinté.

Un volume
de luxe, pet. in-4°,
imprimé
sur papier teinté.

Prix : 5 fr.

VIGNETTES
tirées
HORS TEXTE
sur
papier teinté.

En 1/2 reliure
chagrin,
tranches dorées.

Prix : 7 fr.

Les *Oiseaux-Chanteurs* produisirent en Allemagne, dès leur apparition, une vive sensation, comme l'atteste M. A.-L. Brehm :

« Un livre tel que celui-là, disait l'auteur de la *Vie des Animaux*, ne peut être lu avec indifférence; il sera vivement critiqué, ou loué avec enthousiasme. La grande symphonie des oiseaux, mêlée aux brises des forêts, y vibre à chaque page. C'est une œuvre fraîche, originale. reflet vivant de la forêt avec tous ses bruits, ses souffles et ses parfums, ses obscurités mystérieuses alternant avec des clairières inondées de soleil. L'observation consciencieuse, patiente, s'y mêle à l'inspiration lyrique; le réalisme y coudoie incessamment la poésie. »

M. Champfleury, dont les appréciations sur l'art font autorité, à propos des Illustrations des *Oiseaux-Chanteurs*, écrivait :

« Au fond des compositions d'Adolphe Müller, le forestier (l'un des auteurs de l'ouvrage), gît une ingénuité de dessin qui fait paraître bien pauvre la sécheresse habituelle des dessinateurs d'histoire naturelle, et bien misérable le *chic* de tant de faiseurs de vignettes aux gages des libraires. Dans ces dessins apparaît une personnalité sincère, douce et sentimentale. On sent que l'homme aime les oiseaux et naturellement leur communique la vie avec son crayon. Audubon eût applaudi aux dessins d'Adolphe Müller. »

M. Champfleury, voulant caractériser l'impression de ce volume, ajoute :

« Enfin, pour un semblable livre où la plume a fait alliance avec le crayon, où deux tendresses fraternelles se so·· unies si intimement, il faut avoir longtemps regardé. bien vu, bien pensé et vivement senti. »

J. ROTHSCHILD, Éditeur, 43, Rue Saint-André-des-Arts, Paris.

ZOOLOGIE ET BOTANIQUE FORESTIÈRE ILLUSTRÉES
A L'USAGE DES GENS DU MONDE, DES CHASSEURS, DES AMATEURS DE BELLES ÉDITIONS
ET POUR QUICONQUE S'INTÉRESSE AUX MERVEILLES DES FORÊTS

LE MONDE DES BOIS
PLANTES ET ANIMAUX DE NOS FORÊTS
PAR FERD. HŒFER

Splendide volume in-8° imprimé sur papier teinté en caractères elzéviriens
avec 300 vignettes sur bois
et 27 gravures sur acier. Dessins par FREEMAN, RAFFET, DAUBIGNY, YAN' DARGENT
POTEAU, BLANCHARD, PIZETTA, RIOCREUX, etc.

Il y a deux éditions de cet ouvrage :
ÉDITION DE LUXE, ENRICHIE DES 27 GRAVURES SUR ACIER : **25** FR.
MÊME OUVRAGE, SANS LES GRAVURES SUR ACIER : **15** FR.

Prix de la reliure, demi-maroquin, tranche dorée : 5 fr.

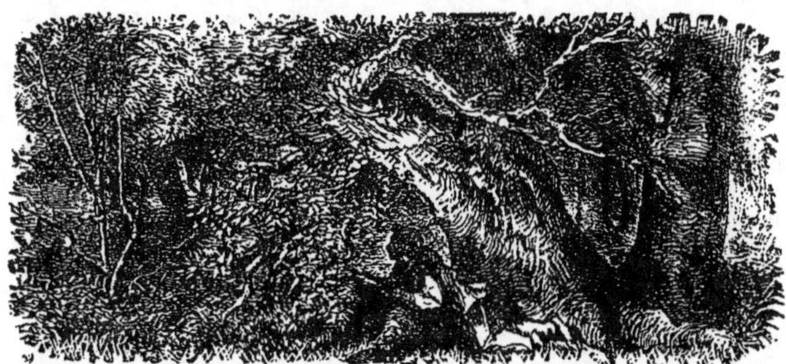

Le **Monde des Bois** est un livre qui cache, sous une forme littéraire et pleine d'attraits,
de précieux enseignements pour les forestiers, les chasseurs, les propriétaires de forêts, les amants
de la nature et pour quiconque s'intéresse, petit ou grand, aux merveilles sans nombre qui sont
dans nos forêts.

Flore et faune forestières, résultats du développement de la vie de notre temps et sous nos
yeux, comparés à ceux de la vie qui a devancé l'homme sur la terre, tout y est décrit, « depuis le
cèdre qui croît sur le mont Liban jusqu'à l'hysope appendu à la fente des rochers, » depuis le
chêne altier jusqu'au brin de mousse, depuis l'urus de l'antiquité jusqu'au chevreuil de nos jours,
depuis le sanglier aux défenses redoutables jusqu'à l'imperceptible fourmi.

LE MONDE DES PAPILLONS
Texte et Dessins de MAURICE SAND — Préface et Étude sur les Papillons de GEORGE SAND
AUGMENTÉ DE LA FAUNE DE TOUS LES PAPILLONS D'EUROPE
Par A. DEPUISET, membre des Sociétés entomologiques de Londres, Paris et Bruxelles
MAGNIFIQUE OUVRAGE IN-QUARTO
Orné de 66 dessins sur bois et de 50 planches en chromolithographie
Représentant en couleur tous les papillons d'Europe, leurs chenilles et les plantes qui servent
à leur nourriture

SUPERBE OUVRAGE DE SALON ET TRÈS-UTILE A LA JEUNESSE POUR FORMER DES COLLECTIONS
Prix : broché, 30 fr. — Relié, 35 fr.
Édition de luxe sur papier de Hollande, 60 fr. — Relié. 70 fr.

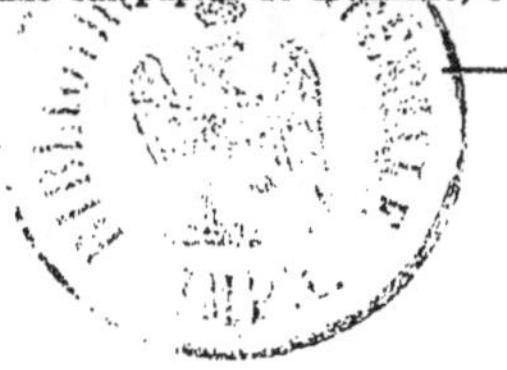

Sceaux. — Typ. de E. Dépée.

EN VENTE A LA MÊME LIBRAIRIE :

Collection de Calculs urinaires et d'Instruments de Chirurgie. du Dʳ J. Civiale. 1 volume in-8. — Prix . . . . 3 fr.
Cet ouvrage forme un Complément indispensable à la présente publication.

EN PRÉPARATION :

Histoire de la Lithotritie et Biographie du Dʳ J. Civiale, d'après sa correspondance et des documents inédits.

PUBLICATIONS DIVERSES :

La Pustule maligne. — Charbon, sang de rate, fièvre et maladies charbonneuses. Etude critique et pratique au point de vue vétérinaire et médical, à l'usage des médecins et des vétérinaires, par Charles Babault, docteur en médecine, ancien interne des hôpitaux. 1 volume in-18 relié. — Prix . . . . 2 fr.

Les Eaux naturelles. études physiologiques et médicales sur les eaux thermo-minérales, salées, minérales et douces en bains et boissons. Avec deux tableaux synoptiques indiquant les stations thermales et maritimes les plus renommées en France et à l'étranger, et leur usage, par Théophile Josset, docteur en médecine. 1 volume in-18. — Prix . . . . 1 fr. 50 c.

L'Origine de la Vie (le Pour et le Contre de la *Génération spontanée*. par Georges Pennetier, docteur-médecin. Avec une Bibliographie sur la Génération spontanée et une Introduction de F.-A. Pouchet, directeur du Musée de Rouen. 1 volume illustré de nombreuses vignettes sur bois : 3ᵉ édition. — Prix. . . 3 fr.

La Science populaire. Revue du progrès des connaissances et de leurs applications aux arts et à l'industrie en 1868, par J. Rambosson, rédacteur de la *Gazette de France*. 1 volume in-18 relié, prix 1 fr. — Prix des 3 volumes ensemble, années 1866, 1867 et 1868, formant une série complète (au lieu de 3 fr.). . . . . 2 fr.

Causeries scientifiques. Découvertes et Inventions, Progrès de la science et de l'industrie en 1868, par Henri De Parville. 1 beau volume de 400 pages, avec 75 gravures et une chromolithographie. — Prix 3 fr. 50 c. — En reliure de fantaisie, tranche dorée, prix . . . . 5 fr.

Herbier-Forestier de la France. Reproduction par la photographie, d'après nature et de grandeur naturelle, de toutes les plantes ligneuses qui croissent spontanément en forêt, avec une Description botanique, par Eugène De Gayffier, inspecteur à la Direction des forêts. — Ouvrage orné de 200 photographies faites d'après nature, format grand in-folio. — Prix de chaque livraison ornée de 5 photographies, avec le texte, 10 fr. — *Les livraisons 1 à 18 sont en vente.*

Le Monde des Bois. Faune et Flore forestière de la France, par le Dʳ Hœfer, illustré de 27 gravures sur acier et de 300 vignettes sur bois. — Prix : 25 fr.; demi-reliure maroquin. . . . . . . 30 fr.

Le Monde des Papillons. Texte et dessins de Maurice Sand, avec Préface et une Etude sur les Papillons, de George Sand, augmenté de la *Faune des Papillons d'Europe*, avec 50 chromolithographies, par A. Depuiset. — Magnifique ouvrage in-4°, orné de 66 dessins sur bois, par Maurice Sand, et de 50 planches en chromolithographie. — Prix : broché, 30 fr.; relié. . . . . 35 fr.

Les Chats. par Champfleury. Histoire. — Mœurs, — Observations. — Anecdotes : illustrés de 80 dessins, par E. Delacroix, Viollet-le-Duc, Mérimée, Manet, Prisse d'Avennes, Ribot, Mind, Ok Saï, etc. 4ᵉ édition. — Un beau volume imprimé sur papier teinté. — Prix. . . . . 5 fr.

Les Plantes à feuillage coloré. Histoire, description, culture, emploi des espèces les plus remarquables pour la décoration des *parcs, jardins, serres, appartements*. Précédé d'une Introduction par Charles Naudin, membre de l'Institut. — 1 vol. grand in-8, illustré de 60 chromotypographies et de 60 gravures sur bois; 2ᵉ édition. — Prix : broché, 30 fr.; en demi-reliure, tranche dorée . . . . 35 fr.

Les Fougères. Choix des espèces les plus remarquables pour la décoration des serres, parcs, jardins et salons, précédé de leur histoire botanique, pittoresque et horticole, par A. Rivière, jardinier en chef du Luxembourg, E. André, E. Roze. Suivi de l'*Histoire botanique et horticole des Sélaginelles*, par M. E. Roze — Superbe ouvrage en 2 volumes grand in-8, de plus de 600 pages de texte, orné de 155 gravures en chromotypographie et de 239 vignettes sur bois. — Prix de l'ouvrage complet : broché, 60 fr.; en demi-reliure, tranche dorée. . . 70 fr.

Les Plantes fourragères. Album à l'usage des gens du monde. — Atlas grand in-folio, représentant ces plantes en grandeur naturelle sur 60 planches. Chaque planche est accompagnée d'une légende, par V.-J. Zaccone, sous-intendant militaire. — 2ᵉ édition. — Prix de l'ouvrage relié : avec figures noires, 25 fr.; avec figures coloriées . . . . 40 fr.

Les Promenades de Paris. Bois de Boulogne, — Bois de Vincennes, — Parcs, — Squares, — Boulevards, par A. Alphand, directeur des promenades de la ville de Paris — Ouvrage de luxe orné de chromolithographies et de gravures sur acier et sur bois, publié en livraisons grand in-folio, au prix de 5 fr. — Edition sur papier de Hollande, 10 fr. — *Les livraisons 1 à 24 sont en vente.*

Sceaux Seine. — Imprimerie de E. Dépée.

BIBLIOTHEQUE NATIONALE DE FRANCE

3 7531 03272106 1